西欧精神医学背景史

中井久夫

みすず書房

西欧精神医学背景史　目次

序

精神医学は狭義においてはきわめて新しく、一九世紀において多数の医学分科が内科および外科より分化したとき、その掉尾として内科より分かれたものであり、系統的なその歴史はたかだか一八世紀後半より以前にはさかのぼりえない。それ以前の系譜をさかのぼろうとする試みは孤立的、離散的な諸事実に架空の連関と伝統を賦与するに終わるであろう。[1] クーンの用語を用いれば、一八世紀後半以前は前パラダイム期である。しかし、それ以後今日までも、たとえばフロイト、クレペリーンのごとき偉大なパラダイム・メーカー paradigm-makers にもかかわらず、なお「パラダイム間の闘争期」period of contending paradigms を出ておらず、あるパラダイムの終局的勝利と通常科学への移行の見通しはまったくない。[2]

精神医学史の全体が必ず科学史の枠内に収まりうるか、収められるべきか、がそもそも問題である。ギリシアにおいてもヨーロッパにおいてもヒステリーの発見は古く、強迫症の発見は新しい。てんかんの発見は早く、妄想症の発見ははるかに遅い[3]。これらが単に自然科学的発見であり、その遅速は単に自然科学的難易の差によるとしてよいであろうか。一つの「治療文化」[4]の下位文化としての精神障害治療文化の特質に左右される部分がより大きい疑いは、ただちに湧き起こるところである。

ギリシア以来の西欧精神医学史という与えられた課題は、ギリシア・ローマ文化、イスラム（回教）文化、西欧文化がそれぞれ別個独自のものである以上、語義の矛盾である。著者の試みは三者の「治療文化」の特質を類比し対比しつつ、継承連接関係を浮き彫りにしようとするところにある[5]。与えられた紙幅では素描のまた素描となることはまことにやむをえない。個々の人物とその学説は大幅に既存の成書に譲ることとする。

1　古代ギリシア

ギリシアは二つの顔をもっている。きわめて独自な面と、古代オリエント世界の二次的派生物という面である。

幾波かの民族移動によってこの多様性を約束された半島に次々に定着したインド・ヨーロッパ民族はまず伝統的な牧畜と新しく（おそらく先住民から学んだ）農耕をはじめ、これまた先住民から学んだ航海術によって農閑期には海上にでた。それは投機的貿易の場合も、植民地獲得の場合も、端的な戦争の場合もあった。この初期に成立したホメーロスの二大叙事詩「イーリアス」[1]と「オデュッセイア」は後代までギリシア人に生の規範を与えた。まずおもにギリシア史家ドッズによってホメーロス

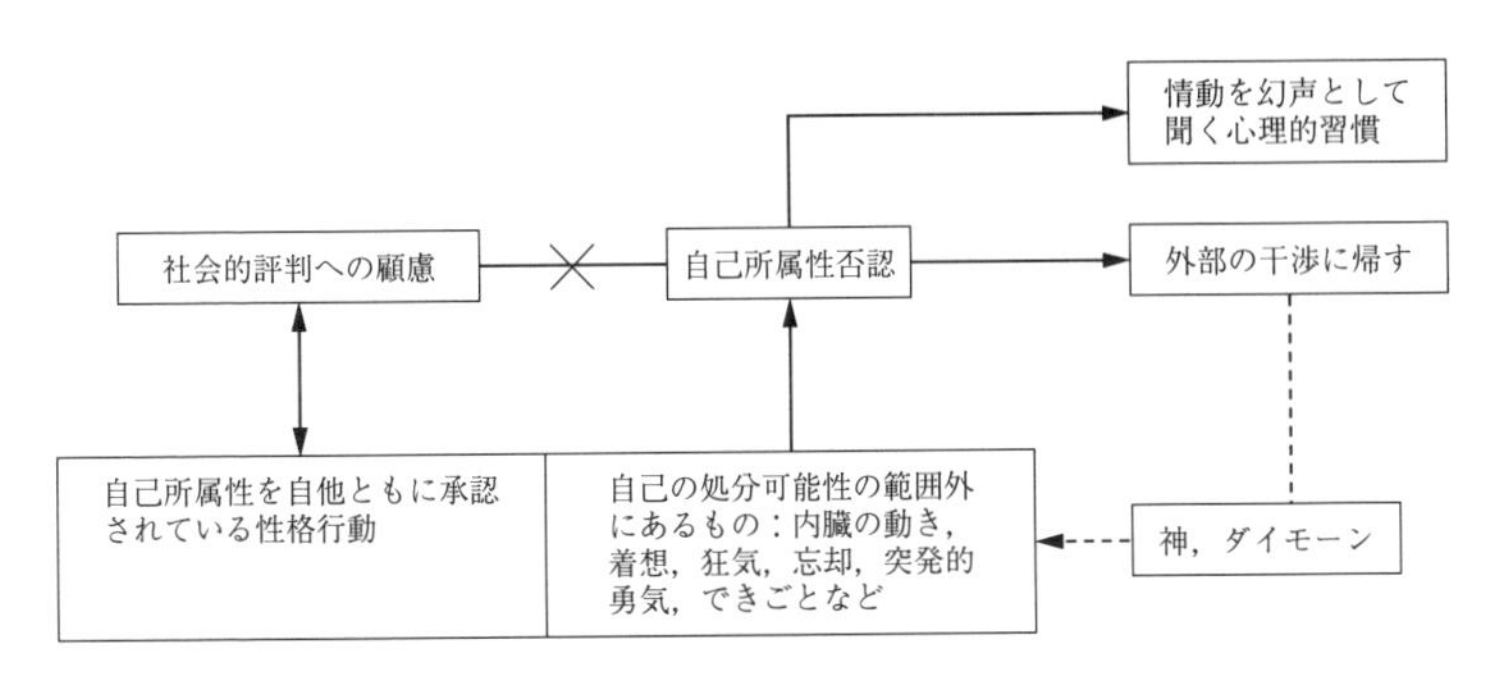

図1　ホメーロス時代の心理構造（おもにドッズにより著者作成）

における狂気をみることとするが、これはギリシアを独自な面からみることである。

ホメーロス的世界においては古代オリエントと大きく異なって、呪術や魔法を知るどころか魂あるいは人格についての明確な観念が欠けていた。自己の属性と自他ともに容認しうるものは、技能に限らず、感性、性格まで「知っている」（オイダ oîda）もの」とされた（「無法な事柄を知っている」とは「乱暴者」ということである）。逆に自己処分可能性の範囲外にあるもの、たとえば内臓の動き、着想、忘却、想起、突発的勇気、事件、狂気などは超自然的外部の干渉に帰せられた。

彼らの最大の道徳的強制は羞恥[2]（社会的評判への顧慮　アイドース aidōs）だった。ケレーニーは、アイドースをローマのレリギオ（religio 慎しみ）とつながる古代ギリシアの最重要な宗教的感性としている。このアイドースを救うために狂気（アーテー ātē）がもち出された。アーテーのため与えた損害は、これを賠償すればよかった。一般に彼らは行為の結果だけを論じ、内的動機に立ち入らなかった。

プシュケー（psychē）はホメーロスでは失神時・臨死期に

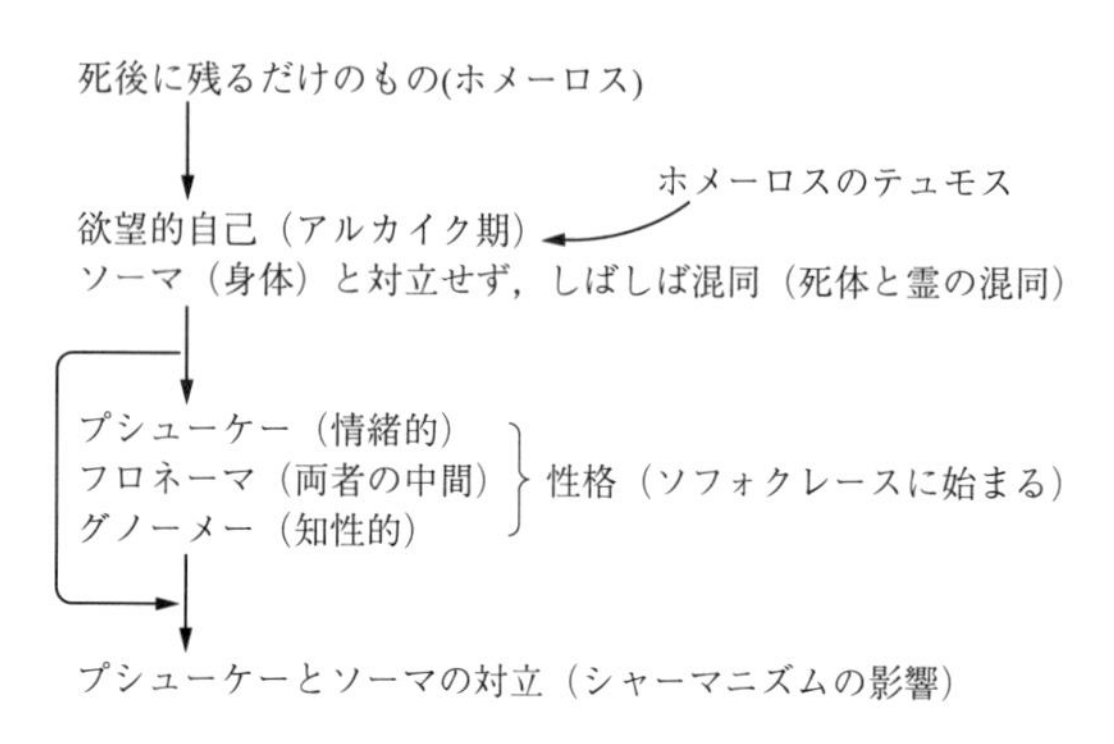

図 2　ギリシアにおけるプシューケー概念の変遷
（おもにドッズにより著者作成）

「人間を立ち去るもの」としか言及されていない。一種の情動力であるテュモス（thymos）のほうが問題となるが、これは自己の一部でなく外部の存在で、声、時には二つ以上の声として語りかけてくるものであった。

すなわち、ホメーロス的人間においては理性対非理性の対立でなく、「知っているもの」対「知らないもの」の対立となる。自己所属性を否認された後者は身体の自律的運動から情動、偶発事まで広範であるが、これらは外部（神 テオス theos、悪霊 ダイモーン daimōn、そしてテュモス）の干渉に帰せられ、免責され、かくてアイドースが守られる。そして「詩人たちは神々に個性を与え、それによって、ギリシアが魔術的な型の宗教に堕ち込む可能性を消去した」（ニルソン）[3]。とはいえ、否認と投射の機制が社会的に合意されていることは代価なしではすまず、「ホメーロス人は精神的不安定 psychische（プシュヒッシェ）・Labilität（ラビリテート）を病んでいる」（ニルソン）[4] といわれるようになる。

ホメーロス（特にイーリアス）は事実としては、割拠し小規模な農牧を営む小領主を中心とする戦士階級の世界であり、以上の心理的習慣は戦士階級の限りにおいて合目的的であるといいうるだろう。(5) しかし他方、文学としてのホメーロスが、ギリシア史を通じて規範的影響を与えつづけたことを念頭に置く必要はある。

ホメーロス的世界のあとは混乱の続くアルカイク時代である。ドーリア人の侵入がギリシア世界に悲惨と貧窮をもたらした。城砦都市としてのポリスが成立し、狭隘で不衛生なポリスはやがて人口過剰となり、これまでも農閑期には投機的貿易航海にでていたギリシア人は植民、貿易、戦争にその解決を求めた。この前七世紀の巨大な経済危機の中で、家父長制は動揺し、階級制は崩壊に向かい、社会の流動性が高まった。前六世紀には家族と個人、新興階級と伝統的貴族間の激烈な政治闘争が生じた。ソローンの立法はこれらの対立の調停の試みである。

この転形期において人間の無能（アメーカニア amēkhania）が痛感された。これが外部に投射される心理的習慣によって「神の敵意」となった。神は人を永久に人にとどめるべくその圧倒的な力を振るう。過度の成功は神のねたみを買わずにすまない（「神々は嫉妬深く干渉好きである」）。コロス（koros 成功の生む自己満足）はヒュブリス（hybris おごり）を生み、これがネメシス（nemesis 正義の怒り）をよんでアーテー（狂気、災厄）を招く（「神はその滅ぼさんとするものをまず狂気におとす」）。

かくてアイスキュロスの戯曲にみるごとく、神の怒りにふれた当事者にとって、世界は不可視の追跡者エリーニュスから逃れおおせない魔の世界であるが、公衆には、劇の合唱隊の歌うとおり、これがゼウスの正義の貫徹であると〝わかっている〟。ここで、対立は「知っているもの」対「知らないもの」と並んで「慎しみ」（ソープロシュネー sōphrosynē）対「傲慢」（ヒュブリス）となる。

狂気はヒュブリスの結果としての神の懲罰であるが、「限度を越えた成功」がただちにアーテーを招来するとは限らないので、アーテーは世襲され遺伝するものと観念されるようになる。わが国の犬神憑きと似て、その家族は「穢れ」（ミアスマ miasma）をもつとされ、呪い（特に攻撃された父親の呪いだが）の感染を恐れて周囲から忌避された。浄め（カタルシス katharsis）のために職業的浄め手（カタルテース kathartēs）が発生し、複雑な典礼を行なうようになった。ホメーロスの狂気は衝動的・一時的状態であったが、アルカイク時代にそれは持続的状態となり、ついに個人を越えて家族的とされた。あたかも民族・家族から個人が独立し、この独立が法的に保証されようとした時期であった。

プラトーンは「昔の人々の中で名辞を創った人々は狂気を恥ずべきこととも非難さるべきこととも考えていなかった」（『パイドロス』二四四B）というが、ヒポクラテースはてんかん患者の感じている恥辱感について語っている（「神聖なる病いについて」一二）。最盛期のアテーナイでも精神病は忌避され、伝染するものとされ、投石され、唾を吐きかけられた。精神病とはなかんずくてんかんのことであり、これを自然的原因によるとみるのは後代までヒポクラテース、エンペドクレースなど一部の知識人にすぎなかった。てんかん患者自身がしばしば「目にみえない存在によって棍棒で殴られた」と感じていた。エピレープトス epilēptos とは何ものかにとらえられた義である。したがって、一方では畏怖されたのも事実である。この両義的態度は現代ギリシアまで続いている（ローソン）[6]。

アルカイク期の緊張の中で狂気への対処が大きな問題となってきた。プラトーンは狂気を「神の働きにより、習慣となった社会のしきたりを逸脱することにより生じるもの」として、予言的狂気（アポルローン）、密儀的狂気（ディオニュソス）、詩的狂気（ムーサ）、エロス的狂気（アフロディテー、エ

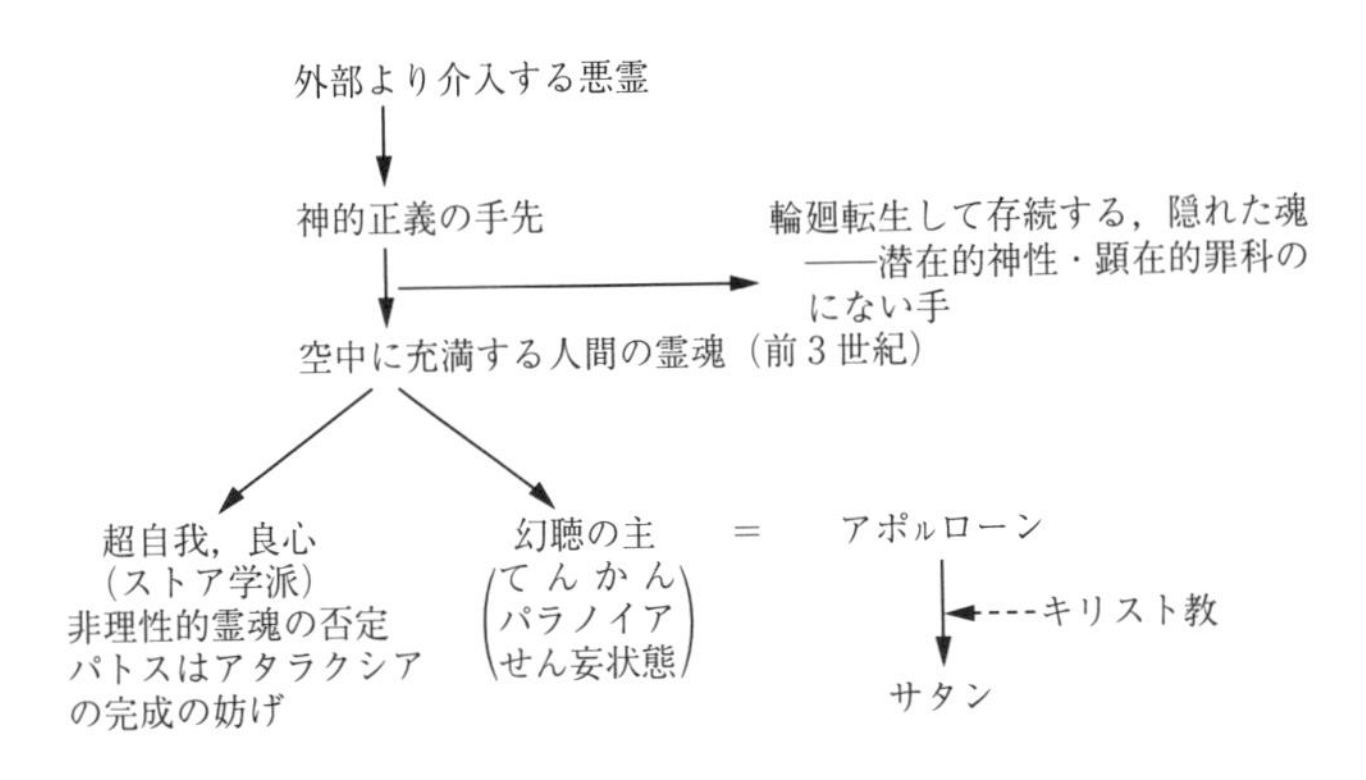

図３　ギリシアにおけるダイモーン概念の変遷
（おもにドッズにより著者作成）

ロース）の四つを区別したが、このおのおのは狂気であると同時にその治療でもあった。

アポルローンの予言者は、自分の中にダイモーンの声とされる第二の声をもち、その声と対話し、未来を予言した。彼は世界の一見の混沌の背後に知と目的があることを保証し、未来や隠された現在の意味を教え、「人間としての分際をわきまえ、父の言いつけどおりに行動すればあなたは明日安全に過ごせるだろう」と告げた。彼は〝海の広さ〟を知り、〝浜辺の砂粒の総数〟を知っている知的卓越者で、フェレンツィならば〝超自我圧入〟というであろうものを行なった。保守的・権威的・個人的治療であり、選ばれた少数者、男性文化に属しているといいうるだろう。

ギリシアの奴隷制文化は周知であるが、男性文化と女性文化とがまったく別個に近いものであったことも強調するべきであろう。ラッセル(7)はギリシア人が不意打ちやある限度以上の事態によってたやすくパニックに陥ることを、ギリシアの男性が幼時を女性文化に育まれ、少年時代になるとともににわかに男性文化に移されたことに帰している。ディオニュソス的治療は差別されたもの、特に女性に訴え、集団で、ともに叫喚し脱魂状態で笛や太鼓に合わせて舞踊(オルギア orgia)した。オルギアは伝染性だった。ドッズはいう。「ディオニュソスは自由を差し出した……「差別を忘れなさい。そうすればあなたは合一を発見するでしょう。信徒の群に加わりなさい。そうすればあなたは今日幸福になれるでしょう」」[8]。すなわち前者の未来の予見に基づく知的説得に対して、後者は現在の自由と幸福の体験の中で生命的更新を体験するものである[9]。アポルローンの予言が形骸化しつつ、後代まで為政者が思案に余ったときに仰ぐものになるのに対して、ディオニュソス的治療は後述の多くの密儀的治療の先駆となる。

第三の詩的狂気は例外者のためのものである。ムーサイ(ミューズ)は元来、山のニムフであった。詩人となる運命の者はその出立期に荒寥たる山中や颪の吹き荒ぶ峠でムーサイに出会い、山を降りてあった。ムーサイの解釈者＝詩人となる。しかし一方でムーサイに会うことは危険を伴うことという認識があった。ヘシオドスもピンダロスもこの体験がある[10]。これはエランベルジェが〝創造の病い[11]〟とよぶものに近いかもしれない。恍惚状態において詩作する熱狂的詩人という観念は前五世紀以後のものらしく、おそらくディオニュソス運動の副産物であろう。デモクリトスは狂気なくして偉大な詩人たることを否定し[12]、プラトーンは「われわれの最大の祝福は狂気によって生ずる、もしそれが神の贈与による狂気ならば」(『パイドロス』二四四A)といった。

2　ギリシア治療文化の外圧による変貌

この時代において増大したギリシアの対外接触は二方面が注目される。一つは前七世紀に始まる黒海貿易（ギリシアのオリーブとウクライナの小麦の交易）によるスキュティア人を介してのシベリア・シャーマン治療文化との接触である。第二は小アジアとの交渉増大で、さしあたりオリエントの流行病と東方の治療文化にギリシアの門戸を開いた。

K・モイリ(1)（一九三五）によれば、アルカイク期末期に登場するイーアートローマンテース iātrōmantēs は、予言者、呪術的治療者、宗教的教師を兼ね、シベリア・シャーマンの諸特徴、すなわち、宗教的隠棲、鳥獣に力を行使すること、断食、詩作、遊魂、亡失した魂を取り戻すために冥界旅行すること、長時日の睡眠、特徴的な浄めの儀式をもち、伝承でも北方と結びつけられていた。すなわち、スキュティア人アバリスが「北風(ボレアス)の彼方のアポルローン」の礼拝を教えたという伝承である。これはディオニュソスの集団的恍惚に満たされない空隙に個人治療としてはいってきた。ギリシアにおける大シャーマンとしてオルフェウス（トラキア人、〝アポルローンの友〟）、エピメディデース、ピュタゴラース、エンペドクレース（最後の大シャーマン、前五世紀）があげられる。これら大シャーマンは魔術師、自然哲学者、詩人、医師、伝道者、カウンセラーを一身に具現したカリスマ的存在で、ギリシアではじめて霊肉の対立（「肉体は魂の牢獄」）と輪廻転生（メテンプシュコーシス metempsychōsis）を説いた。エンペドクレースは肉食を、オルフェウスは肉欲と殺生を否定した。人間はディオニュソスを殺害し食べた邪悪なティターンの子孫であるという原罪意識が生じた。

北方シャーマニズムの直接的影響が、何人かの「前ソクラテス」哲学者を出したのち、ギリシア被支配階級におけるオルフィク教として地下流と化したとすれば、オリエントの流行病とともに地下から登場するものが医神アスクレピオスである。

アスクレピオスは素性の知れない神であり、その出自についてはいろいろな説[2a]がある。アスクレピオスの表徴である杖、犬、蛇はバビロニアにおける医師のマークであり、フェニキアの医神エシュムンとの異同が問題になるなど、東方起源の疑いがあり、ギリシア世界での初の登場は辺境テッサリアのトリッカの地下の巣窟（アデュトン adytōn）に住む神としてである。しかし不思議な力（デュナミス dynamis）をもって病人を癒し人々の驚きと喝采を博し、時に「もう一つのゼウス」、「陰府の国のゼウス」といわれ、町から村へと杖を片手に病人をたずね歩く姿が死者の霊あるいは地霊のごとくであった。前五世紀にペロポネソスのエピダウロスに移り、アテーナイの流行病鎮圧に威力を発揮してアクロポリスにはいったのが前四二〇年であり、以後も流行病ごとに神格が上昇し、信仰者が増加した（ローマには前二九三年に迎えられる）。ヴィラモーヴィッツ＝メレンドルフは、アスクレピオスがオリュンポスの医神に取って代わったのは流行病の恐怖を和らげたことのほかに、きわめてパースナルなコンタクトを基調とした神だったことを指摘する。オリュンポスの神々は形骸化しつつあった。これに対して、「アスクレピオス神殿は、病人のための、最も安全で堅固な港であった」（アリスティデース『オラティオー』XXIII, 15-18）。一八八三年、エピダウロスの発掘と碑文解読によってその治療が明らかにされているが、神殿で寝ることにより夢の中で病気の超自然的治癒が起こるのである。身体病と並んで不眠症やてんかんの治癒が奉納碑文に記されている。夢の指示には自罰的なものが多い（たとえば嘔吐、寒中水泳、裸足ランニング、意図的難船）。また、催眠下に外科手術を行なったとの推定もありうる[2b]（山形孝夫）。また、次第に神殿の本陣の周囲、特にその壁に沿って病者が横たわるという形をとるようになるが、これは病院の始まりというべく、このパターンは、ローマ時代、キリスト教時代を経てフランス大革命の少し前までの病院に踏襲されることとなる。

アスクレピオスは世俗化によって二つのものを生んだ。一つはその方法の世俗化であり、夢判断（オネイロクリティケー oneirokritikē）といわれる、夢をみる技術が売られ、夢解き対照表がでるに至った。いま一つはその流行病との関係という刻印を残しつつ神殿付属医師団から分離し、世俗化された職業倫理をもつ医師団ヒポクラテース学団である。「ヒポクラテース全集」[3]はイオニア方言出自の世界最初の科学専用言語を用いて記された科学的・臨床的医学文書であり、その後世への影響は大きいが、ヒステリー（正確な臨床記載！）、てんかん、メランコリー[4]のほかは圧倒的に症候性精神病を取りあげたのは、流行病と関連して登場したことによるものであろう。四体液説も流行病への身体反応の相違（出血、胃液、黒胆汁（凝血塊）、粘液の排出）という眼鏡を通して眺められた気質と考えられるだろう。

しかし、夢判断よりも、ヒポクラテース学団よりも長命だったのはアスクレピオスだった。アテーナイに導入されたのはペロポネソス戦争の戦時ヒステリーの雰囲気においてであり、ソフィスト狩り、伝統宗教復興のさなかだった。アスクレピオスの出自は忘れられて第一級の神となり、続くヘレニズム、ローマ帝国においてエピダウロスはルルドのごとき巡礼地と化し、各地にアスクレペイオンがつくられた。ローマでは病んだ奴隷の「投げ込み寺」と化した。その息の根を止めたのはキリスト教だった。エピダウロスのアスクレペイオンは徹底的に破壊され、一八八三年まで忘却に埋もれた。

アスクレピオスのアテーナイ招請は古典期の終焉にあたる。それに先立つ時期において狂気の非宗

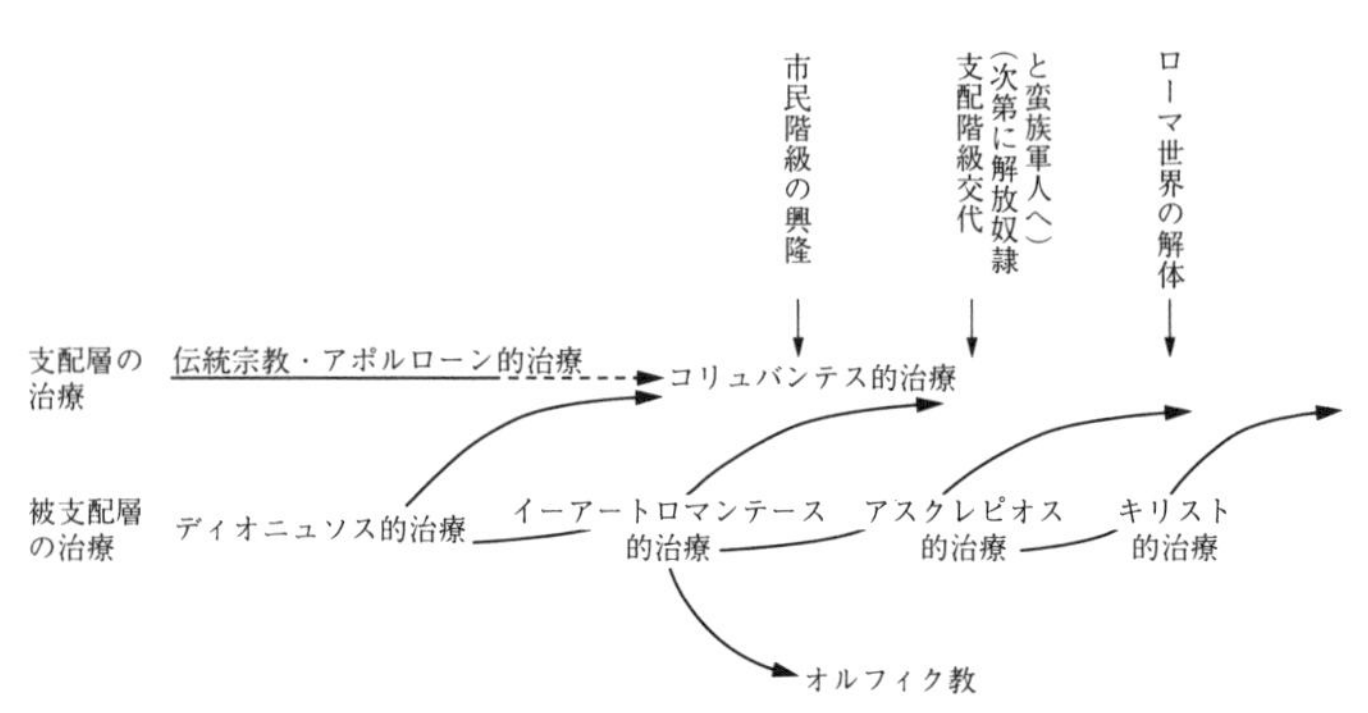

図4　ギリシアにおける階級と治療との関係の時代的変化
（被支配層の治療が順次支配層の治療に転化していく）

教的解釈が出現していたことはいっておかなくてはならない。すでに前六世紀のイオニアにおいて、クセノパネスは予言の妥当性を否定し、宗教的観念の相対性を唱えた。ヘラクレイトスは浄めの儀式を「泥をあびて垢を洗い流そうとする」ことにたとえ、画像崇拝を「家の持主の代わりに建物に話しかけるようなもの」といい「性格(エートス)こそが運命である」といい切った。彼らはギリシア本土から離れ孤立していた啓蒙家だったが、本土のアテーナイでもやがてソフィスト運動が起こった。ソフィストの特徴は、ノモス（nomos 法、習慣、慣例）とピュシス（physis 自然）の対立である。ペルシャ戦役からペリクレース時代に生きたプロタゴラースは楽観論者で、「人間は万物の尺度である」、「伝統を批判し、ノモスを時代に合致するように改めるならば、……人間生活はこれまで夢想されなかった新しい水準まで向上できる」、「進歩は必然」と唱え、ソポクレースは「脳のエリーニュス（復讐神）」なる句で復讐神は自分の頭の中にあると言わんとした。エウリピデースにおいてはダイモーンへの畏怖は弱まり、「在るはパトスをもった人間のみ」となった。あたかも当時は〝ピュシスの徒〟が輩出した。「自然のままにふるまえ、気ままにはねまわれ」と叫び、厄日に集まって食事するカコダイモニスタイ（kakodaimonistai 〝凶運クラブ〟とでもいうべきか）というソフィスティケーティッドな集団まで生じた。

これらは前四三二年ごろの反啓蒙運動により一掃される。プロタゴラースはアテーナイから逃走したがソークラテースは死刑となる。超自然的なものへの不信仰と天文学の教授は罪とされる。魔女とされた者が何人か死刑となった。しかし、啓蒙運動が狂気の治療に貢献しなかったこともいわなければならない。治療はディオニュソスの後を継ぐ伝統的なコリュバンテース korybantēs 的治療、ヘカテー hekatē 的治療（音楽を伴う狂宴的舞踊のカタルシス効果による恐怖または不安 deimata の治療）もあり、ソークラテースはこの治療を経験したともいわれ、プラトーン、アリストテレースも公衆衛生的見地から承認した。これらの伝統的治療や新興のアスクレピオスなど各種の神の祭儀を次々に行なって、患者が反応した祭儀の神に狂気が由来するとした。祭儀は診断の手段であり、治療の手段であった。ペロポネソス戦役中から次々に外来神や外来のオルギア的祭儀が輸入された。前四世紀のアテーナイにヨーロッパ最初の呪術が出現する。ヘレニズムあるいはローマ世界はまさに競合する治療神たちの世界であった。古代ギリシア・ローマ世界における精神治療の系譜を図4に示す。被支配階級の治療が次々に支配階級の治療となることがわかるであろう。最後にキリストとその使徒がローマ世界の最下層民の悪魔祓い、治療者として出現し、競合する治療神との闘争に打ち勝ち、ついにローマ帝国の国教となる。同時に地上的手段によるいっさいの医療をひとたびは否定することとなる。(5)

3　ヘレニズムに向かって

ギリシア・ローマにおける医療は、一般に階級によって大いに異なるらしい。ギリシア都市国家において奴隷階級に対する医療は、あったとしても限られたものであり、職人階級や外国人は端的、即物的な〝散らし〟医療を、富裕市民階級は哲学治療や音楽治療を受けたとみるべきだろうが、その後の時期については、社会の流動化と東方の諸宗教の占星術、錬金術の、特に前二世紀以後における相次ぐ流入によって事態は次第に定式化困難なものとなる。

プラトーンは多くの点で、当時すでに数千年の伝統をもつ古代オリエント世界の最後の哲学者[1]であるといえるだろう(ギリシア人はつねにエジプトをはじめとするオリエントの賢者に畏敬の念をもっていた。ヘレニズム、ローマ帝国を通じて古代エジプト語は紀元四世紀まで使用されている)。詩人として出発し、神話と象徴をもって語り、思弁的、一切包括的、超越的な構想力、理念型〝アイオーン〟による認識であり、著しくシンタグマティズム(syntagmatism 統合主義[2])的であり、僭主ディオーンとの関係もオリエントの賢者のごとくである。これに対してアリストテレースは、直示的言語を用い、論理的厳密さ、言語批判、世界内の実例枚挙、分類による認識すなわちパラディグマティズム(paradigmatism 範例主義[2])的であるといえよう。彼は少年アレクサンドロスの家庭教師であるが、知識は与えてもプラトーンのディオーンに対するごとき側近助言者では全然なく、「黄金の平凡」を愛した。この師弟の懸隔は、ソポクレースとメナンドロス(最初の〝マイホーム主義者〟)の演劇世界の差に相当するだろう。〝世界の荷託を受けた人〟と〝職業哲学者〟との相違といってもよい[3]。プラトーンは、通常の医師は精神の病を扱うに適さないと考えていた（近代においても再び精神病は哲学者の扱う範囲か医師の範囲かの思想闘争が再燃する）。

プラトーンがわれわれの問題の範囲では回教圏における哲学者（賢者政治家にして医師）の範例として存在しつづけ（「アフラトゥーン（プラトーン）のごとき賢者またとなく、イスカンダル（アレクサンドロス）のごとき勇者またとなし」――『千夜一夜物語』に頻出）、近代ヨーロッパにおけるプラトニズムの系譜に継承されるのに対し、アリストテレースはさしあたりヘレニズム時代の職業的科学者の範例となる。この範例は、方法論を備えた学問体系をめざす経験の漸進的増大、蓄積、実践的教育に適したもので、その数学、天文学、動植物学、地理学、言語（文法）学、文学、人間学（性格研究）などによって精神視野を著しく拡大させた。

実際、ヘレニズム時代はきわめて近代的(モダーン)ということができる。[4] 世俗化は前三〇〇年のエウヘーメロスの主張――神は英雄を神格化したもの、ゼウスは昔の王――でほぼ完成し、宗教的寛容がいきわたった。出生や祖先を問わず、移動は自由となり、過去の遺産を自由に選択して学問の手がかりとした。医師は全部が全部、神殿を去らないにしても、その精華は神殿ではなくアレクサンドリアの医学校、図書館に集まる。権力がローマに移っても、このナイル・デルタの都市は医学の中心でありつづけ、医師の多くは――ローマ世界における知的労働者がギリシア人でありつづけたことの一環として――ギリシア人あるいはギリシア文化を身につけた人々であり、ヘレニズム医学は、回教徒によるアレクサンドリアの占領と破壊（紀元六四二）まで続く。多くの現代医学用語とその枠組がその間につくられた。後世は、そのかみのコスKos派（ヒポクラテース学団）やガレノスのような一元的身体観の人を思想的に重要として記憶したが、当時は実践的には、部分的・個別的疾病学の装備を持ったクニドス Knidos 派あるいはローマの方法派（メトディステース Methodistēs）の力のほうが大だったかもしれない（ある意味では診断対治療、個別論対全体論に関連する医学の永遠の問題である）。

一方、これも〝近代的〟なことであろうが、知性の神格化と反知性主義とが同時に目だってきた。行動や情念は誤謬のもととされ、観想、無感動、（通俗的）超越論を唱える哲学流派（それは単なる教説ではなく信奉者の日々の生き方まで規定するものである）が心理療法の役割を果たした（市民権を有する階層に対してであろう）。「諸君、哲学者の学校は病院なのだ」（エピクテートス『語録』、3、23、30）。

近代において猖獗をきわめる勤勉の倫理は、奴隷制社会において存在せず、この点では自由民における精神病者の多くの不認識（結果的寛容）を招来したようである。自らをゼウスと信じた医師、世界を支えるアトラスと信じた男、中指を曲げると世界が崩壊すると恐れていた男の随想的記載はあるが、妄想は近代のごとく大問題とならなかった。自閉、嫌人も散発的記録があるが、人間は「ポリス的‐政治的‐動物」であるという観点をもっていたギリシア人には、「ポリスを避ける男がいる」という限りにおいて、驚くべき、考えられぬほど逸脱した存在（デモステネース）だった。メランコリア（melancholia）[5]は優れた人間を襲うという認識がすでにヒポクラテースにあり、必ずしも負の価値概念でなかった。extravaganza（〝常軌逸脱〟）というべきものに喝采したローマ世界においても、それによってまた一種の狂気の不認識があった。たとえばローマ皇帝の過半数がきわめて逸脱した人間であった。[6][7]

4　ローマ世界とその滅亡

ところで紀元二世紀よりローマ医学には明らかに衰退の徴候がみられる。第一級の総合家であり、かつ論争家でもあったガレノスを最後として、医師のあり方に大きな変化が現われる。おそらくこれは、セウェールス帝からコンスタンティヌス帝に至るこの時期における経済的危機を切り抜けるために職業世襲化の一部として医師の世襲化がほぼ制度化された事実と関連する事態であろうし、より広い文脈においては、ローマ帝国における社会的諸制度の停滞と崩壊の始動に起因するであろう[1]。いずれにせよ、ローマの医学はコンペンディウム compendium すなわち過去の優れた医師たちの学説や語録あるいは処方の要約を編纂することをもっぱらとするようになった。この種のコンペンディウムは、たとえばプリニウス父子に代表されるような、ローマ文化あるいは広くそれを含めたヘレニズム文化における一種の百科事典的伝統と結びついて非常に流布し、それはそれでローマ世界における医学と医師の標準化、さらには医療の普及に有用であった（ローマ人は印刷術を知らなかったが、奴隷による写本の発行部数はしばしば一万を越えている[2]）。

実際ローマ世界は、ギリシア世界より継承した神殿由来の病院と並んで、彼らの得意である建築、都市設計の能力を活かし、帝国の各地に散在する多くのオプピドゥム oppidum すなわち城塞都市に兵営付属の病院を発展させ、ここにおいて、広大な領地に分散して駐屯するローマ軍団の軍医による医療が、相当広範囲に行なわれた。公共医師も置かれた。

いわゆる西ローマ帝国は五世紀に滅亡する。しかしベルギーの中世史家ピレンヌ[3]のいうごとく、西ローマ最後の皇帝アウグストゥルス・ロムルスのゲルマン傭兵隊長オドアケルによる廃位は、ローマ世界にとっては一つのささやかなエピソードにすぎなかったとするのも一理である。ローマの穀倉が北アフリカでありつづけたごとく、医学の中心地は依然としてアレクサンドリアであり、従前同様、医師の再生産は主としてここで行なわれた。そして四世紀にローマ世界のフロンティアが停止したことによって生まれた一つの明確な境界をもつ「ローマ世界」、つまりロマーニア Romania という意識はいっこうに損われることなく存続し、引きつづきラテン語、ギリシア語が使用された。むろん民族大移動、キリスト教の普及といったことはある。四世紀にはローマの医師〝ガレノス〟がチベットに定住している（R・A・ステイン）[4]。これは医師のディアスポラ（diaspora 域外流出）の現われであろう（医師の需要減少とキリスト教の医学否定）。しかし蛮族たちはすでにアリウス派キリスト教の信仰を彼らなりに受容しており、つねにローマ市民であることに憧れ、つねにローマ文化を吸収しようと心掛けていた。彼らはローマ世界の住民にとっては少数者であり、ローマ世界に対抗するような文化をもっていなかった。

周知のごとく、この時期における教会はローマ帝国の制度をまったく模倣し、次第にそれに置きかわっていったものであるし、多くの司教たちはローマ貴族の出身である。しかし他方、ゲルマン民族侵入に際しての民衆の混乱や恐慌に対して、多くのカトリック聖職者たちは身をもって護民官の役割を果たした。当時の文学に残る彼らの英姿[5]は、どの時代よりも彼らのいう〝牧者〟のイメージに近かった。カトリック教会のゆるぎない地位は、コンスタンティヌスによる国教化という一片の布令よりも、この護民活動に負うところが大であったろう。また、初期の修道院は、ローマ末期における大土地所有者の荘館 villa を継承したものであり、そこに多数の医学書を含むギリシア・ローマ世界の文書が温存された。特にベネディクト派の修道院であり、そこには蛮族に仕えたローマ貴族カッシオドールスのような医学的助言者も欠けていなかった。ローマ世界はなお東方に向かって開放されていた。たとえば多くのシリア人たちが聖界・俗界にわたって、現在のフランスにあたるガリア地方で活躍した。マルセイユは依然としてギリシア人の港であった。地中海を媒介とする商業活動はきわめて盛んであった。実際五世紀のローマ世界は、ただブリタニアから撤退しただけであった。(6)

5 中世ヨーロッパの成立と展開

このような時期を九世紀から一〇世紀におけるヨーロッパ世界の荒廃と対比すれば、そこにはきわめて著しい落差がある。メロヴィンガ王朝は、ピレンヌの意見によれば、ローマ文化を継承したものであり、事実、その指導者層は古典文化の十分な知識をもっていた。これに反して九世紀におけるカロリンガ王朝は、一握りの学者たち——主としてイギリスから招かれた人たち——を除いては、皇帝、貴族も含めて文盲に等しく、その支配領域においても商業は停頓し、貨幣経済は衰退し、中世の閉鎖的な農村社会がはっきりとその姿を現わしている。(1) この変化は、ピレンヌのいうごとく、回教世界の成立に伴って西欧が地中海世界から切断されたことによるものであると言ってよいであろう。

近代ヨーロッパにおけるアラビア文化の過小評価には、しばしば不当な点がある。たしかに七世紀中葉におけるアレクサンドリアの陥落は古代医学の終焉を告げるものであった。医学の知識の集積所、医師の再生産の中心が失われた重大な事件である。しかし、多くのシリア人、ギリシア人の医師たち

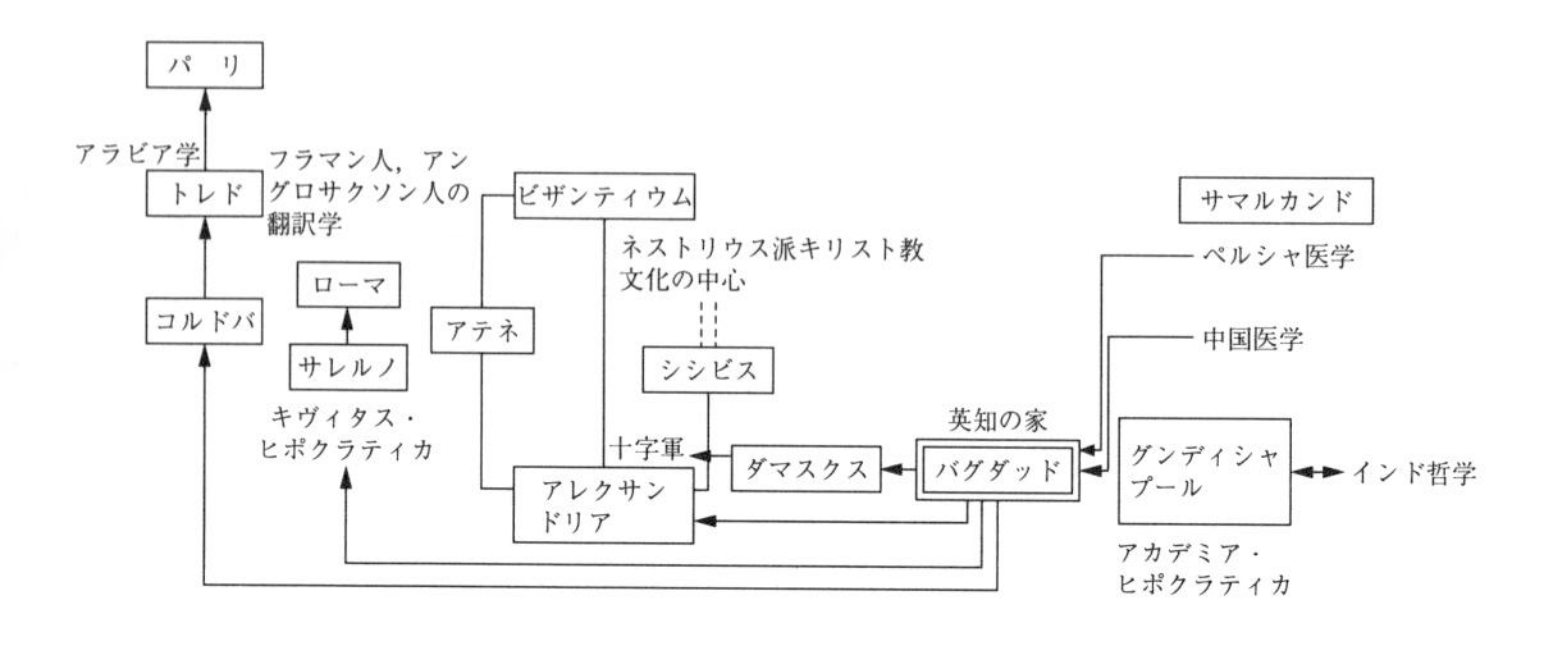

図5　アラビア世界医学の地理的連関（シッパーゲスの原図に著者追加）

は回教世界に迎えられ、まず文化翻訳者となり、引きつづき彼らの医学を発展させた。実際八世紀に始まる彼らの最盛期には、バグダッドをはじめとする主要な都市において完備した精神病院[2]があり、休息、音楽、水浴、体操など、古代世界の精神病院の伝統を継承し、それを発展させた医療が行なわれていた。われわれはその実状を知る位置にないが、この精神病院はその文化に対応して、オアシスをモデルとして精神的オアシスを指向したのではないかとも読みとれる。ヨーロッパ世界はアラビアの精神病院をモデルとして、まずスペインに同様の施設を建設するが、オアシス的休息の意味は、勤勉を価値とするヨーロッパ文化に継承されなかった。

一方、九世紀から一〇世紀にわたるヨーロッパ世界の荒廃のさまは、われわれの想像を越えている。ヨーロッパの多くは森林（二次林――多くはカシ）におおわれ[3]、村落を中心とするわずかな耕地の周辺にも狼が出没し、旅行はまったく生死を賭けた冒険であった。ヨーロッパ世界に対する回教徒のイベリア半島からする大規模な陸上侵攻は、八世紀の中葉トゥール・ポワティエの戦いによって劇的に挫折したとはいえ、地中海はまったく回教徒艦隊の制海権下にあり、回教軍の遊撃隊は、フランス、イタリア沿岸に絶え間ない攻撃を行ない、その掠奪団はしばしばライン河谷まで出撃して修道院を襲撃し、旅人を脅かした。[4]

東方世界との連絡の門戸は、ノルマン人によるロシア・黒海を経由しての東方ルートだけとなった。この時期のヨーロッパ精神医療についてはほとんどみるべき資料がない。チャールズ・シンガー[5]の伝える七世紀におけるブリタニアの医療は、もはや意味がわからなくなったギリシア語の呪文と若干の薬草によるものであり、精神疾患に限らず一般に疾患は魔法使いの矢が刺さることによって起こったというふうに解されていた。ただ注意すべきことは、この時期においては中世のように悪魔が人体に乗り移る（オプセッシオ obsessio）のでなく、悪魔が矢のようなものを仕掛け、それに当たったものが発病するという見解であり、この点で、いくぶんホメーロス時代のギリシアに近いことである（イギリス最古の叙事詩「ベーオウルフ」の作者はホメーロスとよく話が通じたろう、とギルバート・ハイアット[6]はいっている）。もっともブリタニアはヨーロッパ地方ではかなり特殊な、つまりローマ文化の侵入がきわめて短期間に終わったところであり、むしろその後北方交易圏を介して東方世界に開かれていた時期が長く続くのである。逆説的にも、このことによってブリタニアはローマ世界におけるラテン文化の頽落（正確には土俗化）の影響をこうむらず、その修道院においては、ガリアの修道院と異なって純正なラテン語による古典文化が伝承されており、九世紀のいわゆるカロリンガ・ルネサンスはイギリス学者の招聘を待たなければ成立しえなかった。しかしガリアにせよブリタニアにせよ、あるいはイタリアにせよ、修道院における古典文化の残滓の一部としての古代医学は、治療に結びつくというよりは古代古典文化の教養の一部として学ばれるだけで、実践に結びついてはいなかったということが実情であるらしい。ただ、ベネディクト派の修道院だけはいくぶん違っていた。「祈り、そして働け」[7]をモットーとするこの派は、ローマ世界最後の学者というべきカッシオドールス（四八七？―五八三？）より医学文献を継承するのみならず、看護・治療の実践を、ポッピオ、ザンクト・ガレン、ライヘナウ所在の修道院において行なっていた。この火種があってはじめて、イスラム世界からの来訪者（追放者？）コンスタンティヌス・アフリカーヌス（一〇一〇？―一〇八七）が、デシデリウス司教指導下のベネディクト派修道院モンテ・カッシーノにはいることがヨーロッパ臨床医学の原点となりえたのである。

いわゆる至福千年をおおよその転機として、ヨーロッパ世界はその固有の発展を示しはじめる。[8]すでに一〇世紀末にはアラビアに留学したという低い階級出身の野心的な青年シルヴェステルが法王の地位まで登る。彼は医学を学び、一説には眼科を専門とした（アラビアは今日も眼疾患の多い地域である）といわれるが、周囲からきわめて抜きん出た存在であって、中世人における抜きん出た存在が一般にそうであったように魔法使いとも見なされていたようである。彼はドイツ皇帝とビザンチンの王女との結婚によってローマ世界を再統合しようとさえ試みる。これはいかにも早きにすぎて失敗に終わったが、続く三世紀はヨーロッパ世界におけるほとんど継続的な発展の時期であったと見なしてよい。ヨーロッパの気候は好転しはじめた。ノルマン人たちは北ヨーロッパの沿岸を攻略するかわりにそこへの定住権を得ようとしはじめた。一二世紀はヨーロッパ農業革命の時代であり、牧畜と農耕を効率的に結合した三圃農業が普及し、森林は急速に伐採され、縮小しはじめた。スペインあるいはシチリアにおけるアラビア人たちは、文化的影響をヨーロッパに及ぼしはじめた。あたかもこの時にあたり東方における強力な南北連絡路がタタール人によって閉鎖されたこともあり、中世毛織物工業地帯フランドルを中心とする北方産業交易圏と地中海世界との新連絡路として、ライン河谷に連水運搬による大きな交易路の打通が行なわれた。ライン河谷には、すでに一〇世紀あるいは一一世紀において僧院が点在し、僧院渓谷と名づけられていた。ここでユダヤ人学者を招いて、聖書、アラビアの哲学、科学、医学の研究が再開された。彼らはアラビア世界とヨーロッパ世界への有能な橋渡し役を演じた。[9]

封建農村の中に、自治権を付与された都市が次第に成長してきた。そして都市には修道院[10]が付属された。修道院は次第に農村型から都市型に変化した。修道院は今日もなおその姿をとどめているように、一つの閉鎖的、経済的な全体性をもっており、多くの職人とともに俗人としての医師が住み込み、事実、少なくとも四床のベッドを設置することが義務づけられていた。今日でもカトリック圏では看護婦の相当数が尼僧であるように、修道院において古代世界の事実上まったく知らなかったもの、すなわち病人の看護という医学的実践が神への奉仕の名の下にせよ行なわれはじめた。悪魔に憑かれたと信じた多くの人たちは、それを告解したのち修道院に送り込まれ、祓魔術（エクソルシスムexorcismus）を受けたが、それには今日の精神療法に近い要素が含まれていた。また病人として看護され、ある者は生涯修道院にとどまり、そこで絵画、工芸、農耕など自らの選んだものをなしつつ一生を終えることもありえた。当時の修道院の僧たちは、人間の内面に起こる事象に対して今日の精神科医にまさるとも劣らぬ恐ろしく鋭敏な感覚を磨いており、極度の精神集中力と一種の共感力を備え、それを活用しうる者が少なくなかった。[11]

けれども中世の修道院における医療を理想化することはいきすぎであろう。第一、おそらくこのような医療を受けるものは、比較的上流階層に属する少数者であった。多くの農奴階級に属する人たちには、このような医療を受ける機会は乏しかった。多産多死がふつうであり、多くの幼児が森に捨てられ、その中のある者は野生の子として育ち、いわゆる狼人Werwulf（ヴェーアヴルフ）として恐怖の対象となった。一七世紀においてさえ、産褥死によって一人の男は平均三人の妻をめとらねばならなかった。[12] ただ中世封建時代においては、今日精神障害者とよばれる人たちが、今日よりも閉鎖的な社会において、ある一定の役割をしていたと考えられるふしがある。たとえば、聖盃伝説の登場人物などにその跡を辿ることができるように、〝阿呆〟や〝気狂い〟は最も端的に真理を告知する役割を果たすものとして一種の畏敬の念さえもたれていた。中世においては、現在の「正常対異常」の対観念が存在しなかったことを注意しておく必要がある。一般にいずれが神に近いかが問題であり、知的傲慢は宗教当局によってむしろ警戒された。

比較的温和な気候の続いた三世紀のうちにヨーロッパの森林はおおむね耕地となった。中世ヨーロッパ農民は、勤勉の徳が説かれる近代人よりはるかに勤勉であった。[13] しかし、人口増大が次第に問題となってきた。十字軍に続き、東方進出Drang nach Osten（ドラング・ナーハ・オステン）運動が一四世紀に顕在化した。中欧の多くの村が同名の分村を東欧に建設した。[14]

6 魔女狩りという現象

魔女狩りが中世の産物であるという通念はまったくの誤りである。魔女狩りはおおよそ一四九〇年、すなわち、まさにコロンブスがアメリカを発見し、ヴァスコ・ダ・ガマがインドに到達するのとほぼ同時期に行なわれ、一七世紀——ヨーロッパでは一八世紀後半、メキシコでは一九世紀まで継続した、三―四世紀にわたる現象であって、ルネサンスから近世への転換期におけるほとんど全ヨーロッパ規模の精神病者狩りを含むものである。ただし、意図としては精神病者狩りではなく、のちになるほど一般化し、ほとんどあらゆる階層のあらゆるタイプの人間が、魔女狩りの対象となる危険にさらされた。ただ、魔女狩りの現象を時代的に中世のものと見なすことはできないとはいっても、その根はヨーロッパ中世に深く根ざしているのであって、しかも非常に複雑な要因がからみ合ってはじめて成立した現象であるということができる。そこでまず魔女狩りを一つの頂点とする一連の現象を解析することを試みよう。

魔女狩りは魔術に対する弾圧と同一視できない。古代ローマ世界以来、魔術はつねに存在した。魔女狩りの最中においても、多くの魔術師たちはまったく安全であった。確かに魔女狩りの対象になった者もあったが、女性に対する男性の犠牲者の比は一〇〇対一あるいはそれ以下であったのが定説である。著者はここで、多くの叙述と立場を逆にして、まず魔女狩りを行なった側から述べてみよう。

周知のごとく、一三世紀には、イタリア、南フランス、ライン河谷、パリに次々に大学が成立する。(1)この大学群の成立には多くの準備条件が必要であったことはいうまでもなく、たとえばイタリアにおいて大学群の成立に貢献したものは、ヴェニスを西の窓口とするビザンツ文化に保存されていた古典文化、あるいは南イタリアのアラブ・ノルマン文化によるサレルノ、ナポリの大学、あるいは医学校である。南フランス、いわゆるプロヴァンスの大学群は、アラブ・ユダヤ文化、アラブ・スペイン文化複合を基礎としたものである。ライン河谷、パリの大学群の場合にはユダヤ人の翻訳者に負うところが多い。これらの大学の学生は中世の自由民の住む自治都市群――しばしば自治都市群自体が封建領主の役割を果たして荘園をもっていたけれども――の自由民出身者が多かったようである。これらの大学において、アラブ・ユダヤ文化とヨーロッパ世界に残存していた僧院文化、またイギリスあるいはアイルランドにおける極西キリスト教文化などが総合されて、いわゆる一三世紀における知的革新が行なわれた。この一三世紀の知的革命において確立されたアリストテレースの哲学をモデルとするスコラ哲学においては、神に近いほどすべては明らかであり、自然界つまり神から遠ざかるほどすべては不確かであり、魔術の存在を許容するような構造をもっていた。しかし、これと並んでさらに重要なものは、より現実的な問題、すなわちこの世紀における学生数の増大である。これはこの世紀における巡礼、十字軍あるいは行商人などの出現と並んで、ヨーロッパの人口が次第に流動化してきた事実の反映とみることができよう（一四世紀にはインドからロマ人（"ジプシー"）がヨーロッパに出現し、迫害の対象となりつつ定住化せず今日に至る）。しかしこの大学の生み出した多数の学生を吸収する社会的基盤はいまだ存在しなかった。現在までのところ、これらの学生の行方は判然としないけれども、非常に長期にわたり今でいう留年を繰り返すもの、学生集団の浮浪化、あるいは知識を切り売りする浮浪学生のたぐいが中世末期のヨーロッパに激増した証拠が数多くある。そうして学生たちの多くは、決して学問の探求それ自体を目的としてではなく、階層性の厳格な社会において、数少ない階級上昇のチャンスを求めて大学に流入したようである。確かに再発見されたローマ法とスコラ哲学の教授が大学の建前であった。しかし、大学の雰囲気は次第に占星術、錬金術、魔術などの、現世的でありながら民衆には接近しがたいところの特権的秘教的な学問に比重が傾いた。

ルネサンスは一面においてはアラビアやユダヤを媒介としてきた古代文化に直接接続しようとする文芸復興の試みであるが、他面、魔術的、占星術的、錬金術的なものと結合した秘教的ネオプラトニズムの復興でもあった。ネオプラトニズムを一言にしていえば、世界を統合的な一全体として把握しようとする試みで、しかも実例の収集枚挙や論理的分析によるのではなく、直観と類比と照応とを手掛りとして、小宇宙から大宇宙を、大宇宙から小宇宙を知ろうとする試みである。たとえば人体は大宇宙の照応物としての小宇宙であり、人体を知ることによって宇宙を知ることができるとする。逆に、星の運行によって小宇宙すなわち人間の運命が予知可能であるとするものである。今日ほとんど忘れられていることとであるけれども、ルネサンスにおいてエジプトの伝説的占星術者ヘルメス・トリスメギストスは、プラトーンと並ぶ権威をもっていたのであり、かのロレンツォ・ディ・メディチが御用学者フィチーノに命じて古代古典を翻訳させたとき、彼はプラトーンよりもこの占星術者の名と結びついた書物を優先させた。(2)

市民のルネサンスとして始まったものが次第に宮廷のルネサンスに変質するにおよんで、(3) このような大学卒業者は、魔術師、官僚、宮廷人としてルネサンス宮廷に無制限に流入した。実際、はじめはアラビア式の大学として出発した西欧の大学は、廷臣、官僚養成のためのカレッジに変質しはじめる。法王庁、神聖ローマ皇帝の宮廷をはじめとして、多くのルネサンス宮廷はこのような人々を多数かかえ、しかもなおはみ出した人たち、失業大学生、失業魔術師の数は増大する一方であった。おそらくこのようなルネサンス宮廷の構造は、賢者をまわりに集めたアラブあるいはトルコの宮廷をモデルとしていよう。しかしこのルネサンス宮廷のネオプラトニズム的な官僚政治家が直面しなければならなかった問題は、きわめて深刻なものであった。なぜならば貨幣経済の浸透はたえず農村の安定性を掘り崩していた。一六世紀を頂点とする気候の寒冷化がそれに拍車をかけた。東方へのドイツ移民は、決して国家政策によるものでなく、窮乏による棄民に近いものであった。白人奴隷を回教圏に売ることすら行なわれた。しかも、拡大した東方貿易は一四世紀半ばより一種の反対給付としてペストをもたらし、ヨーロッパの多くの地域において三分の一にもおよぶ人口減少をもたらした。大航海時代の結果は、さしあたり膨大な金銀の流入によるインフレーションであり、梅毒の流行であった。さらに安価な奴隷労働力によってつくり出された新世界の金銀は、中世末期に繁栄したドイツのザクセンの銀鉱山を経営不能に陥らしめた。これに対してルネサンス宮廷は、ほとんど有効な経済政策をもちえなかった。ルターが一六世紀初頭においてカトリック教会から離反したことに発する宗教戦争が、さらにこの農村荒廃に輪をかけた。ところでこの宗教戦争の発端も、そもそもはルネサンス宮廷の一つであった法王庁がその資金調達のために売り出した免罪符に対する批判から発したものである。しかも皮肉なことに免罪符の販売代金のほとんどは、法王庁に金を貸していたフッガー家などの金融資本家の手に渡っていた。

ルネサンスの宮廷人たちは、彼らなりの努力をした。コペルニクスは生前、けっして「天体回転論」ではなく、「貨幣論」(4a)を著した僧職政治家として知られていた。しかし一般に、これらの問題を現実の平面において解決することに彼らは決定的に失敗したのであった。彼らの多くは幻想のレベルにおける解決を、占星術と結びついたネオプラトニズムを媒介として行なおうとした。実際この時代ほど未来の予知が緊急の課題であったことはなかった。急激な現実の変化に対して、人々は極度の不安に陥っていた。すでに一三世紀から一四世紀にかけては、ヨーロッパに集団ヒステリーの現象、たとえばセント・ヴィトゥスのダンスとか、南イタリアにおいてその後長く尾を引くことになるタランチュラリズムがしばしばみられた(4b)。

ルネサンス宮廷がいかに幻想的な雰囲気に包まれていたかは、たとえばボヘミアにおけるルドルフ二世の宮廷にみることができるであろう(5)。

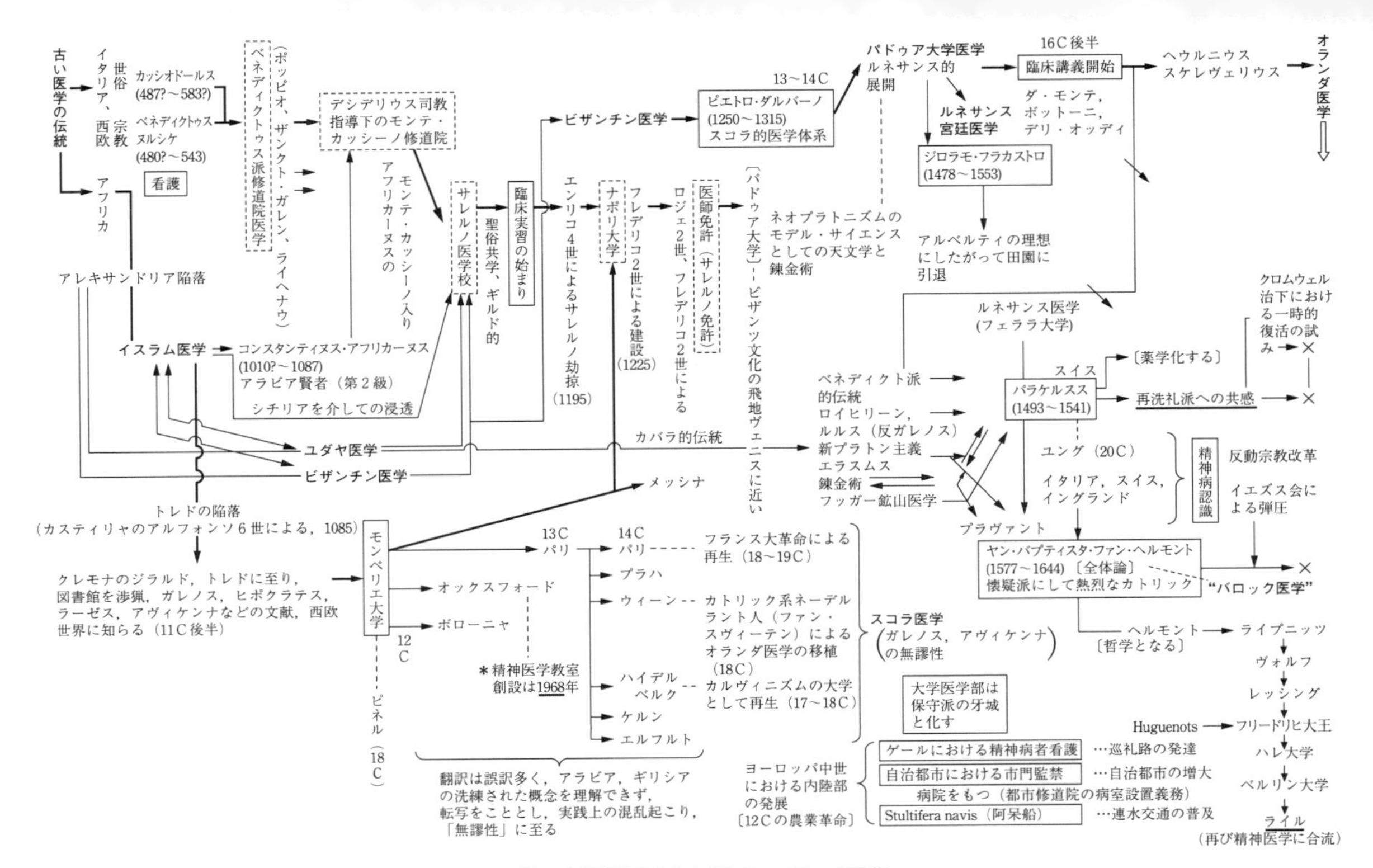

図6　中世医学よりルネサンス・バロック医学へ

結局どういうことが起こったか？　ルネサンスを担った人々のある者は、有名な「アルベルティの園」にみられるように、知的な隠者となった[6]。ある者は世界都市への逆行を願望して、ここにいくつかのユートピア類型が成立する（ちなみに、ジャン・セルヴィエ[7]のいうごとく、ユートピアは古代から近代に至るまで一貫して非常に類型的なものであり、未来を望むものでなく、むしろ古代世界都市への復帰幻想である）。第三のグループは、おそらく自己の現実的問題解決の失敗を他に転嫁した。精神科医ならば容易に理解できるように、ネオプラトニズムに親和性のある性格類型の一部[8]はパラノイア的な性格と重なり合っており、そして彼らほど他に責任を転嫁、投影することの巧みなものはない。一四九〇年、二人のドミニコ会の僧侶が有名な『魔女への鉄槌』を執筆して以来、魔女の集会（サバット）すなわちそこで行なわれる儀礼、女性とサタンの関わり方などが細部に至るまで（いわゆる魔女のサバットに参加したものが魔女と見なされ、サバットへの参加の告白が焚刑に処する必要十分の理由とされた）、まったく類型的なものとされ、ほとんど変更をみなかった。このことはユートピアと同じ事情であって、共通の心理的基盤によるものと考えてよいであろう。実際にサバットが行なわれていた証拠は稀薄である[9]。少なくともそれは狩る立場のものが考えたよりもはるかに少なかったろう[10]。しかし、今日信頼できる記録からサバットをみれば、それは、分裂病でもヒステリーでもなく、むしろキリスト教以前の宗教の残渣である。第四のグループはバロック的となり、幻想の中で無限に向かって飛翔しようとしたが、たちまち自己崩壊をきたす。ルドルフ二世のまわりには特にこのような人たちが集まったが、その長期的結果はボヘミア王国自体の滅亡であり、その人たちは文字どおり亡国の民ボヘミアンとしてヨーロッパの記憶に長く残るにすぎなくなった。

しかも一般にルネサンスの廷臣たちは貨幣経済の浸透下にも十分に給与を支払われておらず、しか

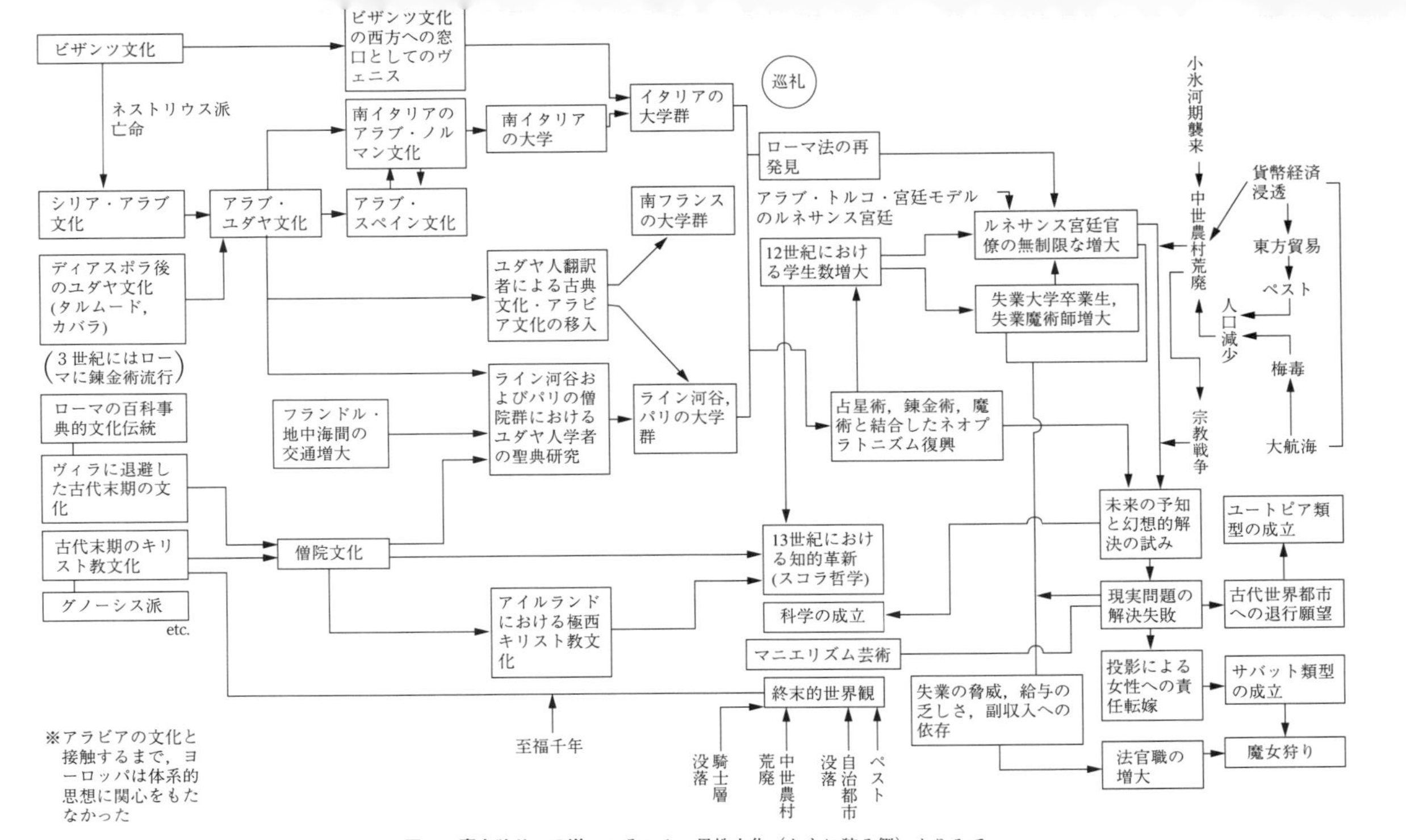

図7　魔女狩りへの道——その1．男性文化（おもに狩る側）よりみて

も失職の機会は大きかった。魔女狩り[11]は法官職の需要を増大させ、その地位を確実ならしめた。また魔女の財産は没収され、裁判官の所有となる。これが少なくとも中途からは魔女狩り裁判官の大きな魅力となった。実際、没収が禁止されたところでは、必ず魔女狩りの衰退がみられる。しかしそれだけではない。民衆が魔女狩りを歓呼して迎えた例がしばしばあり、またこのような支持がなければ魔女狩りはありえなかったであろう。ではなぜ民衆は魔女狩りを支持したのであろうか？　それは魔女がどういう罪を着せられたかによって推測するのが最も妥当である。魔女の着せられた罪は、何よりもまず収穫が予定どおり行なわれなかったとか、牝牛が乳を出さなくなったとか、大半が生産力の減退に関するものであったことを強調したい。騎士層の没落、自治都市の没落、農村の荒廃、ペスト、寒冷化――これらを背景とする生産力の減退こそ、まさに中世末期の民衆がそれに悩みつつその原因を知りえなかったところのものである。ここにルネサンス宮廷官僚と民衆との無意識的な共謀が成り立った。この民衆は一五世紀を頂点とする農民戦争の挫折を経験している農民、自治権を次第に剝奪され、インフレーションと破産の危機に脅かされている商人など、要するに自己の生存の危機を脅かされ、しかも自力更生の方途を見いだせないでいる民衆であった。むろん農村の荒廃といっても、それは九―一〇世紀に戻るような荒廃ではない。しかし相対的な荒廃といえども、広範囲の貨幣経済に組み込まれ、商品生産に適合するような農業に向けて変化しつつある農村住民の意識にとっては、終末的世界観を喚起するのに十分であろう。このような民衆はまだ十分に啓蒙されていないうちにはやくも挫折を経験し、もはや〝素朴〟な中世農民ではなく、容易に「接触恐怖」[12]を失った群衆と化しうる。魔女はしばしば祝祭的な雰囲気の中で焚かれた。さらにグーテンベルクによる印刷術の発明と識字率の増大とが、魔女狩りの普及に拍車をかけた。不十分で曖昧な情報が恐慌をよぶことは周知のとおりである。

ルネサンス官僚の無力感や民衆の不安は、支配者の無力感と不安に相呼応する。最も意識的に最も無際限に魔女狩りの実行を行なってやまなかった支配者が、最もその存在の基盤の脆弱であった支配者であることは容易に指摘しうるところであろう。たとえば、ラインラントにおいて、借財に悩み、しかも隣接プロテスタント地域より有形無形の脅威と圧力を被っていたカトリック聖職位をもつ小君主たち、ロレーヌの小君主[13]、そして、最も遅れて魔女狩りに参加し最も熱烈な唱道者であったイギリス王ジェイムズ一世。

ジェイムズ一世は自ら魔女狩りのテキストを編み、最も強力に魔女狩りを追求した君主である[14]。彼はエリザベス一世の跡を継ぐべく、スコットランドから迎えられたその甥である。当時スコットランドではすでに、ジョン・ノックスによるカルヴィニスト的長老教会が国教の地位を占めていた。王もまたカルヴィニストであったが、イングランド王となるにおよんでイングランドの国教であるアングリカニズムに改宗する。王の宗教政策は、しかし、イギリス国教徒を満足させず、出身地のスコットランド・カルヴィニストを憤激させた。王は両者からまったく浮きあがった存在となり果てた。この存在の基盤の脆弱性と王の狂熱的な魔女狩りには深い関連があろう。清教徒革命によって断頭台上にのぼるチャールズ一世は彼の子なのである。チャールズ一世はまず二度にわたるスコットランド遠征に破れ、次いで議会と対立し、議会軍と戦って大敗するのは周知のごとくである。

魔女狩りを許容した第三のものは、ルネサンス宮廷層から一応離れたものであった。それは知識人の沈黙、あるいは加担であり、積極的支持すらあった。その根拠として、彼らが伝統的な文化から抜け切っていなかったというような説明はあまり有効なものではない。むしろここでヨーロッパの中世において次のような、魔女狩りに先駆し、それと連続的な現象があることを指摘する必要があるだろう。

すなわち、一二世紀からのおよそ四世紀間、ヨーロッパがヨーロッパを成立させたその文化的恩人たちを次々に消滅させていったという事実である。第一にユダヤ人である。ローマ世界の末期から一〇世紀にかけて、回教文化をヨーロッパにもたらしたものはユダヤ人である。当時のヨーロッパの知的レベルからみて、アラビア語からラテン語への正確な翻訳はヨーロッパ人の能力を越えたものであった。ユダヤ人翻訳者の存在は不可欠なものであった[15]。そしてユダヤ人たちは翻訳だけではなく、すぐれた知的教師でもあった。おそらくその時代において文盲率が最も少なく（幼児期からタルムードによる）きわめて洗練された言語的・学問的訓練を行なっていた民族は、ユダヤ人のみであったろう。このユダヤ人がまさにその使命を果たし終えたときに、のちにいうポグロム、つまりユダヤ人虐殺が全ヨーロッパ的に開始されるのである。

次はアラビア人である。アラビア人の文化はしばしば単なる翻訳者あるいは伝達者の評価しか受けていない。しかしそれは事実に反する。アリストテレス哲学、あるいはガレノスの医学[16]が、アヴィケンナやアヴェロエスによって継承、発展されたというだけではない。H・シッパーゲスの証明するごとく、ヨーロッパ中世の医学テキストは挿絵に至るまで、アラビア医学書の剽窃に近いものである。一方、啓示の真理と現世の真理との対立と緊張の関係[17]は、アラビアの哲学者によってはじめて鋭く意識されたのであり、この問題設定は単にスコラ哲学に対するその影響だけでなく、まさにこれこそヨーロッパの近代化の一つの大きな思想的契機となっているのであるが、このアラビア人たちがその文化的役割を果たしたのちに十字軍と異端審問の対象となったのである。このような、いわば〝育ての親殺し〟の連続線上にあるものとして魔女狩りを理解することが可能である。

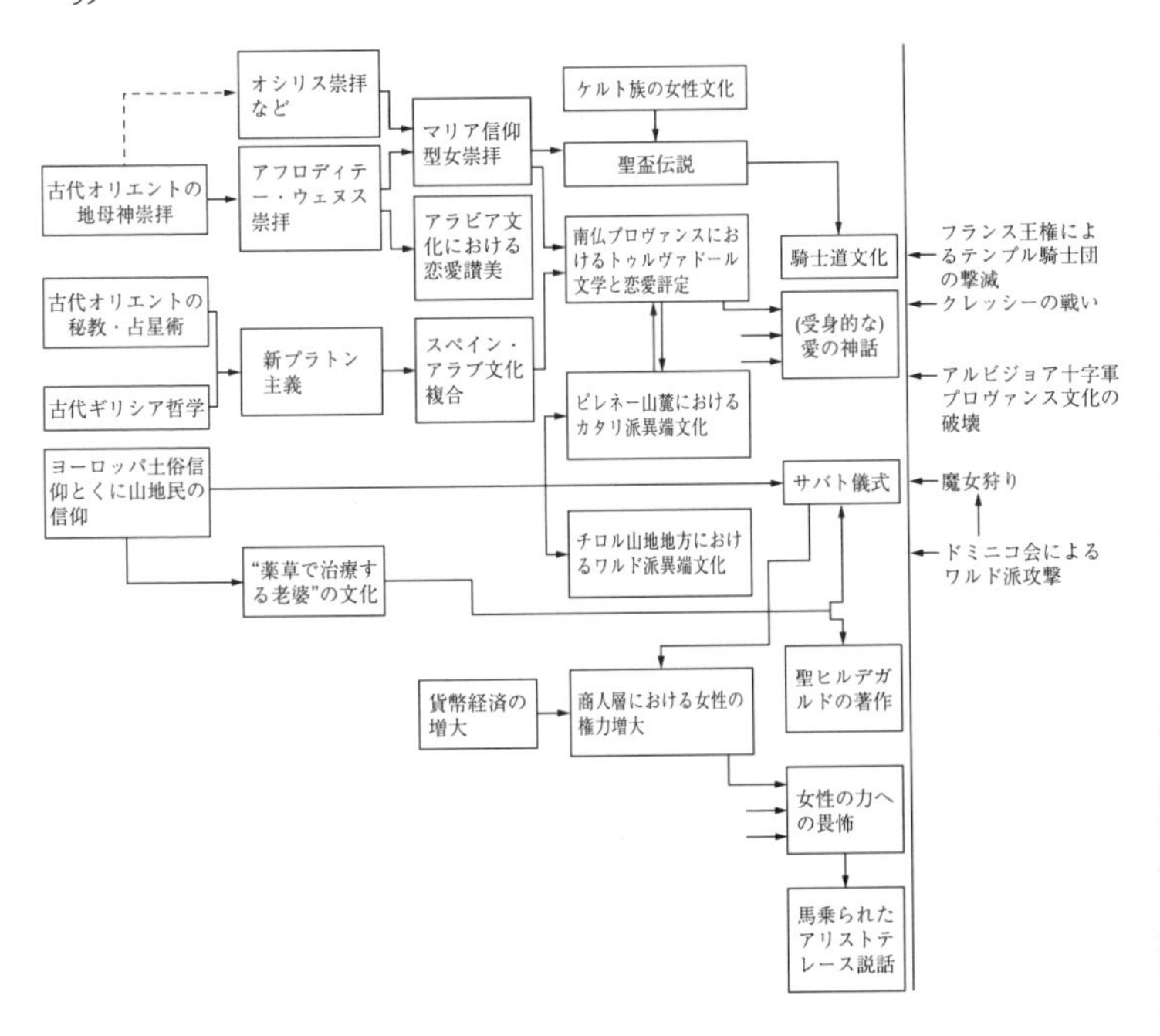

図 8　魔女狩りへの道——その２．女性文化（おもに狩られる側）よりみて

すなわち、中世における女性文化の存在である。この女性文化は非常に深い源泉をもつもので、遠く古代オリエントの地母神崇拝に始まり、エジプトにおけるオシリス崇拝、ギリシア・ローマにおけるアフロディテー・ウェヌス崇拝(18)を経て、一方ではマリア信仰、聖女崇拝となり、ケルト族の文化の中で聖盃伝説に受け継がれてゆく。一方では、古代東方の女性崇拝はアラビア文化における恋愛の讃美となって開花するのであって、ルージュモン(19)の主張によれば、ヨーロッパにおける「愛」の概念は、主としてアラビア起源であることになる。また一方では、ヨーロッパにも土俗的な女性文

化があった。特にカトリック教会が農村地帯に適合してヨーロッパ世界のすみずみに広がったのに対し、山地民はカトリック思想になじまず、古い信仰を保持していた[20]。魔女狩りがピレネー山麓とチロル山地から始まったのは偶然ではない。特にピレネー山麓におけるキリスト教は、アラビアからの影響とピレネー山麓における土俗信仰とが融合して、カタリ派の異端文化として開花した。ひいては当時のフランスの先進地域である南フランス・ラングドック地域においてプロヴァンス文化となり、女性を讃美するトゥルヴァドール[21]の文学、そして貴婦人がカウンセラーとなるところの〃恋愛評定[22]〃が行なわれていた。さらにはヨーロッパの農村の村はずれには、いわゆる〃薬草で治療する老婆〃がいた。この薬草で治療する老婆の文化は、たとえば一一世紀における聖ヒルデガルト[23][24]――このライン河谷の女修道院長は、本格的なネオプラトニズムに先立つこと二世紀にして、すでにそのような統合的な神秘的体系をつくっている――の植物学的な著作として結晶しているのである。卑近な例では、ジギタリスはこの薬草をもって治療する老婆の文化から直接でてきた。

また貨幣経済の農村への侵入とともに、荘園の農奴から脱出して自由民へと転出していく過程で、家計を維持し、それを貨幣経済に適合させていく主婦の力は大きく、幾人かの女性は商人の妻としての能力を越えて、経済的助言者としての地位を獲得しつつあった[25]。女性の力はヨーロッパのこの時代において、次第に畏怖の対象となっていった。アリストテレース哲学が全盛であった一三世紀に、いわばその対をなすものとして、アリストテレースが美女に恋をして美女のいうがままに馬になるという〃アリストテレース馬乗られ伝説[26]〃が民衆の中に流布し、詩歌にうたわれたのは、今日なおいくつかの教会にその彫刻が残っているとおりである。知識人が中世女性文化に同情しなかったのも無理はないかもしれない。とにかく「新思想」の知識人は「治療する老婆の文化」を「過去を代表する、薄汚なく、いかがわしいもの」とみていたことは確かである。こうして中世における女性文化が否定の対象となりはじめたのが中世後期である。たとえば、騎士道文化に対する攻撃はフランス王権によるテンプル騎士団の撃滅となって現われ、女性がその重要な役割を演じていたプロヴァンス文化はアルビジョワ十字軍によって徹底的に破壊され、再び復興することはなかった。南フランスにおけるアルビジョワ十字軍に対応するものがドミニコ会によるチロルのワルド派攻撃である。「魔女への鉄槌」はまさにワルド派攻撃の手段としてものされた。

以上のように魔女狩りには実に種々の要因があるけれども、基本的に生産力の減退に関わるもの、それと関連してその地の政治家官僚の責任転嫁であったことを支持する証拠は、第一に魔女狩りがつねにその地域の問題であったことである。この時代に周知のごとくドイツは宗教戦争の戦乱の巷となったが、侵入してきた外国軍隊、たとえばスウェーデン軍はドイツでは決して魔女狩りは行なわず、むしろこれを禁止し、そのためドイツ民衆は、しばしば外国軍を歓迎しその庇護を求めている。しかもスウェーデン人たちも自国では魔女狩りを行なっているのだ。魔女狩りはたとえ宗教戦争によって激化された面があるとしても、それは二次的なものであった。この問題に関してだけはカトリックとプロテスタントがその立場を越えて互いに協力するという現象がみられるからである。互いに相手の文献や記述を引用しながらそれを魔女狩りの根拠としているのである。また教会人も世俗人もともに協力しあった[27]。つまり魔女狩りは非常に広範な〝合意〟、〝共同戦線〟によって行なわれたのである。そして組織的な警察などの治安維持機構のないところで新知識のローマ法的手続きで武装した大学卒の法官たちは、民衆の名ざすままに判決を下していった。すべての魔女を火刑にするという酷薄さには、ペストに対してとられたと同様に酷薄な手段、すなわち患者を放置し患者の入市や看護を死刑をもって禁ずるという方法が有効であったことが影響を与えているだろう。

　魔女狩りの個々の内容については多くの成書に譲ってここでは詳述しない。

　むろんすべての精神病者が魔女狩りの対象になったわけではなかった。彼らの多くは癩者に代わって施設に収容された。実際この時期には癩院が急速にその収容人数を減らすのである。そもそも癩は古代末期から東方、たとえばエルサレムへの巡礼を媒介にしてヨーロッパにはいってきたものと見なされている。しかし、一三世紀以後癩院による隔離が進み、そして最後にペストが体質的に弱い癩者を癩院の集団生活の中で侵すことによってほとんど彼らを絶滅させたらしい。いま論じている時期においては、しばしば広大な癩院が数人の収容者を残すだけになってしまい、これに代わって精神病者を収容するという運動が始まる[28]。したがって、初期の収容原理が癩において成功した、生涯にわたる隔離と此岸的なものへの断念であったとしても不思議ではないであろう。また、中世も後期になるにしたがって巡礼が次第に盛んとなるが、この巡礼路が開拓されるにしたがって、精神病者を巡礼させる場所もできる。また中世ヨーロッパの交通といえば多くは連水運搬であったが、自然の河川や運河を通じての舟運に携わる船員に託して精神病者を都市から都市へたらい回しにする、いわゆるNarrenschiff（ナレンシッフ）（stultifera navis（ストゥルティフェラ・ナーヴィス））、つまり〝阿呆船〟が現われる。ときにはベルギーのゲールのように精神病者を集団的に受け入れる、いわば巡礼逗留地となる場所もでてくる。しかしフーコーなどの言にもかかわらず、これらの現象を過大視することは問題である。現代の政治的騒乱、最近ではインドネシアの共産党狩りの際に、進んで「自分は共産党員である」と妄想的に確信して自白してくる現象が報告されているけれども、それと同じく、自分は魔女であると名乗りでる現象もしばしばみられたにちがいない。また彼らの告白によってサバットに参加したといわれた人たちはすべて魔女とされたのである。結局、精神病であるとないとにかかわらず、少なくとも一〇万人、多く見積もって一〇〇万人の人たちが魔女狩りのために火刑台にのぼったと推定されている。[29]

ゲーテの『ファウスト』が今日までヨーロッパの知識人に繰り返し読まれているのは、いわばこの書がゲーテ自身の精神の遍歴であると同時に、近代への転機におけるヨーロッパ知識人の集団的自叙伝とでもいうべき含みがあるからではなかろうか。[30]ゲーテが青年時代に錬金術やネオプラトニズム的な魔法にひかれていたことは知られている。また古典研究は彼の生涯の趣味であった。ファウストは一人の遍歴者である。[31]彼はスコラ哲学に倦み、ノストラダムスの予言にひかれる。そして悪魔と契約して、二つの「ワルプルギスの夜」に代表される、土俗的なサバットの世界とネオプラトニズム的な世界とをさまよう。あるいは神聖ローマ皇帝などのルネサンス宮廷にも出入りする。しかし彼は求めるものをどこでも得ない。老婆から媚薬をもらうグレーチヒェンは当時の概念では魔女であり、名目は殺人の罪にせよ多くの魔女と運命を共有して死刑となる。ファウストは逃走する。またファウストがネオプラトニズム的なものの代表であるヘレナと交わって生まれた子どもは夭折した。魔法でつくった人間「ホムンクルス」は、ルネサンス知識人の夢想と同じくガラスのケースの外では生存しえない人工的産物であった。ファウストが最後に自己を肯定するのは堤防をつくり、水路を開いて干拓を行なっている人々の群れのところで、それに協力することによってである。そのときはじめてファウストは、「時間よ止まれ。おまえはいかにも美しい」ということができた。このころ干拓をしていたところ、現実原則と勤勉の倫理に従って土地を耕していたところは、一二世紀に始まる海進と戦って耕地を広げつづけていた低地諸国、つまりオランダである。そして『ファウスト』の最後は、グレーチヒェンが彼を悪魔の手から救い、天上に誘っていくというシーンで終わる。

おそらく近代のヨーロッパはその誕生の時期にあたって、その試練に対し未来の予知による知的、全体的解決という統合主義 syntagmatism による幻想的応答を行なったのであり、これを取り消して現実原則にのっとった勤勉の倫理による応答に変化するためには、自らに代わって無垢なる少女が贖罪の山羊として燃やされねばならなかったのであろう。事実ヨーロッパの指導的知識人の中には、今なお「無垢なる少女の神話」ともいうべきものが残っている。特にドイツではそのような観念の伝統がある。ヨーロッパの青年たちはしばしばこの神話のために成熟した成年に達することができなかったり、通過儀礼のように少女を踏み台にして成年に達し、罪責感をもつ（森鷗外の『舞姫』）。これは魔女狩りの残映ではなかろうか。

しばしば、わが国ではなぜ魔女狩りがなかったのかという問題が提出されるが、その一部はおそらく、ネオプラトニズム的な幻想的問題解決の中心でありえたかもしれない比叡山を織田信長がことごとく焼き払い、僧侶たちを皆殺しにすることから始まって、石山本願寺攻撃、キリシタン弾圧を経て一七世紀中葉の檀家制度確立（一切の宗教布教の禁止を含む）あるいは医療からの神官、僧侶の追放という徹底的な世俗化のせいであろう。日本の中世を通じて、天台宗の総本山である比叡山は、つねに貧しい知的青年に対する強い吸引力をもちつづけており、そこでは五山文学に代表されるきわめて洗練された知的遊戯と並んで、天台本覚論のごとき広大な観念論的な宇宙体系がたえず再生産されていた。実際、日蓮に至るまで日本的仏教の開拓者は比叡山に学んだ人たちであり、日蓮ですら自らを天台宗の真の改革者と規定していた節がある。ところが一六世紀の後半から一七世紀にかけて、わが国においてはこのような源泉がまったく根こそぎにされてしまう。その代償として、徳川期以後のわが国は体系的な思考、思想の欠如、あるいは宗教的感覚の不足などに悩むことになる。[32] また、ティコ・ブラーエからケプラーを経てガリレオに至る系譜をみれば、占星術者の膨大な観測結果がいわば乱丁をとじ直すようにして科学体系に再編成されていく過程をみることができるのであるが、わが国においては、科学的体系はついに自生せず、また体系的思想のすべてが改めて輸入されなければならなかった。ただ現実原則にのっとった勤勉の倫理だけは、ヨーロッパよりもたやすく、ネオプラトニズムと魔女狩りという陣痛期を経ずに、三都（京・大阪・江戸）においては一七世紀中葉、関東平野においては一九世紀の初頭に至る時代に、比較的抵抗なく確立されることができたのであるという考察も可能であろう。ヨーロッパや日本でみられた方向転換と逆に宗教政治の方向に徹底改革したのが、チベットのツォン・カパによる黄帽派改革であろう（天台宗はチベット仏教と同じくタントリズムの系譜を汲む）。ヨーロッパ、日本、チベットを分けたものは何であろうか。

7　魔女狩りの終息と近代医学の成立――オランダという現象

さてここで著者は、近代における精神医学の誕生を、いかにして魔女狩りが終息していったかをみることから始めたいと思う。むろん魔女狩りの時代に、これに対する反対も、さまざまの人間、さまざまの国から生まれている。彼らのあるものは魔術師であったし、あるものは啓蒙思想家であったし、あるものはジェズイット、あるものはプロテスタントであった。しかしながらジルボーグ[1]のいう第一次精神医学革命を構成するこれらの人々のいわば〝荒野に叺ゆる声〟が、直接魔女狩りの終息をもたらしたのではないことはいっておかなければならない。むろんネオプラトニズムの哲学はその力を次第に失ってゆく。総合と直観と照応とを手掛りとする世界構成は、より行動的な分析、観察、記述、

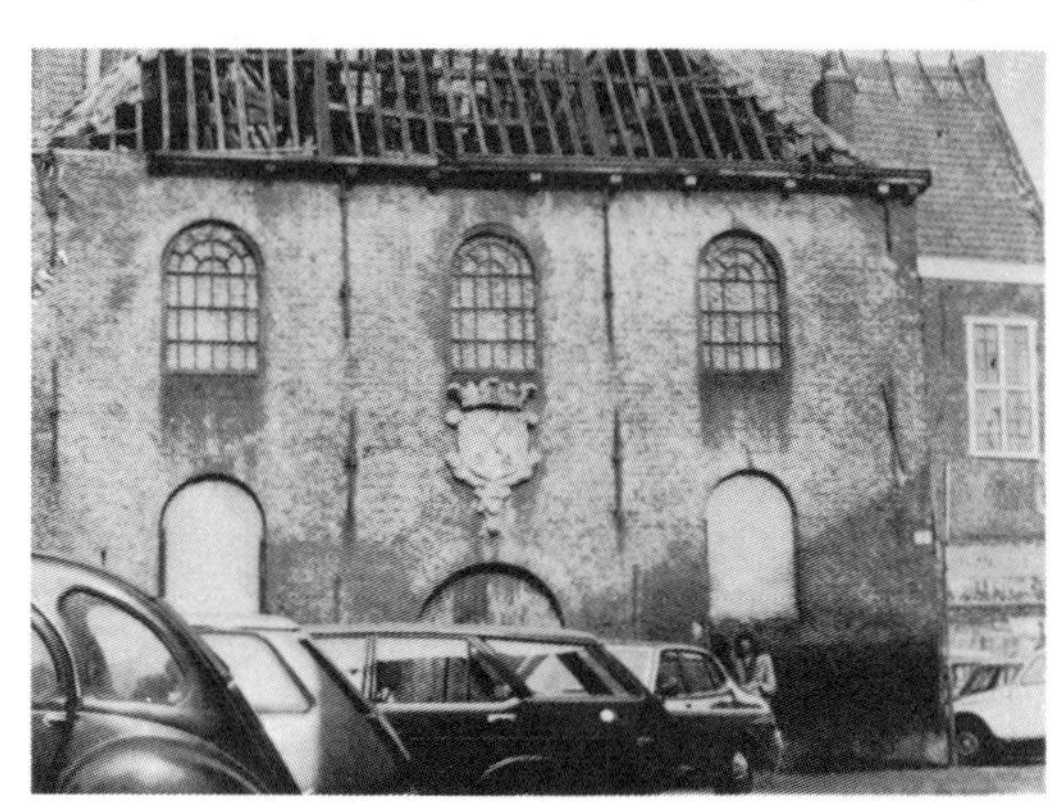

図 9　ブールハーフェの建設した世界最初の大学付属病院
（オランダ・レイデン市に廃屋として現存）――著者と同行した南山大学助教授山中康裕氏撮影，1977年10月 4 日．

ときには皮肉や嘲笑の世界観に転化する。これらは普遍的なものは目ざしても、非体系的なものにとどまるのであって、われわれはその中にシェイクスピア、モンテーニュ、レオナルド、セルバンテス、あるいはエラスムスらの優れたルネサンス知識人を数えることができる[2]。多くの魔女狩り反対者は彼らの系譜につながるものである。

　しかし、著者は魔女狩りの終焉を考察するうえで、非常に顕著な一つの現象に注目したいと思う。それは、オランダにおいて、他の地域よりも一世紀以上早く魔女狩りがおおむね終息したという事実である。それだけではない。オランダは魔女狩りが最も早く終わった地域であると同時に、臨床医学すなわち大学において患者を診察するという試みが最初に本格的になされた国である。これはフランスに先立つことおよそ二世紀近いできごとである。そして最後に精神病者を――その他の浮浪者や売笑婦、犯罪者とともにではあるけれども――オランダにおいて盛んである毛織物工業での集団労働によって治療しようとする、今日の作業療法をはじめて行なった国でもある[3]。〝オランダという現象〟はわれわれの考察におそらく最も重要な鍵を与えるものであろう。そもそも低地諸国は、中世を通じての先進地域であり、干拓による北部の農業、イギリスの羊毛を使っての南部の毛織物工業は着実に発展し、特にノルマンの劫掠が終息したのちは、最も密集した自治都市群の所在地であった。低地諸国においては、中世紀すでにどこよりも早く、商品経済に適合した集約的な労働が営まれ、そこに勤勉と工夫に基づく近代的な職業倫理が最も受容されやすい素地があった。

ライン・マース両河河口は北方交易の集積地であると同時に連水運搬による南方よりの通商路の終着点であった。さらにハプスブルク王家との関係によってスペインの支配下にあり、スペイン文化の影響下にあった。しかも中世紀においてすでにスペインの異端審問から逃れるユダヤ人の避難地であった。これらの点は、低地諸国を商品のみならず情報の集積地としたのであり、手工業の伝統と結びついて印刷出版業[4]が繁栄した。いわゆる北方ルネサンス文化はこれらの基盤の上に開花したものであって、諸地域のルネサンス文化の中で最も秘教的な要素の少ないものと見なされる。

その上に立って、低地諸国は最も完全に、ルネサンス型の君主制、すなわちブルグンド王国の宮廷から自らを解放することに成功し、続くスペインからの独立戦争によって北部諸邦は独立を達成した。この独立戦争がそのままオランダの市民革命であるのか、あるいは中世的な自治都市連合への復帰であるのかについては、オランダ史の専攻者のあいだにも論が分かれるところであるが、イギリスの歴史家H・R・トレヴァー＝ローパー[5]のいうように、一般にルネサンス宮廷よりの解放がさしあたり中世都市の政策である重商主義への復帰を目ざす経済政策を伴うものであったとすれば、二つの論は必ずしもまったく相反する立場ではないとみることができよう。

実際にはこのようなルネサンス宮廷の廃棄は、オランダに限らず一六五〇年を中心としてヨーロッパの主要な国家にみられるといわれる。たとえばフランスではフロンドの乱であり、スペインでは一

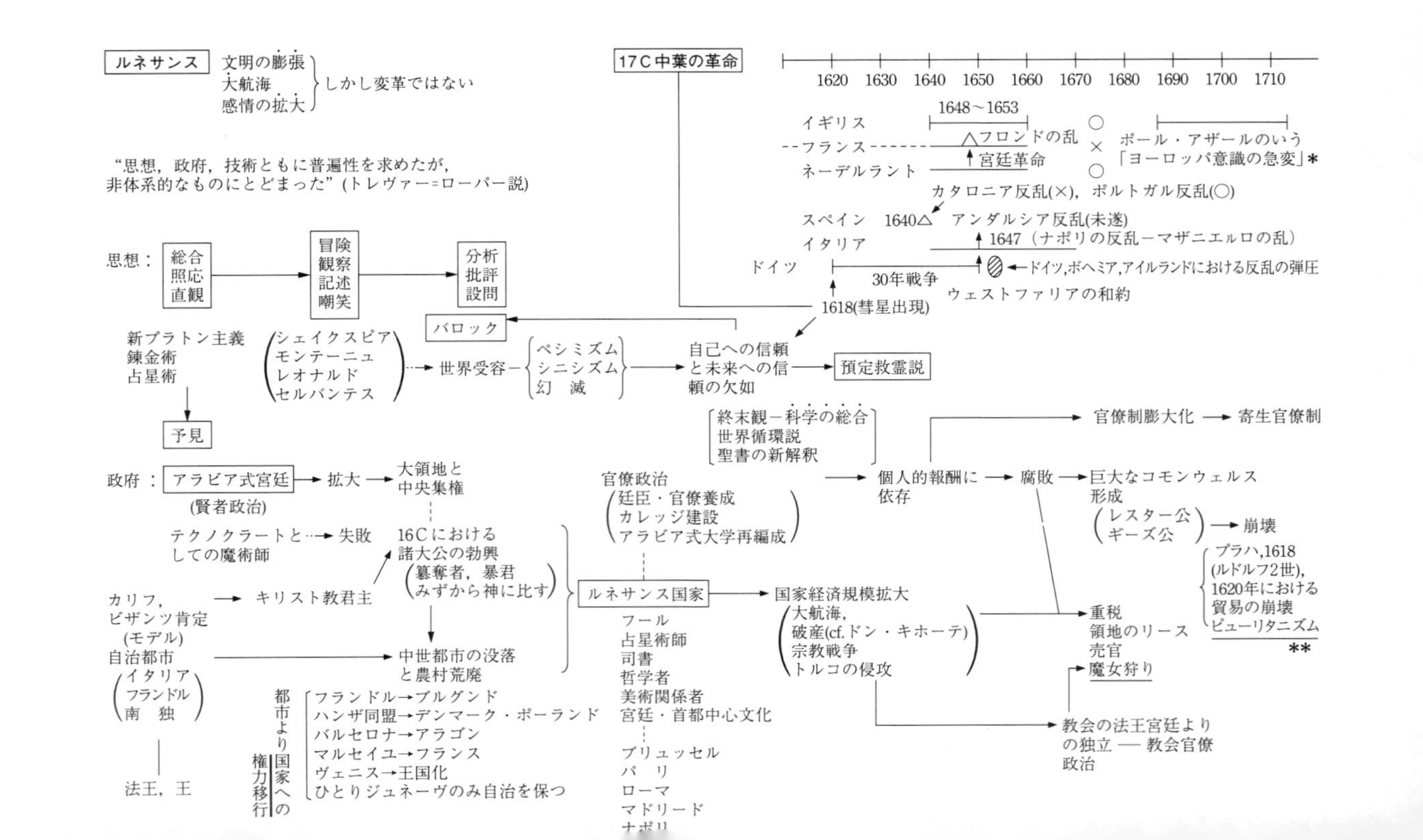

ルネサンス
文明の膨張
大航海
感情の拡大
しかし変革ではない
“思想，政府，技術ともに普遍性を求めたが，
非体系的なものにとどまった”(トレヴァー=ローパー説)
思想：
総合
照応
直観
冒険
観察
記述
嘲笑
分析
批評
設問
バロック
新プラトン主義
錬金術
占星術
予見
シェイクスピア
モンテーニュ
レオナルド
セルバンテス
世界受容
ペシミズム
シニシズム
幻　滅
自己への信頼
と未来への信
頼の欠如
預定救霊説
17C中葉の革命
1620
1630
1640
1650
1660
1670
1680
1690
1700
1710
1648～1653
イギリス
フランス
ネーデルラント
フロンドの乱
宮廷革命
ポール・アザールのいう
「ヨーロッパ意識の急変」*
カタロニア反乱(×)，ポルトガル反乱(○)
スペイン
1640△
アンダルシア反乱(未遂)
イタリア
1647（ナポリの反乱－マザニエルロの乱）
ドイツ
30年戦争
ドイツ,ボヘミア,アイルランドにおける反乱の弾圧
ウェストファリアの和約
1618(彗星出現)
終末観－科学の総合
世界循環説
聖書の新解釈
官僚制膨大化
寄生官僚制
政府：
アラビア式宮廷
(賢者政治)
拡大
大領地と
中央集権
テクノクラートと
しての魔術師
失敗
16Cにおける
諸大公の勃興
(簒奪者，暴君
みずから神に比す)
官僚政治
(廷臣・官僚養成
カレッジ建設
アラビア式大学再編成)
個人的報酬に
依存
腐敗
巨大なコモンウェルス
形成
(レスター公
ギーズ公)
崩壊
プラハ,1618
(ルドルフ2世),
1620年における
貿易の崩壊
ピューリタニズム
**
カリフ，
ビザンツ肯定
(モデル)
キリスト教君主
ルネサンス国家
国家経済規模拡大
(大航海，
破産(cf.ドン・キホーテ)
宗教戦争
トルコの侵攻)
重税
領地のリース
売官
魔女狩り
自治都市
(イタリア
フランドル
南　独)
中世都市の没落
と農村荒廃
フール
占星術師
司書
哲学者
美術関係者
宮廷・首都中心文化
ブリュッセル
パ　リ
ローマ
マドリード
ナポリ
教会の法王宮廷より
の独立 ― 教会官僚
政治
法王，王
都市より国家への権力移行
フランドル→ブルグンド
ハンザ同盟→デンマーク・ポーランド
バルセロナ→アラゴン
マルセイユ→フランス
ヴェニス→王国化
ひとりジュネーヴのみ自治を保つ

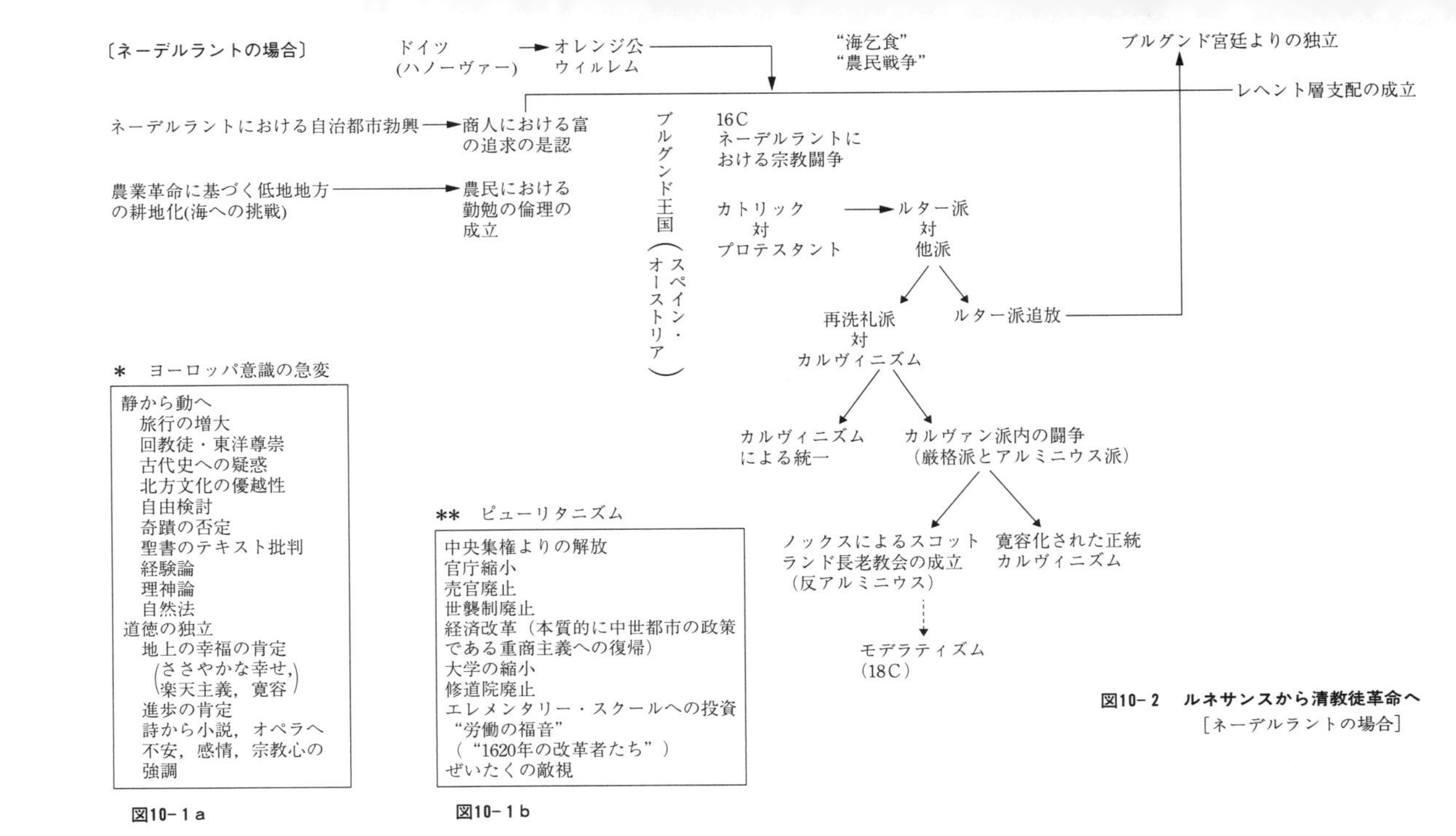

図10－1 a

図10－1 b

図10－2　ルネサンスから清教徒革命へ
［ネーデルラントの場合］

六四〇年のカタロニアの反乱、あるいはポルトガルの反乱、アンダルシアの反乱、イタリアでは一六四七年のナポリの反乱、いわゆるマザニエルロの反乱である。しかしながら最も成功したのはオランダ、次いでイギリスである。イギリスの一六四〇年から一六六〇年にわたる清教徒革命が最もよく知られているが、それに先んじてオランダにおいては、カルヴァン派の信仰がスペインからの独立の原動力となったのであり、一七世紀においてオランダはまさに「インターナショナル・カルヴィニズム」[6]の根拠地の観を呈するのである。むろん一七世紀におけるオランダは単純にカルヴァン派の支配下にあったのではない。カルヴァン派はたえずエラスムスを祖先とするいわゆる寛容派、自由派、アルミニウス派、つまりルネサンス思想で水割りしたカルヴィニズムと拮抗関係にあり、カルヴァン派は市民、中農に支持され、アルミニウス派はレヘント Regent 層に代表される都市貴族に流布していた。思想史上近代思想の担い手としては、エラスムス的あるいはアルミニウス的寛容派[7]（彼らはカトリックとの対立からあえてカルヴィニズムを選んだのであったが）を重視する立場と、カルヴィニズムを重視する立場と[8]がある。確かにアルミニウス派の思想はグロティウスをはじめとする偉大な思想家たちを生み、また多くの魔女狩り反対者たちはこの立場に立つ。これに反してカルヴィニストたちは、確かにサタンの存在を深く信じる人たちであるけれども、彼らの預定救霊説によれば、サタンとの闘争は現世における勤労によってなされるべきものであり、また神があらかじめ定め給うたことに関してサタンは無力である（ヨハネス・ワイヤー（ヴィールス）はカルヴィニストであった）[9]。

確かにカルヴァンは人文主義者セルヴェトゥスを火刑に処した。オランダのカルヴィニストたちはグロティウスを投獄した。しかし、アルミニウス派のイタリア版というべきソッツィーニ派はスイスにいるかぎり安全であったのであり、グロティウス迫害はまったく政治的抗争の平面における問題である。カルヴァン自身がジュネーヴに布いた神政政治は、フィレンツェにおけるサヴォナローラのそれよりもはるかに現実的に機能し永続的であった。修道僧出身のルターに対してカルヴァンが人文主義者出身であることも注意さるべきであろう。一七、八世紀を通じてオランダとスイスという二つのカルヴィニスト国家ほど自由思想家が安全な地域はほかに存在しなかったのである。カルヴィニズムと自由思想は現実に共存しえたのであり、この両者が相まって、まずオランダにおいて思想的寛容、世俗化、契約に基づく人間関係、現世内禁欲、勤勉と工夫による問題解決、すなわち――全体的総合より導出される解決ではなくて――現実世界の中を行動し、実例を枚挙し、困難を現実の水準での勤労と工夫とによって克服しようとする、統合主義 syntagmatism から範例主義 paradigmatism へというべき大きな思想的転換がなされたということができる。

オランダは、続く一世紀のあいだに近代を急速に駆けぬけたとみることができる。[10] たとえば、近代的な植物園の成立はオランダに始まる[11]（植物学は精神医学の成立に関係の深い学問である）。スペイン人やポルトガル人は新大陸から金銀をもってきたが、オランダ人たちはそれよりも新大陸の植物に何か有用なものはないかと探し求めた。なるほどオランダの産業革命は遅れ、オランダがその独立性を失ったのちにイギリスをモデルとして起こるのであるが、ヨーロッパにおいて産業革命に先立って植物学的な生産革命が存在したとみることもできるのである。近代植物学の祖であるリンネがオランダに学んでいるということは注目されてよい（彼は精神病の分類も行なっており、リンネの二項命名法はクレペリーンの dementia praecox（「早発性痴呆」――分裂病のこと）にまで名残りをとどめている）。

オランダは技術輸出による後進国援助を行なった最初の国でもある。すなわちイングランド東部の

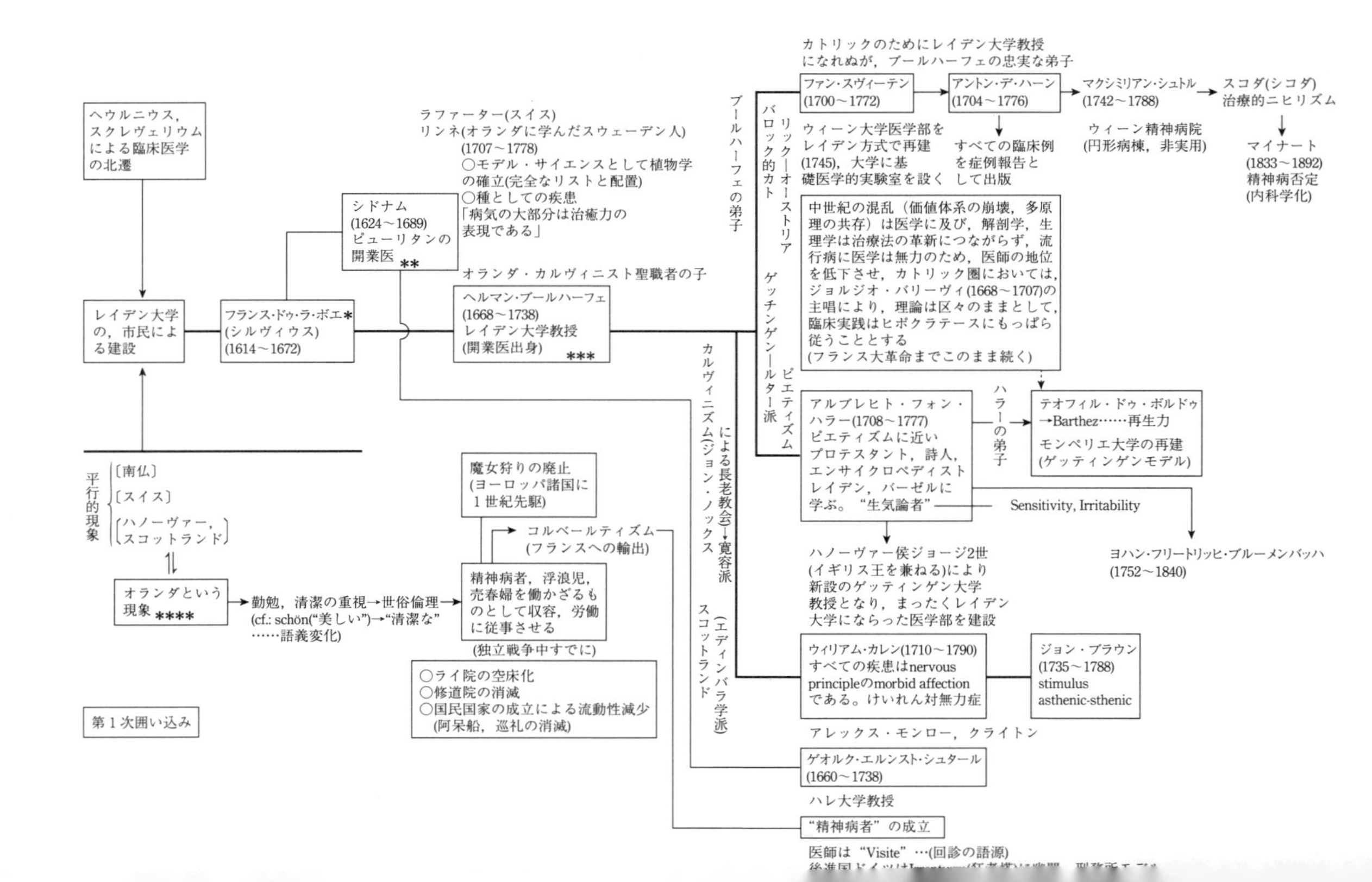

ヘウルニウス,
スクレヴェリウム
による臨床医学
の北遷
レイデン大学
の，市民によ
る建設
フランス・ドゥ・ラ・ボエ*
(シルヴィウス)
(1614～1672)
シドナム
(1624～1689)
ピューリタンの
開業医 **
ラファーター(スイス)
リンネ(オランダに学んだスウェーデン人)
(1707～1778)
○モデル・サイエンスとして植物学
の確立(完全なリストと配置)
○種としての疾患
「病気の大部分は治癒力の
表現である」
オランダ・カルヴィニスト聖職者の子
ヘルマン・ブールハーフェ
(1668～1738)
レイデン大学教授
(開業医出身) ***
ブールハーフェの弟子
バロック的カトリック―オーストリア
ゲッチンゲン―ルター派
ピエティズム
カルヴィニズム(ジョン・ノックスによる長老教会)→寛容派
スコットランド(エディンバラ学派)
カトリックのためにレイデン大学教授
になれぬが，ブールハーフェの忠実な弟子
ファン・スヴィーテン
(1700～1772)
ウィーン大学医学部を
レイデン方式で再建
(1745)，大学に基
礎医学的実験室を設く
アントン・デ・ハーン
(1704～1776)
すべての臨床例
を症例報告と
して出版
マクシミリアン・シュトル
(1742～1788)
ウィーン精神病院
(円形病棟，非実用)
スコダ(シコダ)
治療的ニヒリズム
マイナート
(1833～1892)
精神病否定
(内科学化)
中世紀の混乱（価値体系の崩壊，多原
理の共存）は医学に及び，解剖学，生
理学は治療法の革新につながらず，流
行病に医学は無力のため，医師の地位
を低下させ，カトリック圏においては，
ジョルジオ・バリーヴィ(1668～1707)の
主唱により，理論は区々のままとして，
臨床実践はヒポクラテースにもっぱら
従うこととする
(フランス大革命までこのまま続く)
アルブレヒト・フォン・
ハラー(1708～1777)
ピエティズムに近い
プロテスタント，詩人，
エンサイクロペディスト
レイデン，バーゼルに
学ぶ。"生気論者"
ハラーの弟子
テオフィル・ドゥ・ボルドゥ
→Barthez……再生力
モンペリエ大学の再建
(ゲッティンゲンモデル)
Sensitivity, Irritability
ヨハン・フリートリッヒ・ブルーメンバッハ
(1752～1840)
ハノーヴァー侯ジョージ2世
(イギリス王を兼ねる)により
新設のゲッティンゲン大学
教授となり，まったくレイデン
大学にならった医学部を建設
ウィリアム・カレン(1710～1790)
すべての疾患はnervous
principleのmorbid affection
である。けいれん対無力症
ジョン・ブラウン
(1735～1788)
stimulus
asthenic-sthenic
アレックス・モンロー，クライトン
ゲオルク・エルンスト・シュタール
(1660～1738)
ハレ大学教授
"精神病者"の成立
医師は"Visite"…(回診の語源)
平行的現象
〔南仏〕
〔スイス〕
〔ハノーヴァー，
スコットランド〕
⇅
オランダという
現象 ****
勤勉，清潔の重視→世俗倫理→
(cf.: schön("美しい")→"清潔な"
……語義変化)
魔女狩りの廃止
(ヨーロッパ諸国に
1世紀先駆)
→コルベールティズム
(フランスへの輸出)
精神病者，浮浪児，
売春婦を働かざるも
のとして収容，労働
に従事させる
(独立戦争中すでに)
○ライ院の空床化
○修道院の消滅
○国民国家の成立による流動性減少
(阿呆船，巡礼の消滅)
第1次囲い込み

* ドゥ・ラ・ボエ

ドイツ生れのフランス人ユグノー教徒，合理主義者，バーゼル大学，パリ大学に学ぶ
- ○開業医よりレイデン大学教授へ
- ○植物学，解剖学より始める
- ○プロテスタント貧民の無料診療
- ○パドゥア・システムによる臨床講義
- ○単純な体系，緊急の問題より講義
- ○酸・アルカリ平衡説（ホメオスタシスの先駆）。原因治療と対症療法を区別

** シドナム

元議会軍兵士。王政復古後，モンペリエに学び，医師となる。症例報告（一切枚挙的）を始める。病歴記載を始める。疾患単位を主唱

*** ブールハーフェ

- ○症例報告（傑作といわれる）
- ○大学病院の嚆矢
- ○全欧のドクターの半数を臨床教育(H.ジゲリストによる)
  …1クラス120人
- ○勤勉の権化→富裕となる
- ○明断・簡明・実用的著作(定式化)
  （当時の一般的風潮と対照的。トルコ語・日本語にまで訳される—国際的医学書の始まり）

**** オランダという現象

- ○技術革新（織機　フレイト船　干拓技術）　デンマーク，スウェーデン　北ドイツ，イングランド東部，ロシア
  ↑
- ○技術輸出(干拓，造船)
- ○金融市場(free money, free trade)，仲介貿易
- ○植民会社の設立(独立の年より)
- ○植物園(薬学 — 商品化された農業生産)
- ○“インターナショナル・カルヴィニズムの中心地”(イデオロギー輸出と亡命者受け入れ)
- ○自由検討派の避難所(Locke!)
- ○市民の大学
- ○出版の自由
- ○知的移民(流入者)による大学教育
  (20Cのアメリカ参照)
- ○福祉国家の試み
  （重税による養老院，孤児院の設立 — 男女別）
- ○極端なリアリズム絵画
- ○議会闘争と暗殺の両現象

図11 “オランダという現象”概観（続き）

アングリア地方、デンマークのユトラント地方、スウェーデン南部、ロシアなどはオランダ技術者による干拓によってはじめて農地化した。さらにオランダは高所得に対する重税を基として、一種の福祉国家の萌芽的形態を建設しようとさえしたのであり、救貧施設や養老院の公費による運営など教会によらない福祉施設の建設はオランダに始まる。[12]

また、オランダは一七世紀から一八世紀、特にフランスに対しては一八世紀の後半に至るまでつねに政治的避難所であったと述べた。この時期大部分の自由思想の出版はオランダで行なわれ、自由思想家たちはオランダで発言していた。デカルト、スピノザ、ベイルはもとより、名誉革命の原動力であったロック、フランス革命を準備したヴォルテールをはじめとして、一七世紀から一八世紀にかけての主要な知識人は、その人生の重要な時期をオランダで過ごしている。メイフラワー号が清教徒を乗せて船出したのもオランダからであった。ビベス、ベッカー、ワイヤー（ヴィールス）、アグリッパなどおもな魔女狩り反対者たちは、オランダの空気を一度は吸っている。ビベスがスペイン人であるために、その主要な活動が低地地域の影響の及ぶ範囲で行なわれたことを見落としてはならない。

私見によれば、市民社会の成立と近代精神医学のそれとのあいだにはきわめて密接な関連がある。第一に市民階級が経済的主導権を握るのと並行して魔女狩りは終息に向かい、市民革命までにはいかなる地域においても決定的に廃絶される。もはや燃やさるべき悪魔憑きはいない。船に乗せて流し去るべき〝阿呆〟もいない。あるのは道徳的に堕落した怠け者だけである。カルヴィニズム的に表現すれば、彼らが堕落しないためには、強制的にせよ労働させねばならない。

ただ、産業革命とフランス大革命を境として、それ以前においては、——人間を集団で扱うモデルは修道院のような多様な人間集団社会であったためであろうか——精神病者は犯罪者や売笑婦、身体障害者などとともに〝施設〟(Institution, Anstalt)に収容されているが、産業革命による大工場制度および大刑務所の出現、フランス大革命期を契機とする国民皆兵による常備軍、義務教育などの出現によって、人間集団を統制するモデルは刑務所や兵営に変換され、精神病院も、精神病者のみを収容し、男女を区別し、しばしば制服を着用させ、すべてを同一形式の部屋とし、同一症状の病者を同室に集めることとなる。管理上の能率を理由に数千人を収容する大精神病院が出現する。

第二に、主要な諸国において、市民革命以前においては、大学における医学教育とはルネサンス的解剖学、思弁的な錬金術的生理学、およびヒポクラテース・ガレノス・アラビア医学を講壇より教授することであり、決して学生がメスを執って屍体を解剖したり、教授とともに病人を診察することはなかった。これに反して、市民革命とともに医学教育は何よりもまず臨床教育となる。大学に病棟を設け、病者を迎え、診療にあたったのは、独立戦争における功績に対して設立が決定され、ファン・デ・ボエ(シルヴィウス)、ブールハーフェ[13]、ファン・スヴィーテンの指導下にあった、オランダのレイデン大学においてである。それまでの症状メモに代わって、陰性所見も含め精確で網羅的な病歴をとるという近代臨床医学の大前提である行為は、清教徒革命における議会軍の兵士であったシドナムに始まる。エディンバラ大学がオランダ留学帰国者によって近代臨床医学化され、一七―一八世紀のスコットランド学派を生むのは、イギリス名誉革命後のスコットランドにおける寛容化されたカルヴィニズムすなわち長老教会におけるモデラティズム下においてである。旧制度下に、ヒポクラテース全集に対する訓詁の学となり果て、贈賄によって短期の卒業が可能であったフランスの大学医学部が、極度の臨床重視に転換したのは、フランス大革命を契機としてであり、これに続いて大量の患者――従来の十人台から数百人台ときに千人台におよぶ――を対象とし、個別的な精密な臨床観察、病理解剖所見との対応、統計的方法による総合、百科事典的記載と一切枚挙的な疾病体系の建設、などを特徴とするフランス臨床精神医学の伝統が急速に確立される。その原動力となったパリの医師たちの中にピネルもいる。一八四八年の三月革命を契機に、ドイツにおいても思弁的なロマン派的・観念論的医学は科学的・病因論的臨床医学に転化するが、その際には、国会議員として終始ビスマルクに反対しつづけたヴィルヒョウとともに、グリージンガーの存在が無視できない位置を占めているのである。医学史家M・シュレンク[14]のいうように、ドイツのピネルはグリージンガーであって、巷間唱えられるようにヨハン＝クリスティアーン・ライルではない。

そもそもシドナム、ピネル、グリージンガーはいずれもその国の市民革命にかなり関わった人たちである。しかも穏健派に属し、革命の高揚期に過激派的行動に加わらず政治的実践から立ち去り、革命の退潮と王政復古あるいは専制政治の再来の時期に臨床医学の革新に取り組んでいる点が共通している。

これら市民革命を契機とする臨床医学の成立と同時に、精神疾患は内科疾患をモデルとする意味においての疾患として記述され、認識される。実際、シドナム、カレン、ピネル、グリージンガーは内科医であると同時に精神科医であった。より正確には、彼らは意識においては内科医であり、内科医として精神疾患を扱ったのである。彼らが精神疾患の〝説明〟に、今日からみれば思弁的とみられるような当時通用の諸原理を援用しているとしても、彼らは内科疾患に対しても同じことをしたのであり、彼らの治療法が時に瀉血や水浴、あるいはさらに激越な方法であったとしても、彼らは内科疾患の患者にも同様または類似の方法を用いていた。

彼らが医師として直面していた疾病の構成が今日とはきわめて異なっていたことは忘れてはならな

い。近代市民社会は、その海外貿易、植民地獲得のいわば反対給付として、たえず外来の伝染性疾患の襲来を受けていた。一九世紀においてはアジア由来のコレラの流行が繰り返しみられた。梅毒は持続的脅威であり、一九世紀末においても精神病院収容者のおそらく三割は進行性麻痺によるものであった。産業革命に伴う結核の淫侵はいうまでもない。グリージンガーが精神医学の建設者であるとともに伝染病研究に従事したのも、三月革命後の一種の亡命であろうが、この文脈において理解される。

第三に近代市民社会における精神医学、精神医療の推進にあずかった人たちの思想的・宗教的背景に注目すべき点がある。三代にわたって精神医療の改革に当たったテューク家の人々は特に敬虔なクエーカー教徒であった。そのほかにも非国教徒たとえばユニテリアンや、カルヴィニストの国であるスコットランドのエディンバラ大学に学んだ人の影響力が大きい。

オランダに発する一連の影響が及んだ国々、特にイギリス、アメリカにおいては、これ以後、精神病者をいかに扱うかが一貫して主潮をなしている。理論としては折衷主義をいとわない。テュークやコノリーに代表されるような精神病院の改革運動は、繰り返し繰り返し発生している。ただ精神病院の改革運動がその改革者の寿命より長らえたことはむしろ少なく、勤勉の倫理からみて精神病者がつねに道徳的に低い存在として治療、福祉があと回しにされる傾向は最近まで続いた。一七世紀のウェブスターの戯曲にもでてくるように、ロンドン市民は日曜日になると精神病院ベドラムの見学にでかけるのが楽しみの一つであり、入園料が病院の収入の少なからざる一部を占めていたのであって、これは動物園にはるかに先んじたできごとである。

さてフランスにおいては事態はいくぶん異なる。おそらくフランスの近代化を推進するはずであった実践倫理の持主はユグノー教徒であったろう。しかし聖バルテルミーの虐殺に始まる一連の政治的

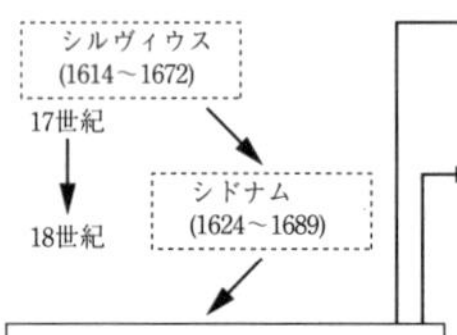

ヘルマン・ブールハーフェ
(1668～1738)

著作少し。『医療施設論』(1708),『疾病の認識と治療のための箴言集』(1709)
植物，化学論文
症例報告 ── 傑作
明晰，簡明，醒めている
↓
当時の一般的風潮と対照的。
トルコ語にまで訳される。
発見者ではない。臨床講義者，治療者，田舎牧師の子（カルヴィニスト！），レイデン大学神学部に学び，数学，化学，植物学，医学に興味を覚え，医学に移る。
ハルデルウェイク大学で学位をとり，レイデンで開業，数学を学ぶ。
1709年レイデン大学植物学教授となる。植物園管理に専念。7時から学生に植物を示す。植物園は隆盛に赴く。完全なリストと，それに対応する配置。名札をつける。
1714年内科教授となる。12床の病院だが，当時のヨーロッパのドクターの半数は，ここで訓練を受けた。
一日に120人(ハラーの日記)診察，半数は外国人，非常に金持となる。

↓

G. V.スヴィーテン(1700～1772)

マリア・テレサ(1740年帝位につく)の妹の看病のためにスヴィーテンをウィーンに呼ぶ。

1745年着任。ブールハーフェの忠実な弟子であったがカトリックのためレイデン大学教授になれなかった。

ブールハーフェの死後開業しつつウィーンの王室図書館の講堂で講義。

1749年大学改革案提出。中央集権システム，植物園と化学実験室。

ハーンがウィーン大学に12床の病室をつくる(1754)
狂熱的熱心家 ── すべての臨床例を出版した

アルブレヒト・フォン・ハラー
(1708～1777)

ピエティズム（敬虔主義）に近いプロテスタント，アルプスの美をうたった詩人でもある（詩人医師というドイツの伝統を生む)。

ベルン生まれ。早熟，早く父を失う。エンサイクロペディスト。

神学を勧められるが医学を選び，15歳でテュービンゲン大学に学ぶ。

2年後(1725)，レイデンに移る。

1727年学位をとる。ロンドン，パリに学ぶ。ウィンズローを知る。

バーゼル大学に移る。ここで植物学を学ぶ(高山植物)。スイスのフローラについての大著を計画。

1728年アルプス旅行。

1729年ベルンに戻る。孤独。アルプス旅行。ブールハーフェの著書にコメントをつける。

1736年新設のゲッティンゲン大学に招かれる(28歳)。選んだ人は，イギリス王にしてハノーヴァー選帝侯ジョージ2世の大臣ミュンヒハウゼンである。レイデン大学に倣う。文庫，解剖室，植物園，臨床。

1753年引退。ベルンに移る（ホームシック)。

機械論反対者。感受性を重視。生気論→モンペリエ大学に受け継がれる。


テオフィル・ドゥ・ボルドゥ(1752年)。腺は単なるフィルターではない。

ボルドゥの弟子バルテスは感覚，能動運動のほかに，固定状況力という要因を証明，これは身体とその部分に，その形，位置，大きさを保たせる力である＝再生力。

ゲッティンゲンのヨハン・フリートリッヒ・ブルーメンバッハ(1752～1840)は，これに意欲形成を第4の原理として加えた(発生の時のデザインのこと)。


ウィリアム・カレン(1710～1790)

すべての器官は神経エネルギーによって支配され、けいれんになるか無力症になるかは、それによる。すべての疾患は神経要素の病いである。

↓

スコットランド学派

ジョン・ブラウン(1735～1788)

牧師，教師，泥酔者。カレンの家の家庭教師。しかし神経エネルギーの過不足でなく，刺激を重視。
易刺激性は単に結果であるとする。
弱すぎてもだめ。生活はある程度の刺激を必要とする。
プラスの病い：強力性条件による病い→瀉血
マイナスの病い：弱力性条件による病い→刺激剤
局所→汎化する
全体→局所化する } のが治療原理
生理学の独立。しかし反応は問題にせず。

↓

クリストフ・ガータナー

ブラウン主義をイギリスで学び，フランスの雑誌に(1790年 ── 大革命下)ブラウンの名を出さずに出版。

↓

メルヒオール・アダム・ヴァイカルト

カタリーナ女帝の元侍医。ドイツに帰還後，ブラウンの著作を1795年，大革命反動期に翻訳。

↓

ドイツロマン派医学の祖となる。

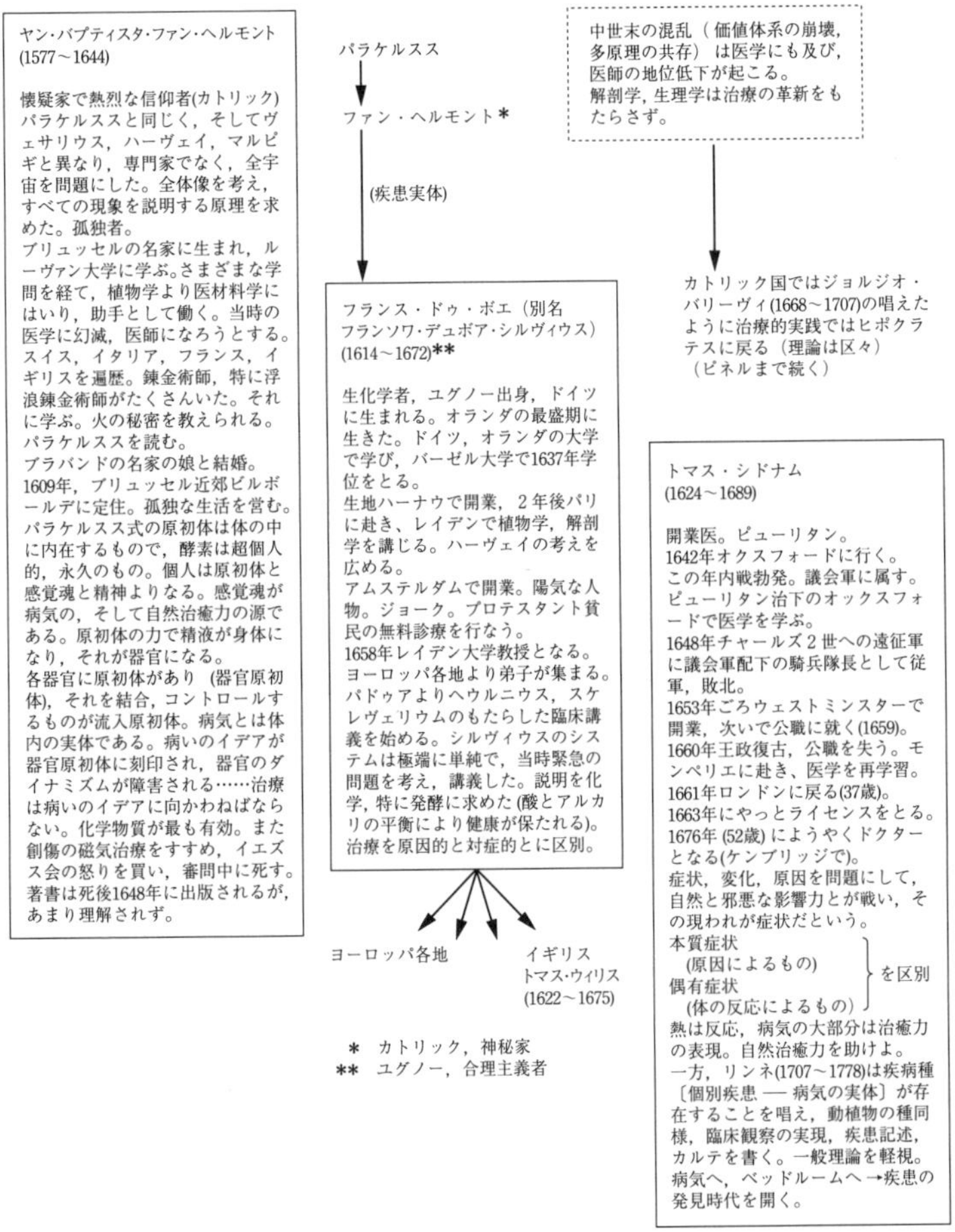

ヤン・バプティスタ・ファン・ヘルモント
(1577～1644)

懐疑家で熱烈な信仰者(カトリック)

パラケルススと同じく，そしてヴェサリウス，ハーヴェイ，マルピギと異なり，専門家でなく，全宇宙を問題にした。全体像を考え，すべての現象を説明する原理を求めた。孤独者。

ブリュッセルの名家に生まれ，ルーヴァン大学に学ぶ。さまざまな学問を経て，植物学より医材料学にはいり，助手として働く。当時の医学に幻滅，医師になろうとする。スイス，イタリア，フランス，イギリスを遍歴。錬金術師，特に浮浪錬金術師がたくさんいた。それに学ぶ。火の秘密を教えられる。パラケルススを読む。

ブラバンドの名家の娘と結婚。

1609年，ブリュッセル近郊ビルボールデに定住。孤独な生活を営む。

パラケルスス式の原初体は体の中に内在するもので，酵素は超個人的，永久のもの。個人は原初体と感覚魂と精神よりなる。感覚魂が病気の，そして自然治癒力の源である。原初体の力で精液が身体になり，それが器官になる。

各器官に原初体があり (器官原初体)，それを結合，コントロールするものが流入原初体。病気とは体内の実体である。病いのイデアが器官原初体に刻印され，器官のダイナミズムが障害される……治療は病いのイデアに向かわねばならない。化学物質が最も有効。また創傷の磁気治療をすすめ，イエズス会の怒りを買い，審問中に死す。著書は死後1648年に出版されるが，あまり理解されず。

パラケルスス
↓
ファン・ヘルモント＊
↓ (疾患実体)

フランス・ドゥ・ボエ（別名フランソワ・デュボア・シルヴィウス）
(1614～1672)＊＊

生化学者，ユグノー出身，ドイツに生まれる。オランダの最盛期に生きた。ドイツ，オランダの大学で学び，バーゼル大学で1637年学位をとる。

生地ハーナウで開業，２年後パリに赴き、レイデンで植物学，解剖学を講じる。ハーヴェイの考えを広める。

アムステルダムで開業。陽気な人物。ジョーク。プロテスタント貧民の無料診療を行なう。

1658年レイデン大学教授となる。

ヨーロッパ各地より弟子が集まる。パドゥアよりヘウルニウス，スケレヴェリウムのもたらした臨床講義を始める。シルヴィウスのシステムは極端に単純で，当時緊急の問題を考え，講義した。説明を化学，特に発酵に求めた (酸とアルカリの平衡により健康が保たれる)。治療を原因的と対症的とに区別。

→ ヨーロッパ各地
→ イギリス
トマス・ウィリス
(1622～1675)

＊　カトリック，神秘家
＊＊　ユグノー，合理主義者

中世末の混乱（価値体系の崩壊，多原理の共存）は医学にも及び，医師の地位低下が起こる。
解剖学，生理学は治療の革新をもたらさず。
↓
カトリック国ではジョルジオ・バリーヴィ(1668～1707)の唱えたように治療的実践ではヒポクラテスに戻る（理論は区々）
（ピネルまで続く）

トマス・シドナム
(1624～1689)

開業医。ピューリタン。

1642年オクスフォードに行く。

この年内戦勃発。議会軍に属す。

ピューリタン治下のオックスフォードで医学を学ぶ。

1648年チャールズ２世への遠征軍に議会軍配下の騎兵隊長として従軍，敗北。

1653年ごろウェストミンスターで開業，次いで公職に就く(1659)。

1660年王政復古，公職を失う。モンペリエに赴き、医学を再学習。

1661年ロンドンに戻る(37歳)。

1663年にやっとライセンスをとる。

1676年 (52歳) にようやくドクターとなる(ケンブリッジで)。

症状，変化，原因を問題にして，自然と邪悪な影響力とが戦い，その現われが症状だという。

本質症状（原因によるもの）

偶有症状（体の反応によるもの）

　}を区別
熱は反応，病気の大部分は治癒力の表現。自然治癒力を助けよ。

一方，リンネ(1707～1778)は疾病種〔個別疾患 ── 病気の実体〕が存在することを唱え，動植物の種同様，臨床観察の実現，疾患記述，カルテを書く。一般理論を軽視。

病気へ，ベッドルームへ→疾患の発見時代を開く。

図12　17～18世紀医学の代表者たちとその思想の要約

騒乱、特にナントの勅令の廃止によって、彼らはフランスから決定的に追放され、オランダ、イギリス、ドイツに亡命する運命となった。このことによって、イギリスにおける中央集権からの解放、官庁の縮小、売官の廃止、世襲職の廃止とまさに対照的に、中央集権的絶対君主ルイ一四世は、フランスにおいてつねに職務に忠実な官僚の不足に悩むこととなった。フランスの旧体制（アンシャン・レジーム）は、売官、汚職、ふくれあがる官僚、重税に悩んだ。[15] ただイギリス海峡のかなたよりの影響はつねに存したのであって、コルベールティズムつまり重商主義に始まり、ヴォルテールによるイギリスモデルの導入、続くイギリス趣味の氾濫となって現われた。フランスにおいてもコルベールの時代に、いわゆるアンスティテュシオン（施設――精神病院に浮浪者を混ぜて収容している）における労働が制度化され収益をあげるようになった。一八世紀においてはフランスにおける世俗化運動の現われである啓蒙主義が博愛概念を広め、多くの支配層、市民階級が相争って病院に博愛活動を行なうのがみられた。[16] フランス革命に先立って、病院建築の改造、特に優れた建設家による病院設計などが行なわれている。[17] ただオランダにおける臨床医学の成立、続いてイギリスの市民革命期においてシドナムらによってなされた臨床記録を正確にとって症例を正確に記載するという臨床医学の今日に至るパラダイムは、フランスの医科大学では、市民革命すなわちフランス革命まで採用されなかったのであった。そもそもカトリック世界は、混乱の一六世紀における医師の信用低下と医学の失墜に対してきわめてカトリック的な危機対応反応をした。とりあえずヒポクラテースを絶対に正しいものと見なすという決定がそれである。その結果一八世紀においてもフランスの医科大学はヒポクラテースときにはアヴェロエスによって講義されており、しばしば金銭によってごく短期間で卒業免状が授けられるなど、大学の腐敗は当時の人々の目にも余るものがあった。それゆえフランスでは大学に対抗して、アカデミー、サロン、協会などの知識人の多少とも自発的な集団が、思想の担い手、社会の批判的勢力として有効に機能するようになる。こうしてフランスにおいても、一八世紀には百科事典やビュッフォンの植物分類に代表されるような、世界内部の実例を枚挙し、これを体系づけるという知的な営みが思想の主流を占めるようになってきた。

8 ピネルという現象――一つの十字路

近代精神医学のはじまりを尋ねるうえで、その始祖であるピネルの生涯自身がきわめて示唆的である。ピネルはその弟子エスキロールとともに、いずれも南フランスの出身者である。当時南フランスの医学の中心であるフランス最古の医学校、モンペリエ医学校は、いわゆる生気論者の牙城であった。すなわち、ヒポクラテース医学が主流であったパリ大学に対して、新教圏ドイツのシュタールらの生理学や生化学を取り入れた考え方が、一つの別の中心をなしていたわけである。ただ彼らが直接そこから近代精神医学の建設に進んだというのは単純にすぎる。若き日の宗教あるいは哲学への関心ののちに、彼ら、特にピネルはパリにおいて三つの重要な体験をする。

一つは植物学との接触である。つまり若き日のピネルは、王立植物園において動植物分類の研究に従事している。今日とは異なって、植物分類学は天体力学と並ぶ当時の最も確実な先進科学であった。医学者にして植物学者であったリンネの方法に従って、自然界の個別を分類し、一つの体系にするという確実な方法が考えられており、それはさまざまの領域に適応されていた。

実際に医学、疾患をこの方法に基づいて分類しようとしたのは植物学者のカバニスであった。ピネルは植物分類学によってカバニスの後継者であるばかりでなく、彼の研究を通じてカバニスの属する一つの思想集団に接触することになったのである。その思想集団とは、エルヴェシウス未亡人の主催するサロン(1)に集まる一団の思想家であって、彼らはのちに〃イデオローグ〃と名づけられることになる。イデオロジーとはその命名者デステュット・ド・トラシーによれば、ジョン・ロック、コンディヤックの感覚論にしたがって思想をその要素である感覚に分解し、またかかる感覚から出発しその総合によって思想に達することができると主張するものである。イデオローグたちは、孤立的なフランスの知識人には珍しく、エルヴェシウス未亡人の住むパリ近郊オートゥーユの村に住み、婚姻関係によって濃密な小世界をつくっていた。彼らはフランス革命のジロンド党的な側面を代表するようになる。彼らは思想的立場からして教育制度の改革が社会の革命にとって最も重要な事柄であると信じ、革命の中で立法委員会のメンバーとして活躍した。近代フランス教育制度は彼らに負うところが多い。特にロベスピエールが打倒されたテルミドールの反動革命以後、彼らはフランスの政治改革の中核的存在として政治に参加する。ナポレオンが彼らに接近し、彼らもナポレオンの中に改革の最も強力な支持者を見いだしたと信じた。しかし権力者とイデオローグたちの蜜月時代は短かった。皇帝の地位についたナポレオン(2)は彼らをもはや必要としなかった。彼らは政治的な中枢の地位から次々に追放される。教育の世界に戻った彼らを待っていたのはもはや社会改革ではなく、実用になる学問を求め、階級上昇を目ざす脱政治化した学生たちだった。イデオローグの多くはテクノクラートに変身し、ナポレオン政治体制、それに続く王政復古の時代を通じて生きる。ピネルはイデオローグとの接触によって医学に進むことをすすめられた人であった。実際彼はイデオローグの一員であった、その代表的な一人ではないにしても。この見地からみるとき、ピネルの精神医学の半ば分類学的な、半ば啓蒙哲学的な性格、そしてかの有名な伝説的ともいえる〝精神病者の鉄鎖からの解放〟に代表されるような制度への関心、病院管理への興味、そして政治権力と結びついての改革という性格が非常に明らかになるであろう。

一方エスキロールにおいては、このような思想的遍歴は顕著ではない。エスキロールの場合、むしろ彼は父親が精神病院の経営者的立場の人であったので、そのような少年時代の見聞、青年時代の神父たらんとする意向を経てピネルの弟子になったわけである。エスキロールにおいてはさらに、ピネルのもっていたさまざまの要因がより整理されて現われることになったのである。

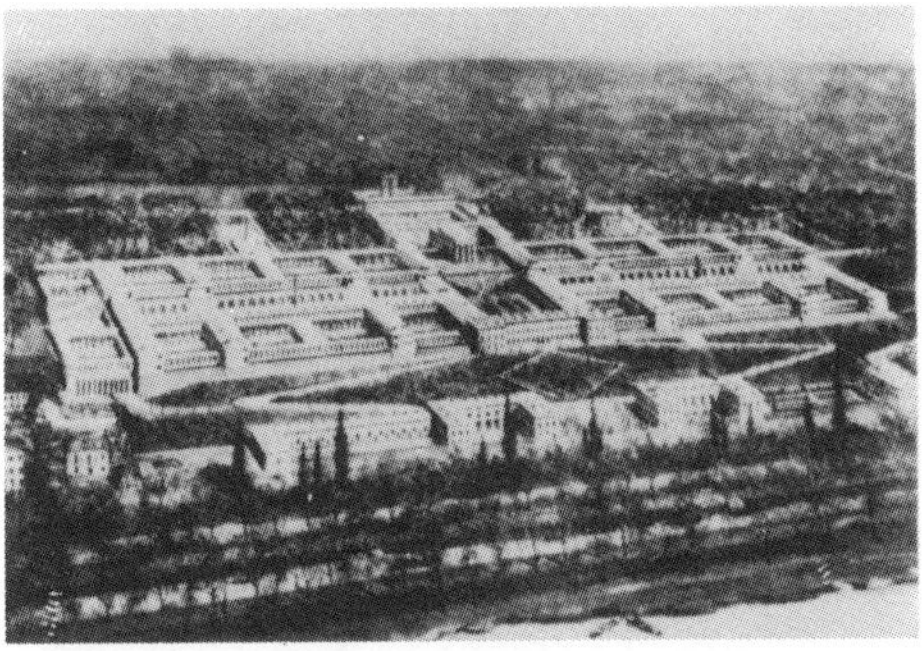

図13　エミール・ジャック・ジルベールの手になるシャラントン王立病院　同病院所蔵の油彩による
(Schrenk, M.: Über den Umgang mit Geisteskranken より転載).

きわめて後進的であったフランスの医学制度は大革命とともに、オランダ、イギリス、あるいはオランダ・イギリスときわめて親しい関係にあったハノーヴァー地方のゲッティンゲン大学のモデルに倣って、いみじくも市民の医療すなわちポリクリニークと名づけられた大学の臨床を開始する[3]。これと同時に、百科事典の精神を継承して、分類による疾病体系をつくりあげる。一八二五年を中心として出版された『医学・外科学アンシクロペディー』は、反動時代に持ち越されたフランス医学の近代化のうえで、この時

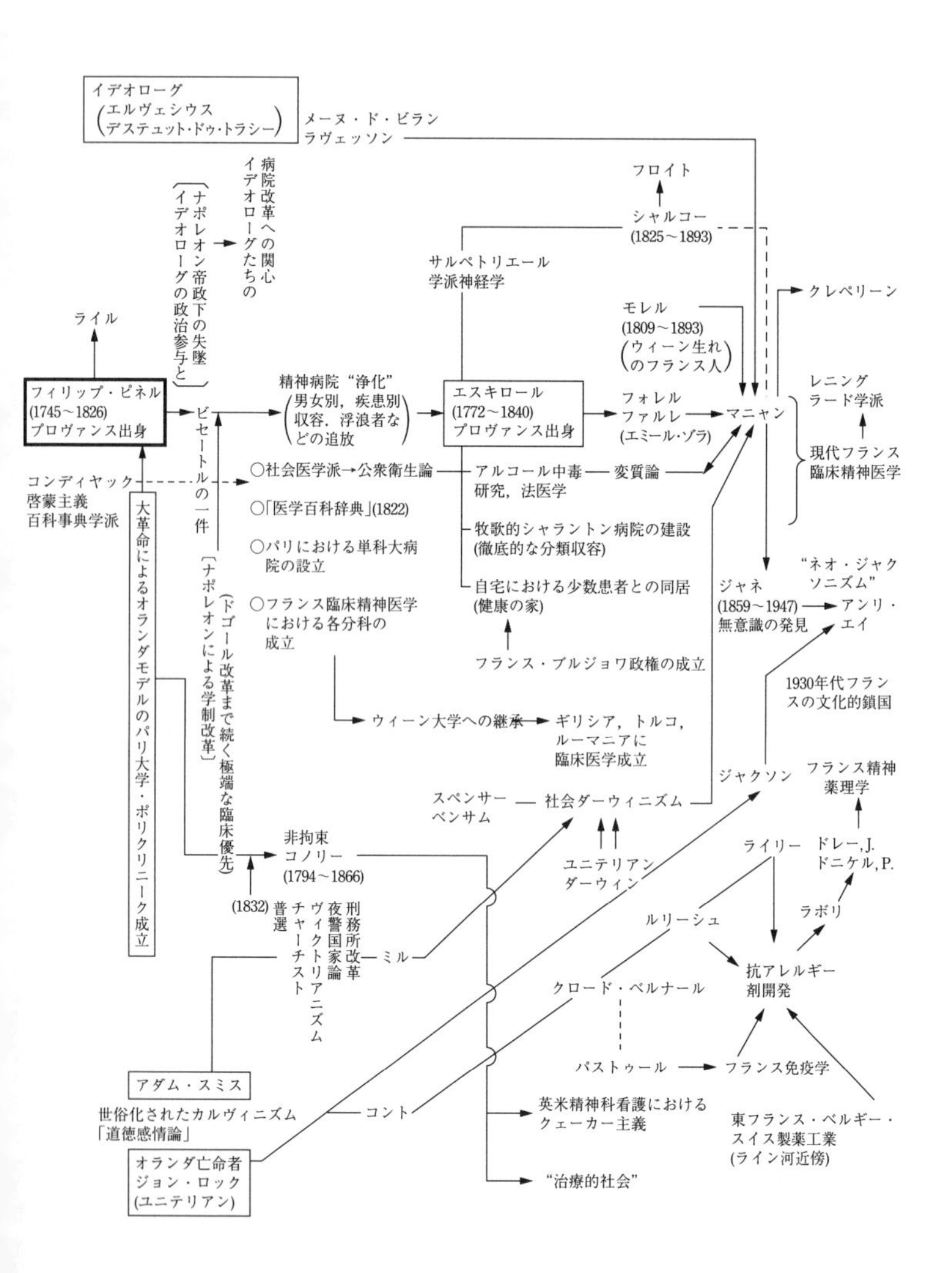

図14-2 "ピネルという現象"概観

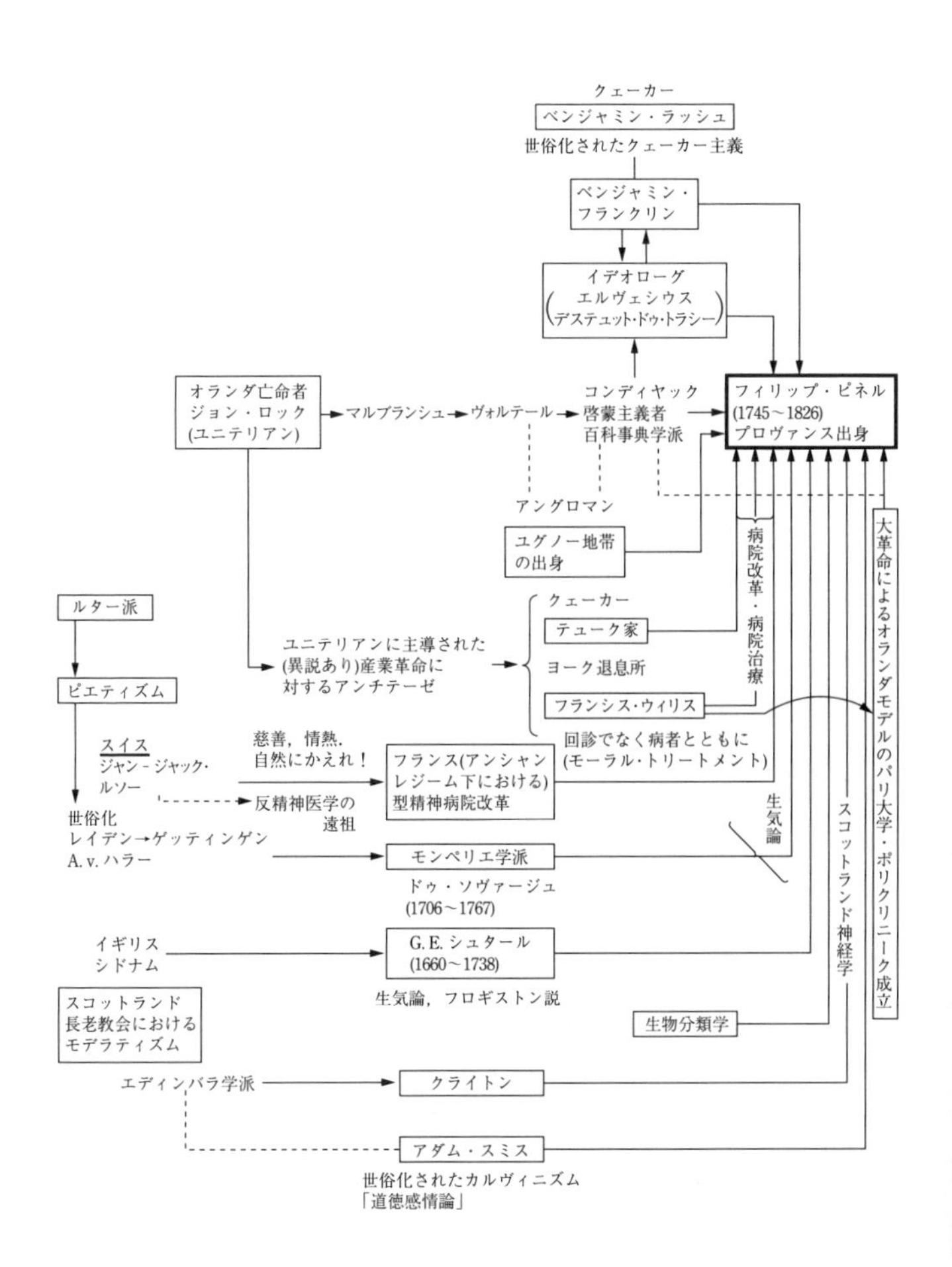

図14-1 “ピネルという現象”概観

期における一つの集大成ともみられるものであるが、ピネルはその内科学、精神医学両面にわたる有力なる指導者であったのである（王政時代においてもフランス医師は革新派が多数派だった）。実際においても、たとえばエスキロールの理念のもとにジルベールの設計したシャラントンの精神病院は、まったく同一のスタイルのコの字型になった建物の整然とした集まりであって、一つのセクションには同じ種類の精神病者が収容されて、さながら標本箱のごとき感があった。[4] このようなスタイルの病院はフランスにおいては現在までも伝統的に続いていて、一千床を越える神経病、皮膚病あるいは小児科の単科病院があり、学生、研究者はそこで事実上すべての種類の疾患に出会うことができる。たとえば一千床をもつサンタンヌ病院のように。

市民社会の成立と臨床医学とが期を一にして起こっていることは、オランダにおいてもイギリスにおいても、はるかに遅れたフランスにおいても同じであるけれども、時期的に遅れただけフランスでは非常に端的な現われ方をしているということができる。特にフランスにおいては、国民皆兵による常備軍制度が出発し、産業革命を契機として起こったイギリスの刑務所と並び、従来は修道院がそのモデルであった人間の集団的収容のシステムが、市民革命以後、兵営、刑務所、精神病院という相似た新しい形式となり、この形式が今日まで尾を引いている。ここで忘れてならないことは、市民社会における精神医療が数千人を収容する大精神病院に限られているとみるのは一面的であるということである。エスキロール自身、自宅に十数人の精神病者を受け入れ、彼らと食卓を共にしていた。一九世紀を通じて、上流階級、裕福な市民に対しては、「健康の家」（メゾン・ド・サンテ、サナトリウム）[5]という小規模の診療所が存在しており、モーパッサンやシュレーバー、ボードレールやプルーストが[6]治療を受けたのはこのタイプの診療所である。すなわち近世においてみられた「修道院か収容所か」

という階層による二分制は、市民社会においても「健康の家か精神病院か」という二つの分類となって現われ、精神病院への収容は、貧困階級、あるいは支配的階層から脱落または疎外されることがその階層にとって望ましいと思われる重症の病者に限られていた。

また治療法においても二元性がみられるのであって、精神病院においては、拘束あるいは衝撃的な治療法が主流を占めるのに対して、診療所においては、前世紀のいわば古い部分からもちこしたピュイゼギュールやメスメルの磁気術を含めた、より特権的かつ温和な治療法が行なわれた。神経症群と精神病群の二つの系譜は、いくぶんかはこの治療の場の二元性にも関わっている。少しのちの時代にはなるが、クレペリーンは短期間、富裕な階層のためのフレクシッヒの診療所に勤めたとはいえこれになじまず、一貫して精神病院を基礎としてその体系をつくっていった。逆にフロイトは小児病院における診察を経て、最高階級とはいえないまでも、市民層のための個人的診療を実践した。おそらく激症のヒステリーを除いては、精神病院の枠内では神経症は問題にならず、ごく最近までドイツでは、神経症の研究者がほとんど存在しないといってよいような状況であった。

9　ヨーロッパ意識の分利的下熱

ここでいったん、ポール・アザールのいう意味における「ヨーロッパ意識の分利的下熱（クリーズ）」(1)（一六八〇—一七一五）の時期に戻ろう。ヨーロッパの気候が温和化に向かうのと軌を一にしたかのように、ヨーロッパの混乱は次第に鎮静しはじめた。ウェストファリア条約は三十年戦争の終結であると同時に国民国家の成立であり、「君主の宗教を国家の宗教とする」ことによる宗教の制度化であり、これはやがて世俗化に道をひらくものであった。人々の心は現世的なものに向かい、巡礼に代わる旅行、参詣に代わる観劇が前景にでてきた。小領主や貴族は田舎の城館に住むよりも都市生活に向かい、軍人を含む官僚あるいはブルジョワジーとの結合を志向しはじめた。しかしまた多くの修道院は廃墟と化した。それは今日テラワーダ（いわゆる小乗）仏教がもつ一時僧の機能のごとき、現世を避ける人々（いわば〝嫌人権〟を行使する人々）を受容する場をヨーロッパが失ったことである。人々は容赦なく貨幣経済に巻き込まれ、労働か投機に身を投じなければならなかった。

二つのルネサンス型宮廷支配が歴史から姿を消した。イタリアとボヘミアである。この二つから統合主義 syntagmatism と魔女狩りの一六世紀に対する悲痛な訣別の声がきかれる。一つはあるイタリア・ルネサンス知識人による「もう未来を予見することはやめよう。予見は少しも事態を改善しない」という叫び[2]であり、いま一人はボヘミア人コメニウス（ヤン・アモス・コメンスキ）である。彼は魔術師として出発し、荒廃したヨーロッパを精神的にも身をもって遍歴し、最後にオランダにたどりつく[3]。彼はほとんど即物的な世界内事物の枚挙による小児用の教科書をものして次代に希望を託した。この書物が最近までヨーロッパで版を重ね教育に用いられたことはあまり知られていない。

10　ピューリタニズムと近代臨床

しかし、成立した国民国家は必ずしも強力な支配体制をもったわけではない。例外はおそらく、一六世紀のネーデルラントにおける苛烈な宗教セクト間の闘争に勝ち抜いたオランダであり、カルヴィニズムの最終的勝利は、カルヴィニズムが一九二〇年代ソビエトにおけるスターリニズムの最終的勝利にも似て、近代国民国家を運転する有能な実務家たちを受容しえたからであろう。〃オランダという現象〃の中には、オランダの諸大学が半数以上亡命してきたユグノーをはじめとする外国人教授によって始められたという事実もある。実際レイデン大学にはヨーロッパ各地から学生がその臨床医学を求めて集まり、その影響は遠くトルコに及んだ（ブールハーフェの教科書――独創性の点で軽視されるが実践性において高く評価さるべきである――はトルコ語はもとより日本語にも訳され写本で流布した）。エラスムスをはじめとする宗教的寛容主義者が宗教改革の渦中において最終的に新教、特にカルヴィニズムの地を選んだのは、決してカルヴィニズムが彼らを歓迎したからではない。カルヴィニストたちは、カルヴァンやクロムウェルが実際行なったように神政政治を行ないたかったであろう。しかし彼らの職業倫理自体によって、好むと好まざるとにかかわらず、有能な実務家、知識人、技術者の活動する素地が準備された。しかもツァーの専制政治を継承せざるをえなかったスターリニズムと違って、オランダは中世においても厳密には封建領主の支配を受けていなかった。ネーデルラント北部やフリースラントの開拓農民は早くから〃領主から自由な民〃の自覚と誇りをもっていた。史上最初のゲリラ戦は、ナポレオン戦争におけるスペイン人の闘争ではなく、ネーデルラントの〃海乞食〃たちによるスペインに対する海上ゲリラであった。

このことから、ありうる反論、すなわち北アメリカのピューリタン植民地セイリムにおける有名な（しかしきわめて小規模な）時節おくれの魔女狩りの事実をどう考えるかの回答がでてくる。すなわち、彼らの目から鱗を落とすように説得によってこの町の魔女騒ぎを終息せしめたのは、ニューヨーク（ニューアムステルダム）からきた「レンブラントやヴァン・エイクのリアリズムで武装した」オランダ系市民であった。[1] 実際オランダ絵画を時代を追って眺めれば、ルネサンス的・バロック的絵画がほとんど急激に端的なリアリズムに変化するのに驚かされる。[2] 対象は低地地方の広い空の下にひろがる風景にとどまらず、日常の用具や食品に至る。一七世紀に行なわれたオランダ・イギリス間の海戦において、画家はボートに乗って両艦隊のあいだを遊弋しつつ写生した。[3] このリアリズムは二〇世紀における従軍写真家の先取りではなかろうか。

マックス・ウェーバーが「プロテスタンティズムの倫理と資本主義の〝精神〟」においてこの倫理の担い手に（論敵ルーヨー・ブレンターノがカトリック大資本家を問題にしているのに対して）経営者、いや熟練労働者をも含めている事実もここで想起される。また想起すべきは、ウェーバーがこの倫理を神なき時代へ傾斜する過渡的倫理としていることである。ここでわれわれは、プロテスタンティズムの倫理と精神医学の関係を三段階に分けて追跡することができる。しかも国民国家との関連において。

第一期はすでに述べたごとく、カルヴィニズムの倫理と労働治療が調和的に存在した時代である。医師としての職業倫理に基づく医師（しばしば現世的に裕福な市民となっている）が労働治療を行なっている収容所を定期的に訪れる図である。これは今日も回診がヴィジート（Visite 訪問）とよばれている理由である。

しかしオランダはあまりに早く近代を駆け抜けたというべきである。ここに奇妙な政治的詐術が登場する。

当時の海戦においては風上の占位が決定的優位を意味した。一連の技術革新によってほとんど風に逆らって進むことのできるイギリス軍艦が他国海軍を圧倒し去った理由である。イギリスの科学革命――天文学、望遠鏡、クロノメーター、磁石など――は少なくとも結果的にイギリス海軍の優位性維持に捧げられたとみることができる。その前にスペインのガレオン船は狼に狩られる無力な羊のごとくであった。科学史的にいえば、他国の航海術がすべて地方的であったのに対して（たとえばフランス海軍はナポレオン戦争時代においてもなお古代以来のガレー船をも用いていた。それは波静かな地中海には適していた）、イギリスは普遍的航海術を開発したというべきであろう。

例外はオランダであった。オランダは卓越した西風と遠浅の海岸によって海上からの侵攻から守られていた。彼らは急速に建造しうる規格的な商船フレイト船を開発し、イギリスに匹敵しえた艦隊によって護られていた。その弱点は理解しうるごとく船材とする木材の材質にあり、その点でWooden Wall（イギリス艦隊）のオーク材に並びえず、また、優れたオランダの提督（トロンプ、デ・ロイテルなど）は貿易を優先させる政府、議会のために、しばしばみすみす戦略的有利を放棄して支配層のために商船隊の護衛にあたらなければならなかったが、この海上貿易に依存する二国間の一七世紀における数度の勝敗相半ばする海戦ののちに、一六八七年――名誉革命の前年――オランダ艦隊はついにテームズ河口メドウェイの泊地に侵攻してイギリス主力艦の一部を焼き、一部を自国に曳航するに至った。当時のイギリス海軍大臣サミュエル・ピープスの赤裸々な日記は、彼の情事やロンドン貴族子弟の目的なき非行とともに事態の絶望を如実に伝えている。(4) その翌年名誉革命が行なわれ、オランダ王はイギリス王となり、イギリス国教に改宗し、アン女王とともにイギリスを支配する。そしてオランダの歴史は以後自国の歴史家すら退屈きわまるというものに化してしまう。代わってイギリスは百年戦争以来失っていたもの、すなわち対岸の安定した従属的同盟国を得る。オランダの彼方のハノーヴァー地方すら、王の出身地としてイギリス人が進出し、実際世紀中葉までイギリス貴族の避寒地となる。オランダはいわば「軒先を貸して母屋をとられた」のであるまいか。

囲い込み運動と産業革命は、われわれの立場からは一続きのものと考えうる。重要なことは、イギリス――荘園（マナー）を中心とする中世農村の典型を発達させたその同一国――が農業を放棄し、土地から人間を追放して代わりに羊を飼いはじめたことである。羊毛は、はじめフランドル地方あるいはインドにまで輸出され、製品となってイギリスに還流した。イギリスが一八世紀の前半において一次産業国であったことをわれわれは忘れがちである。これを補うには、オランダから継承したイングランド東部アングリア湿地の干拓とロンバルディア人、ネーデルラント人を中心に発展したロンドンを中心とする中間貿易では足りなかった。一七世紀におけるクロムウェルのアイルランド征服は、国民国家としてのイギリスの最初の植民地獲得であり、後年のイギリス植民政策の巧知を云々するものは、二〇世紀のシン・フェン運動を経ての〝サルヴォスタット・エイレアン〟（アイルランド共和国）の独立に至るまで、アイルランドの政治がわが国の朝鮮支配に匹敵する苛酷なものであったことを忘れてはならない。彼らがその教訓から学んだことを別とすれば。この、七世紀においては西方世界において唯一の〝文明国〟であり、中世哲学の淵源地（ドンス・スコトゥスのスコトゥスはアイルランド人の義である）であった地域には、イングランド人が地主としてはいり込み、アイルランド人を小作人の地位に追いやった。イングランドにおける農業の放棄は、農業国アイルランドの獲得によって補完された。

いかなる時代に生きることが幸福かは、どの階級に生まれるか、一般にどのような人であるかによって異なる。一八世紀前半はイギリス上層階級にとっては自由と余裕ある生活を享受しえた時代であろう。一七世紀に交代でイギリスを支配したピューリタニズムとポーピズム（王政復古時代のカトリック復帰ムード）のつくり出した宗教的緊張は名誉革命によって一掃された。イギリス国教は貴族の次男、三男の就職先となり、一種のうまく機能する複式政府機関となった（ちょうどイギリス法におけるコモン・ローとロー・オヴ・エクィティの相互補完性のごとく）。より現世的なウェズレリアン、快楽主義的なシャフツベリー主義、そしてほとんどフランスにおける理神論に相当するユニテリアンはこの時代に適合するイデオロギーである（思想的亡命者は次第にオランダに代わってイギリスをめざす。たとえばヴォルテール）。

しかし二次にわたる囲い込み運動によって土地を追われた農民は、失職した細民として都市に流入した。一八世紀後半にイギリスに産業革命が成立するのは、この事態に対偶するものであった。産業革命が一七世紀においてすでにニュートンやロックを生んでいたユニテリアン（彼らはノン・コンフォーミストとして公職に就くことを認められていなかった）、たとえば〝イギリス第一の陶工〟ウェッジウッドらの「月光協会」Lunar Society（彼らは昼間労働して夜間会合を開いた——もっともこの名にはlunaticにかかるブラックユーモアがこめられているのかもしれない）によるものであるにせよ、別説によってイギリス国教徒の寄与が大きかったにせよ、それはイギリスを一変させた事態であった。イギリスの近代工業社会は、まず自国民の搾取によって始まった。このことはイギリスを一次産業国から二次産業国に転化させた。世紀末における厖大なナポレオン戦争の戦費を調達することは、このことなくしては不可能であったろう。しかし、産業革命社会は精神病者に対する社会の許容性を著しく狭めた。囲い込みから出された彼らは新たに〝囲い込まれ〟るか、餓死にゆだねられた。外国の観察者にとって、この煤煙におおわれ、人口の過密な新しい社会自体が精神障害の原因とされ、それはEnglish malady（英国病）の名を奉られるに至った。当時ミアスマ（miasma 瘴気）説（悪い空気が精神疾患を生む）が有力であり、同時代のフランス精神病院が過敏なほど通風に配慮したことも考えあわせられる。

ピューリタニズムと近代社会との関係に変化が生じるのは、これを契機としてであった。かつての勤勉の倫理に代わって前景に登場したのは、ほとんどむき出しの〝支配の倫理〟であった。それはウェリントンが、「ワーテルローの勝利はイートン校の校庭において勝ちとられた」と述べたごとく、イギリス支配層の教育の倫理でもあり、一九世紀にはいっては社会ダーウィニズムという〝優勝劣敗〟、〝弱者淘汰〟の倫理となり、海外植民地の征服にあたってはキプリング、セシル・ローズらのwhiteman's burden（白人の重責）ともなる。勤勉は依然説かれたにせよ、それは通俗道徳としてであった。慈善あるいは福祉は、人々を堕落させるものとしてつねに強力な反対にあった。失業は怠惰によるものとされた。非自発的失業、すなわちいかに労働者が自己の労働を安価に売却しようとしても発生する構造的失業の発見は、実に一九二〇年代のケインズを待たなければならなかった。今日讃美されるイギリスの自然の美しさを発見したのはイギリス人でなく、独立直後にイギリス大使であったアーヴィングであった。スコットランドのアダム・スミスは「Wealth of the Nations」[5]（いわゆる『国富論』——諸国民の富）と「The Theory of Moral Sentiments」（『道徳感情論』）を利己主義と愛他主義との二部作としてものしたけれども、リヴァプールやグラスゴウの資本家たちが採用したのは前者だけであった。

スコットランドは、宗教によってオランダの、王室の婚姻関係によってフランスの影響を受け、イングランドより大陸的であり、体系的な思考になじんでいた。[6] それはそのまったく大陸的な法体系にもみられ、一七世紀末以来のスコットランド学派における、ときに過剰な〝オランダ的〟な疾病分類――精神病を三〇〇以上に分類する者すらあった――にもみられる。しかし、スコットランド学派の別の一面、たとえば強力性と弱力性などにみられる平衡的健康論（平衡破綻による病理発生）は、長老教会内におけるモデラティズムに対応するものであり、特に精神医学においては道徳感情論を介して単なる対応関係以上のものであったことが示唆される。そしてスコットランドはイングランドとの議会合同以来事実上合邦されたが、つねに〝支配の倫理〟を補完する〝勤勉の倫理〟、経験主義を補完する体系主義をイングランドに送りつづけた。彼らは優れた学者や政治家をイングランドに供給したばかりでなく、公衆の識字率はイングランドよりきわめて高く、ナポレオン戦争時代のイギリス海軍水兵において文盲でないものはほとんどスコットランド人に限られていた。

にもかかわらず、スコットランドは大陸型の精神病院以上のものを発展させなかった（今日のスコットランド精神医学がほとんどクルト・シュナイダーによっているように）。実践上、ピューリタニズムが産業革命に対立する（第二期）のはイングランドにおいてであり、有名なテューク家は、産業革命の煤煙を最も遠く離れたリンカンシャーの片田舎にヨーク退息所 York Retreat を設けた。軽症患者が村の街路を歩き、ときに村人の家に下宿した。このモーラル・トリートメント（moral treatment、「人間的治療」とでも訳すべきか）はあまりに有名であるが、重要なことは彼らが家業として精神病者と折り合いつつともに生活する伝統を発展させたことであった。

医師たちが精神病院を〝訪問〟するのでなく、その中で働き、あるいは住むのはのちのことである（エスキロールがシャラントンに一種のアルカディアを建設しようとしたり、出身地の人の輿望を担って精神科医となり、出身地の病院長となったブロイラーが病院の建物に生涯住み込んだのは一九世紀である)。テューク家の人々は非国教徒であり、産業革命の批判者であるという意味で二重にノン・コンフォーミストであった。しかしまた、それは積極的に天職 calling の倫理に基づき、たとえば今日なお比肩するもののない地図製作者としてのバーソロミュー家におけると同じく、職人的に洗練された技能であった。多くの精神病院改革が改革者の生命よりも永続しなかったのと対比さるべきである(サミュエル・テュークは医師をきびしく斥けた)が、その技能性を忘れた多くの精神病院改革者はモーラル・トリートメントを誤解した。ほかの精神病院改革者は通常医師であり、彼らは技能を技術と解して受容した。そして医師たちはその服装が示すごとく、一九世紀前半までは(外科医もフロックコートをまとって手術していた!)〃ジェントルマン〃であり、一九世紀後半以後においては白衣を身につけた〃科学者〃であった。

テューク家の伝統は今日なお英米圏に存続しているともいえる。少なくともイギリスにおいて精神病院看護士の八割ないし九割はテューク家と同じくクェーカー教徒である。

しかし、イギリスにおいてはアメリカ独立戦争、フランス革命、ナポレオン戦争、二次にわたる英米戦争、その後における経済的不況を経過しなければならなかった。フランス革命はイギリス知識層の一部を歓呼させたが、彼らはまもなく沈黙させられた。ナポレオン戦争中、イギリス海軍の水兵はしばしば政府を震撼させるような大反乱を行なったが、容赦なく鎮圧させられた。イギリスはこの戦争をほとんど〃支配の倫理〃によって戦った。支配階級の士気は高かったが、水兵は悪名高きプレスギャングによって調達された。これは屈強な若者を強制徴募隊が港町や商船から拉致することである。婚礼の場からの拉致が当時の銅版画にある。しかし、強制徴募された水兵が容易に〃支配の倫理〃に染まっていったことは、第二次大戦におけるわが国兵士の例をみても首肯しうる。イギリス海軍における水兵の懲罰はしばしば苛酷であった。われわれは精神医学史において奇妙に戦時をはじめとする困難の時代における精神病者の状態についての記述の欠如に遭遇するが、ナポレオン戦争時代においてもイギリス最古の（そしておそらく当時最大の）精神病院ベドラムが海軍病院に徴発され、精神病者専用に宛てられていたという短い記載を海軍史に発見するのみである。[7] その病が何であったにせよ、当時の当局者がプレスギャングに始まる精神的虐待によるものであると解していたことも事実である。

おそらくわれわれは、二〇世紀において、ピューリタニズムと精神医学との関係の第三期を経験しつつあるのかもしれない。ピューリタニズムの倫理自体を人を精神病に追いやるものとして最初に告発した人はおそらくサリヴァンである。彼自身はアイルランド系カトリックの家庭に生まれ、彼の母にはキリスト教以前のアイルランド民間伝承の世界さえ残っていたが、聖アウグスティヌスの流れに立つアイルランド・カトリシズムはいちじるしく清教徒的であった。そして彼はかつてオランダの植民地であったニューヨーク州の農業地帯にプロテスタント農民のあいだで孤独に育った。彼ははじめWASPという意味でのヤンキーたらんとするが、これからの背反が彼の自立の時であった。[8] 一九二〇年代にサリヴァンの働いたボストン近郊のシェパード・イノック・アンド・プラット病院もクェーカー教徒が長年月をかけて建設したものである。サリヴァン自身の治療も本質的にモーラル・トリートメントであると私は思う。初期のサリヴァンは自らの治療法を「ソシオ・サイカイアトリック・アプローチ」（社会精神医学的接近法）と名づけていた。そして、自分に最も近い宗教はフレンド協会（クェーカー）であると漏らしていた。

第二次大戦後、すでに富裕な医師となっていた長老教会牧師の子R・D・レイン（もともとの読みは「ラング」。現在英国でも「レイン」で通用する）が、妻が南フランスに別荘を求めようとしたのを契機に反精神医学にはいる。二人に共通な点は、プロテスタント家庭の幼児教育の告発に重点があることと（サリヴァンはまた、アメリカ合衆国の青少年・成人における「成功の原理」achievement principle を告発している）、彼ら自身の禁欲性であって、ピューリタニズムの倫理がピューリタン的に告発されているということができるかもしれない。もっともレインに即していえば、単なるピューリタニズム倫理の告発者とみるのはいささか単純にすぎよう。彼の著作の一部は英国童謡（ナーサリー・ライムズ Nursery Rhymes）をただちに思わせ、一部はラッセルに代表される現代イギリス哲学に触発された感がある。両者はときに相互浸透する（サルトルの影響はむしろ浅薄である）。さかのぼれば、カルヴィニスト牧師の子であって自然への還帰を唱えたジャン＝ジャック・ルソーが、この第三期の予告者・先駆者といえなくもない。彼の教育論『エミール』は今日ならば反教育論といわれるであろう。彼は精神医学に直接関係しないが、アンシャン・レジームにおける精神病院改革に始まる、その影響は今日までなお十分測深できぬ深さがある。

同じくカルヴィニズムの下にあったスイス諸州は中世末期においてすでに神聖ローマ帝国より離脱していたが、〝オランダ的現象〟ははるかに微弱であった。ヴォルテールをはじめ知識人の避難の地となったが、一九世紀における時計工業と二〇世紀における水力発電（とそれによる化学工業）の興るまでは貧しい牧畜国であり、大きく出稼ぎに頼っていた。傭兵としての彼らはその忠誠さとともに〝郷愁病〟の発生によって知られていた。

11　フランス革命＝第一帝政時代と公式市民医学の成立

フランス革命がどの程度フランスの精神病院を変えたかはむつかしいところである。むしろ一八世紀末の慈善運動による小規模の病院にみるべきものがあるという見解もありうるであろう。われわれはフランス革命とナポレオン戦争が窮乏の時代であり、フランス革命は結局王政復古に終わること、すなわち続く時代も革命の挫折と戦争の敗北の時代だったことを念頭に置くべきであろう。

ただし三点は注目すべきである。すなわち啓蒙主義時代に育ったフランス医師団は、つねに――ルイ一八世治下の反動時代においても――反王党派が多数派でありつづけたこと[1]、ナポレオン統治下にフランスが巨大な官僚制度と精密な試験による学校制度を築きあげたことである。そして新しいフランス医学制度はきわめて臨床的であり、実際ドゴールによる改革までの百数十年間、臨床医学を一年生から学び、解剖学をようやく三年生で学ぶほどであった。パリ大学医学部に関連した八つの大病院は生ける教科書であった。先に述べた一千床を越える単科病院において学生は教科書に掲載されている、あるいはなお未分類のほとんどすべての疾患を目の当たりにしえたのであって、たとえばフランス神経学や皮膚科学の一九世紀における発達の基盤にはこれがあった（そしてわが国の医学生は今日なおこの機会をもちえていない）。それは範例主義 paradigmatism の一つの極致であり、一九世紀フランス皮膚科学、神経学の精緻な分類はこれなくしては考えられない。しかしまた、一九世紀は診断学と治療学とのあいだに最も懸隔のはなはだしかった時代である。ブルジョワジーは秘教的な特権的治療でなく、端的に治してくれることを医師に求めたであろうにもかかわらず、である。フーコーのいうごとく臨床のまなざしは変わったであろう。しかし治療のまなざしは？　慈善的治療は後退し、ブルジョワジーは治療を快適な環境や水浴、日光浴に求めた。特にフランスとイングランドにおいて保養地が発達した。軽症の患者はしばしば転地を勧められた。しかし重症の患者は？　一八世紀の収容所は今日のインドの停車場さながらであった。船を待つ流刑囚や売春婦と彼らは共にあった。しかし彼らにはある種の自由があった。そこは「安心してクレージーになれる場所」（ホワイト）であり、ときにホガースの版画にみるごとく王と思うものは王の服装をしてよかった世界であった。出産数は毎年の管理者の報告事項の一部であった。しかし、一九世紀とともに雰囲気は急速に一変する。精神病院に精神病者だけを入院させるという大変化だけではない。分別収容は二〇世紀前半まで精神科医の最大の関心事であった。[2] ある時期のパリでいえば、患者はまずオテル・ディウ（市立病院）に収容された。六カ月後、それまでに治癒しなかったものは、男子はビセートル（病院）へ、女子はサルペトリエール（病院）へ送られた。彼らは制服を着せられることが多かった。また精密に問診されることが加わった。ある種の配慮は病院建築にみられた（最大の治療手段の一つは病院建築であるという認識はすでに述べたごとく啓蒙時代にあった）。たとえば一八三八年ジルベールの設計したシャラントンの精神病院は、二つの河の合流する崖の上に建てられ、病院全体の鉄柵は崖の中途に設けられ、患者にみえないようになっていた。病院はコの字型の病棟の集合であり、すべて河に向かって開き、患者は谷を越えてイル・ド・フランスの広い野原の眺望をほしいままにすることができた（しかしまた、先に述べたとおり、いかに標本箱にも似ていることであろう）。けれども、ヴァン・ゴッホの絵にみるごとく、閉ざされた中庭を青灰色の服を着た患者が円を描いて回っている病院のほうが多かったであろう。精神医学史を書くものの心を重くするのは、今日もなお精神病院の実状が当時と程遠くなく、いくつかの改革の試みも啓蒙時代あるいはフランス革命時代の人々の考想の射程を遠くは越えていないことである。

12　啓蒙君主制下の近代臨床建設

ドイツ、オーストリアにおける一八世紀の〝啓蒙された専制主義〟はまた近代化の装備の一つとして――刑務所や兵営とともに――精神病院を必要とした。

一七、八世紀はオランダをモデルに、一九世紀はフランスをモデルに、オーストリアはその治療医学を建設しはじめた。パリとウィーンは一九世紀における医学の枢軸となった[1]。しかし絶対主義国家においては治療への圧力はさらに弱かった。有名な内科医スコダが精密な診断ののち、学生に治療を聞かれて、"Das ist einerlei"（ダス・イスト・アイネライ）（それはどうでもよい）と答えた逸話が残っている[2]。しかしウィーンにおいても範例指向性は明確であり、一教授は自己の症例全部の記述を出版した。

一般に一七、八世紀においては、精神病に対しては医師でなく哲学者がこれにあたるべきであるという主張が存在した。この暗闘はフランス革命をもってほぼ終わりを告げた（最後の主張者はおそらくカントであろう）。これは一六世紀における神学者と医学者の抗争の二番煎じともいえよう。しかし、神学者と異なって哲学者たちは権力と結合しておらず組織をもたなかった（どちらの分野でも学会はのちのできごとである）。しかし、たとえばドイツの大学生のおもな就職先は貴族やブルジョワジーの家庭教師であったから、この主張は今日考えられるほど非実践的でなかったかもしれない。

ナポレオン戦争はドイツに独特の反応を引き起こした。一つは国民的同一性を求めての、壮大な宇宙的な思索の飛翔である。一七世紀におけるライプニッツのドイツあるいは一八世紀における啓蒙専制君主フリートリッヒ二世の下でユグノーたちが建設した一八世紀のベルリンの雰囲気は一変した。ハレ大学の喪失に代わる新しいベルリン大学の建設者フンボルトは、一八世紀ドイツ啓蒙主義の系譜につながる人として新しい雰囲気を嫌い、ヨーロッパにあるときはほとんどパリで過ごすほどであった。この時期に哲学青年でないドイツの若者はいないといわれた。新しいロマン主義は古いバロックよりはるかに感傷的であり明確に反マニエリズム的であったが、三十年戦争[3]で一〇〇年は遅れたというドイツの土壌には一六世紀の魔術的シンタグマティズムが残存しており、一八世紀においても、それは時にはルター派における敬虔主義[4]（たとえば生理学者ハラー）の形をとり、時には若きゲーテをいざなった錬金術の形で間欠的に噴出していた。しかし、ナポレオン戦争の敗戦とともにロマン主義はほとんどドイツ精神と同義語となった。その影響はフランスやイギリスに及び、ドイツの「霧の彼方の角笛[5]」はしばしばフランス人の耳をも傾けさせた。

しかし、この復古運動はナポレオンにより改革されたフランスの近代的官僚教育制度をドイツ的徹底性をもって採用することを妨げなかった。フリートリッヒ大王のプロイセン軍すら七年戦争におけるイギリス別働隊にすぎなかったが、いまやナポレオンのフランス軍に匹敵する精強なプロイセン軍が形成されはじめ、ユンカーたちは狩猟や酒宴を断念しなかったけれども、鉄の規律を誇る将校に転化しはじめた。いちはやくフランスに降伏した祖国に背いてロシア軍に投じた一将官クラウゼヴィッツの『戦争論』は彼らの支柱となりはじめた（しかしゲリラ戦の章は看過された）。シュタインの改革[6]はプロイセンを規範的な近代官僚国家に変えつつあった。その一環としてドイツ各地には、フランス型の巨大精神病院が建設されはじめた。大学はまだ精神医学講座を欠いていた（医学の各分科の今日みるごとき成立は一九世紀のできごとであるけれども）。イーデラー、ノイマンらの精神病院長は、精神医療の理想を構想し、それは今日も読むに耐える部分を含むけれども、[7] どの程度実践されたかは疑わしい。むしろ、厳格な管理がその特徴であり、時には女子患者に軍装させて教練を行なうところまでいった。[8] 元来、人性に沿った処遇の意であったモーラル・トリートメントはその意味を変えて強要的な道徳療法の含蓄を強めたように思われる。

シュレンク[9]は、以来一五〇年ドイツの精神病院はほとんど変化しなかったと述べている。この単純な常同的な環境の中で、次第に精神病者は分類可能となっていったといいうるかもしれない。実際一九世紀以前の文献における記載からそれが今日の体系における何病であるかを知ることは困難[10]であるのに対して、一九世紀の精神病院に由来する分類はより明確で、われわれの首をひねらせることは少ない。これは一九世紀の精神病院における雰囲気がいわば患者の患者性を骨格まで洗い出すようなものでなかったかという疑いを抱かせるものである。そしてフランスとドイツの分類体系の相違はその精神病院のあり方と対応する部分があるように思われる。

現代のことに属するが、第二次大戦において軍医たりしクラウス・コンラートがドイツ国防軍の鉄の規律を精密な検出器として分裂病の始まりを精緻に記述したが、同じことは規律の異なるアメリカ軍では不可能であったろう。またフランスが師弟相伝の伝統をついにもたなかったのに対して、ドイツ大学の講座制は、クルト・コレがみごとな系図に描き出しうるような、厳格な師弟関係を創出させた。[11] しかし、いずれにしても一九世紀における精神疾患の発見は、フランスのごとく大学と大病院との交流の連続したところか、クレペリーンのごとく精神病院と大学のいずれにおいても働いた人たちの手になるものであった。一九世紀後半において精神医学は内科より分化し、医学の一分科として大学に市民権をもつに至るが、多くの大学教授は精神病院に常駐してただ講義のために大学に出向いたようである。この中で破瓜病、緊張病が発見され、クレペリーンによる早発性痴呆、ブロイラーの分裂病の発見に極まるのであるが、著者がその発見の場を問題にするのは、巨大精神病院の衰退とともにわれわれは再び疾患像の多様化という、一八世紀にみたごとき事態を迎えつつあるからである。逆に、一九世紀から二〇世紀初頭における最大の精神医学的発見は分裂病の〝発見〟であり、これは古代以来の躁病・うつ病の二大別をくつがえしただけでなく、精神医学それ自体の雰囲気を一変させた。それは伝染病を克服するという一九世紀から二〇世紀前半の医学的課題に代わって二〇世紀後半の医学の最大の問題となっただけでなく、精神医学に対して再び哲学者、社会学者、公衆の眼を向けさせる原因となった。

13　新大陸の〝近代〟

ここで目を転じて植民地化された北アメリカと中南米を眺めてみたい。

周知のとおり、中南米は、古代近東を思わせるいくつかの大帝国と密林あるいはサヴァンナにかくれた小部族の存在するところであり、トウモロコシを主食とする独自の文化が発展していた。コンキスタドーレスによる征服後は、ブラジルを除いてスペインの支配するところとなり、フランス革命に引きつづく独立運動を通じても、その支配の形態を本質的には（キューバを除いて）変えていない。

南アメリカはすべてカトリック圏に属しており、有名なバリャドリッドの大論戦を経て[1]イベリア半島人は大部分、原住民あるいはアフリカよりもたらされた奴隷と混血した。ここに建設されたものは、中世の荘園、あるいは古代末期のラティフンディウムに近いものであった。ということは、中世末期の封建制度の解体過程において騎士階級のあるものは土地にとどまってドン・キホーテと化し（ドン・キホーテが闘った相手がまさにオランダから当時もたらされた風車であることは象徴的であろう）、あるものは官僚に転化し（しかし、フンタ――スペイン議会――の事実上空無化されたあとスペインはオーストリアと結合しつつルネサンス＝バロック型の非能率な宮廷支配を続け、職務忠実な官僚群は発生しなかった。このような支配を低地諸国に維持しようとする絶望的な試みとして送られた、わが国への元の来襲に比すべき、海上戦闘のためよりも上陸軍を満載した艦隊は生成途上のイギリス海軍によって一五八八年粉砕された）、あるものは浮浪騎士と化したが（わが国に漂着して蛮社の獄の原因となるベニョフスキーはその末裔だろう）、一部は新大陸に、その中世的基盤の再建を試みてほぼ成功したということができる。南アメリカ諸都市の設計は驚くほど似ていた。唯一の原設計図から出発したからであって、ジャン・セルヴィエのいう、ユートピアの過去指向性のまさに証明となるべき窒息的なものであったが、一般に公衆衛生への配慮は同時代のヨーロッパに比して卓越しており、この点にカトリックの組織的長所をみるべきであろう。[2]ただし近代的精神病院の建設は一九世紀のリオ・デ・ジャネイロにおけるジュリアーノ・モレイラの努力に始まる。

これに対して北アメリカは、狩猟とハック耕を生業とするインディアンの小部族国家の住家であった。北上するスペインの勢力は停止させられ、やがて後退を余儀なくされた。五大湖地方からミシシッピー渓谷沿いに南下したフランスの勢力は確固たる支配権を維持しえず、カナダのケベック地方に革命以前のフランス農村を再建するにとどまった。東海岸に点在するオランダの小植民地は南アメリカ（ブラジル）の一個も含めて政治権力を維持しえなかった。国教徒を主とするヴァージニア以南のイギリス開拓者は奴隷使用下に巨大な単作プランテーションを建設し、東部のピューリタンを主体とする植民者たちは、一種の神政政治に基づく一七世紀のイギリス農村をつくりはじめた。要するに新大陸への植民は旧大陸において過去となったものの再建として出発した。

しかし、ウェーバーが好んで勤勉の倫理の典型としてベンジャミン・フランクリンを引用するごとく、この倫理は北アメリカ東部の植民地の資本主義化をもたらしはじめた。東部資本家の捕鯨業は一八五〇年の北氷洋における船隊の大難破[3]によって終わりを告げるが（あたかも一八五〇年を中心としてアメリカ全土に心霊術の流行が爆発するのは偶然か否か）、舟運に代わる鉄道網のほうは、急速に発達しつづけ、一〇年を経ずして南北戦争が起こる。この一九世紀最大の死者を出した戦争は、多少ともラテン・アメリカ型的な南部社会の打倒と、北部の急速な工業化をもたらした。南部はこの打撃から一世紀回復しえなかった。しかし、すでに始まっていた西部へのフロンティア運動は、——一四世紀ドイツにおける東方侵出の再現とも見なしうるが——急速に勤勉の倫理を掘りくずす。それはプロテスタント的勤勉の倫理が、その他、その職に踏み留まって努力するということを前提とするからであり、フロンティアの開放は、この倫理の基底を掘りくずし、端的な「力の倫理」に道を譲らせる強い傾向をもつからである[4]。

南北戦争におけるフロレンス・ナイティンゲールともいうべきメアリー・リンド・ディックスによって首府ワシントンに最初の西欧型〝近代的〟精神病院が開かれるが、一般にタマニー・ホールとゴールドラッシュの時代である一九世紀後半のアメリカは、ヨーロッパにおけると同じく、優勝劣敗の思想によって精神病者を顧慮することが少なくなかった。さらに一九世紀における有名なアイルランドの馬鈴薯不作による飢饉とイタリアの人口爆発、南ロシアにおけるアルメニア人迫害、東欧、ロシアにおけるポグロム（ユダヤ人虐殺）などは最大の移民をアメリカに送り込み、アメリカを地理的移動は自由であるが（American mobility）、人種的混交は困難なモザイク国家あるいはカースト国家にすると同時に、医学の側面においては、一九世紀前半のクェーカー、ベンジャミン・ラッシュを代表とする（前近代的）一元論的アメリカ医学を、世紀後半においては、各種各様の教育技術程度の区々な医師の氾濫に代え、医師の信用は急速に低下した。

ここにおいてアメリカ医師会は自己規制によって医師の社会的地位を向上すべく、低級医師の整理と即製医学校の廃止を敢行し、わが国が「ドイツ医学を範とする」医学近代化路線を規定したのにやや遅れて「基礎医学をドイツに、臨床医学をイギリスに」範を求める方針のもとにモデル医科大学としてジョンズ・ホプキンズ大学をボルティモアに建設した。スイス出身のマイヤーはツヴィングリ派の牧師に「思弁に流れず実践を重んじよ」と励まされヨーロッパ各地の大学、特にスコットランド（グラスゴウ）に学んで、精神病院付の病理解剖学者から転じて臨床精神科医となった医師であったが、招かれて初代精神医学教授となる。合衆国の精神医学は、マイヤーの近代一元論的な精神生物学を出発点とし、欧米留学の医師を第一世代、マイヤーらに学んだ医師を第二世代として一九二〇年代において力動精神医学を中心に次第にアメリカ的精神医学としての自覚を明確にしていく。サリヴァンもその中の一人に数えてよいであろう。精神病院における精神分裂病の個人的精神療法の試みは彼に始まるといってよい。

14 大学中心の西欧公式精神医学

一九世紀後半を通じて精神医学は大学のものとなり、内科系医学をモデルとして急速に体系化する。フランス医学に始まりドイツに継承された精密な症状記載（これは成功し、ほぼ一九三〇年までにほとんどすべての精神症状が記載された）と科学による武装によって先進諸国を追い越そうとしたドイツ医学を中心とする精神病の生理学・生化学的研究（これは成功とはいえない）が精力的に行なわれた。また近代的大学の普及とともにほかのヨーロッパ諸国もその大学精神医学を建設しはじめた。北欧諸国およびスコットランド、モスクワはドイツの影響が、イタリアはドイツ語圏の影響が強く、スペイン、ポルトガル、ラテン・アメリカ諸国、トルコ、ルーマニア、ペテルスブルク（レニングラード）はフランス医学の影響を受ける。

しかし、診断学と治療学との懸隔は大きかった。モーラル・トリートメントは意味内包が明確でなく、一九世紀前半における精神病院は、（すでにそれ以前に行なわれた方法を継承して）さまざまの試みを行なったけれども、一、二の例外を除いて思いつきの程度をでなかった。われわれはそれらを持続的（〝ハト派〟的）療法と衝撃的（〝タカ派〟的）療法とに二大別することができるであろう（このいずれを選好するかは、今日においても大学、あるいは精神病院の医師を二大別している）。すでに一八、九世紀において、患者をその妄想のままに王者に仕立て、看護者たちが（たとえば）その臣下を演ずるという心理劇が行なわれたと同時に、耳許で大砲を放ったり、水中にいきなり投入したり、急速に回転させる椅子に乗せたりすることが行なわれていた。近代的〝タカ派〟的治療はエガス・モニスのロボトミーとチェルレッティおよびビニの電撃療法にきわまるであろう。前者は生理学者フルトンの二匹のサルを対象とする実験を薄弱な根拠としてあえて脳にメスを加えるものであった。後者については、実は静電気を患者にかけることは一八世紀から行なわれていたのであり、あえて（相対的）高電圧・大電流の短期通電を行なったところに彼らの独創があったのであろう。これらの開発が前者はサラザール治下のポルトガル、後者はムッソリーニ治下のイタリアという古典的およびファシズム的独裁時代に行なわれたことは無関係ではあるまい。しかし、それらが発展したのが連合国側であったのは歴史の皮肉である（「夜と霧」の国においてはかかる厄介な方法を要しなかったのであろうか）。

一九世紀は細菌学的医学の時代ともいわれる。今日のわれわれは黄熱病に劫掠されて無人と化したフィラデルフィアを、コレラの大流行するハンブルクをほとんど想像できないであろう。これは一九世紀における欧米の世界分割のいわば反対給付であった。一九世紀のヨーロッパの気候が前世紀に比し寒冷であり、そこに過密都市が次々に出現したこともいわねばならない。それはしたがって、コッホ、パストゥール、フレクスナーらの世紀でもあった。「すべての疾患はその病原菌をもつ」というこの医学のテーゼを究極まで追究したのは野口英世であり、野口の死とともに細菌学的医学は終末を告げるが、しばしば病原菌を誤って同定した野口の進行性麻痺におけるスピロヘータ・パリダ Spirochaeta pallida の発見が正しいもので[1]あったことは、予想されていた事実とはいえ、若きアメリカ医学の収めた勝利であり、医学にとって幸運であった。相前後して、熱性疾患によって進行性麻痺が治癒するという一九世紀の経験を踏まえてヴァーグナー＝ヤウレックがマラリア療法を長年月の実験ののちに開発した。進行性麻痺は精神医学における範例的疾患とされたが、残念ながらその後続はなかった。

すべての精神科医が承認するであろうごとく、精神医学はほかのいかなる科学技術とも異なり、統一されてはいない（より底流においては、医学一般に一元論（holism 全体論、体液病理）と局所論（particularism 器官・組織病理、細胞病理）との対立が存在するであろうが）。これをかりに〝正統的〟精神医学と〝力動的〟精神医学と名づければ、その対照は表1に示すごときものといえよう。

15　力動精神医学とその反響

ヨーロッパにおける力動精神医学の淵源はこれを一七世紀において古く暗く蒙昧だとして否定されたものに求めなければならない。先に述べたごとく、特にカトリック圏における医師の技量と地位は極度に低下し、法王庁の支持のもとにヒポクラテースを絶対なものとかりに見なすことを医師に指示した。これは危機に際してカトリック教会のしばしば採る態度である。これは大革命までのフランスを含めカトリック圏における医学一般の停滞を生んだ。しかし、このきわめて方法的態度の正否よりも危機の深さをみるべきである。

バロック文化は、パラケルススとファン・ヘルモントという卓越した医師をその辺境において生んだ。彼らはガレノスへの追随に反対して錬金術を学びつつ、アラビア医学の模倣より脱却した。彼らの医療はきわめて実践的であるが、彼らの医学はきわめてシンタグマティズム的（統合主義的）であ

	“正統”精神医学	“力動”精神医学
別称	“伝統的”精神医学 “講壇的”精神医学 “古典的”精神医学 （心持ち狭い範囲を指すとき） “常識的”精神医学 （イギリス，スコットランドのいい方） “記述的”精神医学 “現実的”精神医学 （社会主義圏のいい方）	
にない手	・大学，精神病院の精神科医 （多少とも閉鎖的・専門家意識）	・神経学，内科学など他分科出身者，開業医，心理療法家．施術者のオフィスで （多少とも個性的，アマチュアリズム）
医学としての引照基準と傾向	・距離ある観察 ・個別症状および統計学的結論重視 ・症状重視（記述） ・形式面重視 ・精神病に範例を求める （多少とも多元的原因論あるいは原因論への禁欲） ・悲観論的 ・厳密性重視 ・成人の常識的正常性よりの離隔を問題 ・静的・分類（診断）的体系に傾く	・関与的観察，または治療をとおしての知識，症例重視 ・生活史重視 ・内容面重視（解釈） ・無意識的動因重視 ・神経症に範例を求める （一元論的原因論に傾く） ・楽観論的 ・仮設的推論重視 ・幼小児，正常者の潜在的病的な面に注目 ・動的構造に傾き，展開（治療）面重視
治療文化としての性格	・体制的，精神鑑定に巧み ・一般教授法による伝達 ・症状の除去，労働能力回復，常識性への復帰をめざす ・医学の一分科としての精神科の医師という自己規定 ・治療環境の整備を重視 ・身体療法・環境療法重視 ・対象：どちらかといえば民衆 ・学問としては，くろうと向き	・党派的，精神鑑定になじまない ・個人的実施指導による伝承 ・人格の歪みや発達の未熟さの克服をめざす ・治療者のあり方を自らに問う ・治療の場の構造を重視 ・可及的に心理療法重視 ・対象：どちらかといえば何らかの意味で卓越した層（権力，富，知力，その他において） ・学問としては，しろうとを魅きつける （多くの精神科医は，学生時代にこちらに魅せられてこの職を選ぶ）

表1　“正統”精神医学と“力動”精神医学

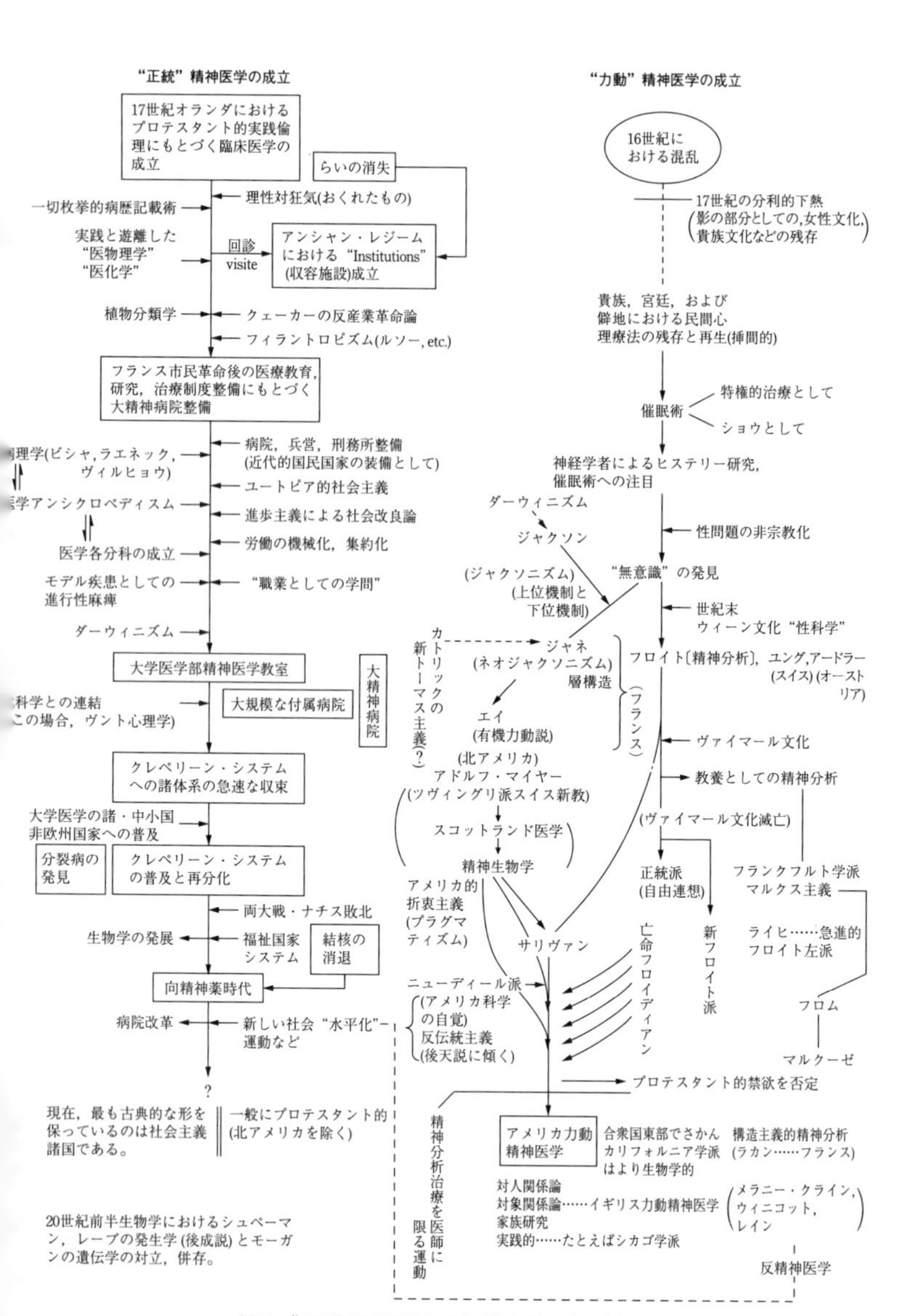

図15 "正統"精神医学と"力動"精神医学の流れ

った。まさにこの両者の緊張こそバロックの本質の一部である、と人はいうかもしれない。しかしあるいはそれゆえに、彼らは孤立した存在であった。彼らを容れる基盤は崩壊しつつあるルネサンス宮廷にも、胚胎しつつある国民国家にもなかった。ファン・ヘルモントは近代化学の先駆者の一人でもあるが、カトリック教会に回帰した。パラケルススは流浪のうちに窮死した（パラケルススは時にわが徳本上人をほうふつとさせる）。彼らは後世に知己を待つべき存在であった。彼らの医学はバロックより長らえなかったとしても、その精神疾患を含む疾病の具体的記述は、シドナムにおける疾病単位の発見と一切枚挙的病歴の開発につながるであろう。また具体的でありつつ全体的であろうとする医師は時代をこえて彼らにしばしば霊感を求めるであろう、たとえばユングのごとく。

しかし一切枚挙記録は、また対抗宗教改革の申し子であるイエズス会のものでもあった。彼らは実践においてはしばしば端的にパラディグマ的（範例主義的）であった。彼らの記録はオランダあるいはイギリス東インド会社の報告書と並んでしばしばこの時代の非ヨーロッパ世界についての最も正確な一次資料である。[1] 彼らの祓魔術は、ようやくその記録に接することができる今日なお評価を控えるが、[2] その記載は同時代の開明的なカルヴィニスト医師、たとえばかのワイヤーよりも正確かつ即物的であった。パラディグマ的な実践者としての彼らは、魔女狩りよりも祓魔術になじむ存在であり、[3] われわれは、たとえば、ガスナーのような、同時代人の信仰を一身に集めた祓魔師の名をあげることができる。

ニュートンが近代物理学、微分積分学の祖であると同時に優れた望遠鏡製作者という職人であり（彼の誇りはこれであった）、錬金術師、聖書の解釈者、そしてスウィフトに非難された、悪貨鋳造によって経済問題を解決しようとした造幣局長官であったように、今日「科学革命」と称されるものを担った人たちは多くの顔をもっていた。ガスナーとメスメルを距てる深淵は、エランベルジェのいうほど深いものではない。バロック都市ウィーンに育ったメスメルの卒業論文は占星術に関するものであった。

問題はおそらくニュートンらの科学者が大学という僧院（大学教授は僧職者であり、独身を旨とされていた）に存在の場をもちえたのに対して、実践者である医師はバロックという転換期においてこれに対応する安定した場をもちえなかったことであろう。祓魔師だけはイエズス会に場をもちえたが、それでも、たえず異端と見なされないために慎重でなければならなかった。ようやくメスメルに至って、ということは一八世紀の後半、フランス革命前夜ということだが、ロココという時代に場をもちえたのだと思われる。メスメルは、啓蒙時代というよりも、ロココ時代の申し子であるというほうがより正確であろう。(4) 彼の対象となった患者たちはすべての婦人がチチスベオ（公認の愛人）をもったロココ時代を代表する貴婦人とそれ特有の病であった。彼の動物磁気 magnétisme animal ——アニマ（心的）磁気のほうが正しいと思うが——の理論は彼を啓蒙時代の先端をゆくものと自認させたが、半ばはニュートン（あるいはギルバート）をモデルとしたものであり、半ばはバロック的なシンタグマティズム（統合主義）であった。彼がパラケルススやファン・ヘルモントがとうに知っていたことを唱道しているという同時代の批判はこの意味で正しい。もっとも、フランスでは大革命まで、ドイツではさらに遅れてロマン主義医学時代の終焉まで、このような擬似科学理論は精神科医（という専門医は存在せず、その分野を〝専攻〟する内科医であるが）のしばしば〝上部構造〟であった。(5)

ピュイゼギュール侯の動物磁気術は、彼自身メスメルの忠実な弟子と称しているにもかかわらず、より古い層からでてきたように思われる。それは北フランスの森の民俗伝承の世界が、啓蒙された貴族の手で[6]再編されたことであった。この点との関連において、同じ手法を用いながら、メスメルが患者にクリーズ（crise 分利発作）を、ピュイゼギュールが夢遊状態を起こさせた相違はさらに考察の必要がある。

メスメル、ピュイゼギュールもフランス大革命の波にのみ込まれ、いったん彼らの磁気術（催眠術）は忘れられる。しかし死滅したのではない。そして、メスメルやピュイゼギュールが、著者にいわせればすでに述べたごとく開明的カルヴィニズム主導の精神医療によって否定されたものからでてきたとはいえ、科学も同じ暗い出自部分があることを指摘しよう。メイスン[7]は科学は学問の伝統と職人の伝統とが結合するところに成立したと述べている。カルヴィニズムの倫理をかりに職人の伝統の継承者とみれば（それは貨幣経済下における職人の伝統というほうがより正確だろうが）、学問の伝統はルネサンスのシンタグマティズムからでてきたのであり、その魔術的部分は魔術の本性によって神に挑戦し神をも動かすという意味合いをもっていたのである。科学技術は中世では白い魔術といわれた。[8]

しかし、医学、特に精神医学においては両伝統の結合は成らなかった。心身二元論が言葉の発生以来、あるいは意識の発生の時代にさかのぼるか否かは思弁の域を出ないにしても（私は心身二元を言語と密接な関係にあると考える）、その明確な出現はすでに述べたごとく奴隷制と密接な関係があるだろう。ある挿話を思い出す。アメリカ黒人の奴隷が大雨にあって帽子を身体でおおった。人がいぶかると、彼は答えたという。「身体はご主人様のものだが、帽子は俺のものだからね」。ゆくりなくも、これは二千年前、確実に奴隷出身であるエピクーロスの哲学に類比的である。以来心身二元論はヨーロッパ哲学に亡霊のごとくつきまとった。脳の思考との密接な関係はすでに古典古代に知られていたが、近代にあってもなお精液あるいは鼻汁の分泌物の地位に甘んじることがしばしばであり、脳室が脳実質より重視された。デカルトの松果腺以来、両者の関係は明らかになるどころか、研究の進展ごとにますます一筋縄ではいかぬことがあらわとなってきた。かりに〝脳〟と〝精神〟とが二つのものとしても、二つを隔てる深淵はますますその深さがあらわとなった。(9)

もし医学が科学技術の一つであって、技術の成熟を待ってはじめて公衆に求められるものであれば、ことははるかに単純であろう。「この海峡に架橋する技術はまだない」と技術者はいいうる。しかし癌や分裂病を治療する技術がまだないから二〇〇年待つことを病者とその家族に要請することはできない。公衆のまなざしが医師と医学を要請した。医学はつねにとりあえずの技術であったが、公衆はそれに反した幻想を持たざるをえず、医師もまたその幻想に囚われた。医師に対する欲求不満はつねに存在したのであって、われわれはヒポクラテース全集とともに六巻のギリシア詞華集中に多数の医師を嘲罵する詩を発見する。ハンムラビ法典以来、法はつねに建前としては医師にきびしく、しかし医師が社会体制の一翼を担うかぎりにおいて寛容であった。ハンムラビ法典は「眼には眼を」の法を医師に課したが、実際は金貝をもっての支払いで決済されたらしい。しかし、医師が自らを公衆から守り自らを神秘化する必要はつねに存在したのであって、往古のシャーマン文化以来（それがギリシア医学、特に精神医療に濃い影を投げかけていることはすでに述べたが）医師がギルドをつくる傾向はつねに存在した。

「古代の都市（ポリス）、中世の都市または同職組合（ギルド）、土地貴族の封建的同盟は、一次的な経済的目的のほかにそれをおおいかくすために、いずれも副次的なイデオロギー的目的を持ちこの目的の神聖さを敬っていた。……ただ資本主義社会だけが——徹底的に正気で、積極的ではあるが、低級な社会である」

(邦訳『マルクス＝エンゲルス選集』第17巻、一四九頁、大月書店、一九五四年)。エンゲルスは、このあと「未来の共同社会は、資本主義社会の正気さを古代社会にあった福祉に対する配慮と結合し、それによってその目的を達成するであろう」と〝科学的〟社会主義社会を一九世紀末において予想したが、さしあたり、一九世紀は医学の〝副次的イデオロギー的目的〟が危機に瀕した社会であり、後進国ドイツの、科学で歯まで武装した、医学の領域における「方法的制覇」(la conquête méthodique ――ヴァレリーのことば)と結合して科学的医学のイデオロギーを採用することが喫緊の要とされ、医学の大部分の分科――この局所(系統)優位論的変化自体が医学における科学的イデオロギーの発展の一つの枝(コロラリー)であるが――においてこの幻想的側面をも公衆――〝正気〟な資本主義社会の公衆――に受容せしめることにほぼ成功した。しかし、精神医学においてはそのような成功は、あったとしてもわずかであった。フォーアメルツ(一八四八年以前の一時期)の時代に三月革命を指向したグリージンガーの精神病院改革から精神療法に至る側面(彼がエジプトよりの帰国後まず着手したのはモーラル・トリートメントのドイツ語訳であった)は無視され、彼の精神医学の一部が「脳神話」として嘲笑されるに至った。今日、シュレンク[10]が虫垂炎による彼の早きに失した死をドイツ精神医学のために慨嘆するのは正当な理由がある。オーストリアのマイナートによる精神医学の内科学化の試みも挫折した。少なくとも後継者を得なかった。しかし、西欧精神医学は、イデオロギーとしての科学に代わる何ものかを求めて以後長く彷徨することとなり、一八世紀後半においてかつて治療の主導権をめぐって暗闘した当の対象である哲学に再び接近した。そもそも精神医学的現象への関心はつねに一九世紀哲学に底流していた。フランスのラヴェッソン、メーヌ＝ドゥ＝ビラン、ベルグソンは申すにおよばず、カントの「人間学」はかなり端的なその表現であり、ヘーゲルの精神現象学は親友ヘルダーリーンの悲劇に直接触発された。無意識はライプニッツによって公式に〝発見〟されたのであり、ショーペンハウアーやニーチェは無意識による人間心性の支配に通じたほとんど心理家であった。[11]

後二者のフロイトに対する影響は、エランベルジェの示唆し指摘するとおりであろう。オーストリアにおけるユダヤ人医師第一世代としてはじめ神経学者を指向したフロイトは、しかし、はやくブリュッケによる発生学研究をもって医学生時代をはじめており、はやくも二〇世紀発生学の〝後成説〟的側面に触れていた。彼は、神経学者シャルコーや（今日の通常の精神医学史からは、ほとんどフロイトを生むための〝必要悪〟としての存在でしかないが、心身医学の先駆者である）ブロイアー、フリースと、個人的危機（父の死という危機でもあるが、父となる危機でもあり、フロイトは一八九〇年代初期においてほとんど同時交錯的にそれを経験する）の時期に邂逅し、擬似科学的な心的装置のモデルを構想する。しかし、フロイトの業績の核心は、彼自身の体験とその治療体験であった。さりとて彼はモデルをもって思考することを放棄しなかった。〔無意識／前意識／意識〕なる初期のモデルは〔エス／自我／超自我〕なる中期のモデルとなり、〔エロス／タナトス〕なる後期のモデルとなる（実は、彼のつくり上げたモデル間の相互関係は、彼の著作によるかぎり明らかとはとうていいいがたい）。ナルシシズム概念一つを取り上げても相互に矛盾した記述が同時的にすら存在し、フロイト自身それを意識していなかったことは、バリントの論証するとおりであろう。[12] 防衛機制の臨床的観察による記述は、彼の夢研究（一九世紀には夢への熱烈な関心と厖大な夢研究が持続的に存在した。[13]『夢判断』の出版当初における無視は、かりにフロイトのいうごとく事実であったとしても、むしろ「またしても」の感によるものであったろう）、あるいは失策行為の研究と表裏一体であるが、[14] この研究の治療的活用は一部の患者を除いては必ずしもきわめて説得力のあるものとならなかった。おそらく治療者としてのフロイトは、一九世紀末において断然催眠術を採らなかった敢為によって後世最も特筆されるべきものとなるかもしれない。一九世紀にわたって全盛をきわめた催眠術は、当時まさにシャルコー、ジャネ、ベルネームらによって大学精神医学に迎えられつつあった。この時にあたって西欧貴族階級あるいは古典的市民階級（官僚と経営者がその基盤を掘りくずす兆候はすでに仄みえていたが）の濃密に存在したウィーンのユダヤ人一開業医によって揚棄されたことはきわめて注目すべき事実であり、フロイトの臨床的炯眼とともに、上記階層によって構成された世紀末ウィーン、ジャニクとトゥールミンらの「ヴィトゲンシュタインのウィーン[15]」の終末を予告するものかもしれなかった。転移についていえば、神経症を転移神経症に変換して治療することは（〝徹底操作〟の可能な患者は限られていた）、広い文脈においては完全本復治癒（Restitutio ad integrum）を理想としつつ疾患をまず別の、より無害な、治療しやすい疾患に変換することを治療とする太古以来の医学、特に精神医学においてはおそらくシャーマニズムの成立以来の、治療手法であり、狭い文脈においても一八世紀末におけるラポールの発見以来の伝統に沿うものであろう。

しかし、フロイトの影響はなお今日も測深しがたいものがある。一九三九年の彼の死に際してイギリスのある詩人は「フロイトよ、おんみはわれわれの世紀そのものであった」とうたったが[16]、それすらなお狭きに失するかもしれない。本稿においてはフロイトを全面的にとりあげていないが、それは、私見によれば、フロイトはいまだ歴史に属していないからであり[17]、精神医学背景史とはなかんずく時間的背景を含意するからである（逆に第二次大戦以降の事態でもすでに歴史に属するものもありうるのであって紙幅の許すかぎりそれは記述するであろう）。フロイトはマルクスやダーウィンなどと同じく、一九世紀において（フロイトは本質的に一九世紀人であると考える。二〇世紀は、第一次大戦後とともに始まることは文学史におけると同じである）、具体的かつ全体的であろうとする壮大なプログラム（これは現実における不可能を意味すると筆者には思えてならないが）の下に数多くの矛盾を含む体系的業績を二〇世紀に遺贈した〝タイタン族〟の一人であると思う。彼らは巧みに無限の思索に誘い込む強力なパン種を二〇世紀の中に仕込んで置いた連中であった。このパン種の発酵作用とその波及は今日もなお決して終末すら見透かせないのが現実である。[18] 二〇世紀思想史の重要な一面は、これらの、あらわに矛盾を含みつつ不死身であるタイタン族との、しばしば鋭利ながら細身にすぎる剣をもってする二〇世紀知性の格闘であったといえなくもない。[19] たとえば——ほんの一例だが——サルトルの全著作を時を追って展望すること。

16　一九世紀の再展望と二〇世紀における変化

なるほど一九世紀はエンゲルスのいうごとく、低級だが正気の社会であったかもしれない。しかし、さらに目を近づけてみれば、単純にそう律し去ることはできないだろう。

確かに、精神科看護が最も苦悩を味わわなかった、あるいは免責された時代かもしれない——過去に比しても、その後の現代に比しても。

そもそも看護は医学に比してきわめて安定した基礎の上に立つものである。医学が真に治療できる疾患は今日もなお多いとはいえない。しかし、過去も現在も、いかに重病者、垂死の人といえども、原理的に看護しえない病者はいない。このことは医者のみならず看護者によっても十分注目を受けなかった事実である。

この安定性は、むろん苦悩を伴わないものではなかった。それゆえにこそ、キリスト教が病者に接することに宗教的行為としての積極的価値を認めるまで西欧においては看護の概念も行為も成立しえなかった（それ以前は家族看護、家庭内看護であった）。また多くの看護者はおそらく倫理的動機によってその職を選ぶ。これは医師の多くがその時代によって人文主義者の必須教養として医学を学んだり、科学者（ひょっとすると哲学者あるいは思想家）たらんとして医師の道を選んだのと対照的であった。階級上昇を目ざしたり、権威的地位を求めての職業選択も医師のものであった（今日のイギリスの精神科看護者の大多数がクェーカー教徒であることをここでも想起されたい）。テューク家のモーラル・トリートメントが（精神病院改革を目ざした医師と対照的に）個人の生涯を越えて持続的たりえたことは、彼らの敢為が本質的に看護に属したからであり、一九世紀中葉のコノリーの非拘束（nonrestraint）も、短命に終わったとはいえ、看護という、原理的に安定した基盤に立ってのことであった。今日なお医師すら踏み込むをためらうフランスの不潔病棟に立ち入るのは、誰よりもまずカトリックの看護尼である。[1]

しかし一九世紀は看護に大きな変質を与えた。

特権階級に属するフロレンス・ナイティンゲールの努力は看護を専門職として社会に承認させることに成功した。それを可能にした社会的背景はすでに論ずるまでもないが、近代における（主に非特権階級出身の）イギリス女性の卓越した看護・養育・家庭教師能力を見落とすことはできない。事実、一八世紀から二〇世紀中葉まで自国および大陸、特にフランス貴族・富裕市民階級は彼女らを子女のために雇傭し、パリにおける特権階級のための私立女学校はイギリス女性を招き、彼女らの方式によって運営された。

それにもかかわらず、一九世紀における医療体制の整備――ナポレオン時代の〝イデオローグ〟主導の改革にはじまる――が一九世紀後半に至って大学あるいは大学にアフィリエート（関連づけ）された研究中心の都市病院を頂点とするピラミッド型の構成を生みつつあるのと並行して、看護は医師中心の医療に組み込まれ、医療補助者として位置づけられるに至った。これは独立した看護者としての精神的負荷を大きく軽減したであろう。同時に看護者は次第に管理者となった。しかも医師を補完するものとして、医師主導の医療の軌道に患者を従順にのせるべき役割を担うこととなった。ここで nursing の両義性が露呈されてくる。それは看護することであると同時に、nursery rhymes が子守り歌であるごとく、患者を子ども扱いすることであった。ナースは潜在的母性であり、同時に第二の性として社会的にきわめて制限された存在であった。特に精神医療においてナースからすぐれた治療者シュヴィング[2]が生まれえたが、それと同時に、サリヴァンが糾弾した擬似合理的な圧制的看護体制も多く生じた。深くみれば両者の根は同一であろう。

一九世紀に多数設立された精神病院の多くは、工業都市の害を遠く離れるという〝大義〟の下に人里離れた森や原野につくられた。それは事実上小都市であり、そこで分別収容に当たったのが医師であり、管理が看護者の手によって行なわれた。一九世紀の中葉、公衆のための動物園が各地に建設されるとともに、〝人間園〟としての精神病院を日曜日に公衆が訪れることはなくなった。しかし何事も良きことばかりではない。人間園時代の退院率は高く、一九世紀に入っても、ヴォランティアも参加するモーラル・トリートメント時代には高かった。しかし一九世紀半ば以後、ヴォランティアが精神病院に入らなくなるとともに、退院率は低下し、精神医療は公衆の眼からほとんど完全に遮蔽されることとなり、見物の公衆に患者が訴えて結局（紆余曲折を経てではあるが）解放させられるという挿話的事件（公衆が愛した挿話である[3]）は不可能となった。

一九世紀における労働の質が変化したことはこの閉鎖性を不動のものとした。一八世紀以前における「アンスティテュシオン」（収容施設）が、その管理の雑駁さがいかなるものであれ、いな、その雑駁さにもかかわらず、収益をあげていたこととは打って変わり、一九世紀において精神病院は収益をあげなくなった。それはマニュファクチュアから二〇世紀のテーラー・システムにきわまる単純・非熟練・機械労働への変化であった。そして後者こそ、精神病者がなしがたいところのものである。しかも西欧には、隊商とオアシスの世界、奇想と投機の世界であるイスラム世界が持ちえたところの休息と幻想の文化を持ち合わせなかった。中世以来西欧人は働きつづけてきたが、今や彼らは、最も非衛生的な都市において、休息なき、最も低級な労働に従事しなければならなくなった。マルクスは彼らを労働から疎外された人間と規定したが、彼らは休息からも疎外されたのであり、精神病院の内部においては労働からも休息からも、しかも二重に疎外された[4]。単純化した表現だが、社会からの疎外はほぼ完全となった。すぐれた医師は精神病院を避けるようになった。精神病院勤務医は昇進・栄転の道を閉ざされた。彼らの個人的ニヒリズムは治療的ニヒリズムと重ね合わされた。サルペトリエールもベドラムも荒廃した。患者の行動と幻想は減少し、はるかに常同的な〝症状〟が観察され、同じく本質的には常同的 - 反復的な〝妄想〟が語られるようになった。多くの症状が精密に記載された。ブムケ編の浩瀚な『精神疾患全書』（*Handbuch der Geisteskrankheiten*）の精神分裂病の巻（ヴィルマンスが担当したが、実質的にはマイヤー＝グロスの筆に成る、一九三二年）をもってこの記載は完成し、以後、事実上新しい症状の発見はなくなった。

17　西欧〝大国〟の精神医学

この時期に精神医学が医学の分科として成立したことは少なくとも幸福な事態ではなかった。ダーウィニズムの影響下に一九世紀は一般に病者、貧者に苛酷であった。[1]

歴史の皮肉は一八世紀についになしえなかった症状と疾病分類を一九世紀の精神科医が着実に進展させたことであった。むろん一九世紀の医学は新しい二つの装備を加えていた。病理解剖学と統計学である。しかし、仮に当時の比重を無視して今日主要な精神医学の対象とされる疾患について一九世紀がなしとげた分類をみるならば、それは、この二つの装備の助けなしで達成された事業である。いかに揺籃期の統計であるにせよ、フランス革命期のオテル・ディウをはじめとするパリ精神病院群の退院率の高さは、一九世紀後半の想像を越えていた。一九世紀後半には精神病院の外来は存在しなかったから、まれな自然寛解者以外に退院はなかった。クレペリーンはほとんどもっぱら教科書の改訂に生涯を費やした当時としても特異な学者であって、彼は半年を大学付属病院（ドイツのそれはしばしば巨大である）における患者の観察に費やし、半年を北イタリア湖畔において観察記録の精読に費やした。それは単純な環境における長期収容を前提とした、おもにドイツ語圏における精神病院医学の成果であった。

古典ドイツ精神医学を担った人たちの多くは、ウェーバーのいう職務忠実な教授であり、職業としての学問に必要な「めかくし革」（ウェーバー）を持ち合わせていた。彼らはピーター・ゲイ[2]のいうごとく、ヴァイマール時代においても、カイザー・ヴィルヘルム時代のドイツ教授のスタイルを保ちつづけた。彼らは反ヴァイマールでないにしても、ヴァイマール体制にコミットしなかった、マイヤー＝グロスなどの少数者を除けば。この「めかくし革」の乏しかった小児精神医学の創始者ホンブルガーなどは、しばしば嘲笑された(3)。

この背景には、中世以来のドイツ大学の自治権があった。三十年戦争において小国分立に置かれたドイツにおいて、大学の自治権は高く、学生は小国国境を越えて大学を転々とすることができた。事実、ドイツ帝国の統一までドイツの大学は学生の裁判権を有し、牢獄を備えていた（のちの帝国統一者ビスマルクがベルリン大学に転校した時、まずせねばならなかったことは決闘罪の残りの刑期を大学の牢獄で送ることであった）。教授になるのは長年の労苦と貧困に耐えた者のそのまた一部にすぎなかったが、教授の権力は絶大であった。ヴァイマール共和国はドイツ陸軍とともに大学にも手を触れることができなかった。

このドイツの大学は、しかし、二面性を持っていた。伝統の固守と近代化であり、両者の緊張はしばしば同一人物の内部でも尖鋭であった。フェヒナーの例一つをあげれば十分であろう。ドイツ大学の最良の伝統を代表するものとしてはドイツ独自の概念である一元的症候性精神病概念の祖であるカール・ボネファー、非定型精神病とその入念な分類によって知られるクライスト、レオンハルトおよびシュナイダー、カール・ヴィルマンスをあげることができよう。オーストリアの例であるが、熱性疾患によって治癒する臨床例にヒントを得てから四十数年にわたる実験を経て進行性麻痺のマラリア療法を発表したヴァーグナー＝ヤウレックもその最良の伝統に属することは、エガス・モニスのロボトミーと対比すればあまりにも明らかである。

しかし、一九世紀末から二〇世紀初頭においてドイツの大学には次第にある種の変化が起こりつつあった。一八七一年のドイツ統一、一八八〇年代における植民地獲得、カイザー・ヴィルヘルム二世のヴェルトポリティーク（Weltpolitik 世界政策）、「ドイツの将来は海上にあり」との皇帝の託宣の下におけるティルピッツの大海艦隊建設は、ドイツ科学にも普遍性を要求することとなった。すでに、ガウス、ヒルベルト、カントールによってドイツ数学はその乏しき時代に普遍的承認を経ていたが、哲学もついにトーマス・ヒル・グリーンなどのイギリス・ヘーゲリアンをケンブリッジ大学に生み、クローチェをイタリアに生むに至った。ハンブルクの熱帯医学研究所はその学問領域の中心地となった。

この意味ではドイツ精神医学が今日まで全ヨーロッパ的承認（イタリア、スコットランドを除く）を得るに至っていないことはむしろ例外中の例外であって、精神医学がいかに社会的規定性の強固なものであるかの傍証となろうか。一九三二年を絶頂とする半世紀余、ナチズムによる事実上の解体（一九三八）まで、ドイツ精神医学は、治療よりも、正確な精神鑑定を中心に進展した。それはシュナイダーによれば、国家権力に対する抵抗、少なくとも歯止めであったが、一方ではヤスパースのごとき独特な存在を生むに至った。

ヤスパースはオランダに近いフリースラント地方の出身であり、[4] この地方はオランダと同じく、「中世において封建領主に支配されなかった自由の民」であることを誇り、彼の父は「ドイツ国民であってオランダ国民でないこと」を自ら遺憾としていた。ウェーバーや義兄マイヤーの影響を早く受けた彼は、医学の道を選ぶが、〝持病〟の気管支拡張症を理由に主治医となることを免除されるという条件でハイデルベルク大学精神科にはいりえたのは、いかに彼が俊秀といえども、ドイツ精神医学の鑑定中心的性格なしでは考えにくいであろう。そして彼は六年後に精神医学を去って哲学に転じ、その中での彼のフリースラント的・ウェーバー的禁欲の倫理はより鮮明であるが、当面の六年間に、彼は、一九一〇年のベルリン精神分析研究所建設によってにわかに社会の表面に出現したフロイトとその一派を尖鋭に意識しつつ[5]、ドイツ南西学派の理論に依拠して、精神医学における思弁的禁欲の鉄のタガをはめえたのであった（『精神病理学総論』初版、一九一三）。その効果は衝撃的であった。フロイト派が（第一次大戦後の一時期のブダペシュトを除いて）大学にはいりえなかったことはもちろん、また、たとえば『敏感関係妄想』をもってきらびやかな出発をしたクレッチュマーへの精神的衝撃は大きく、彼は自室に閉じ込もり弟子に椅子すら与えず、「計測、計測」と叫ぶ存在に転化した[6]。一般にドイツ精神科医はヤスパースの眼差を意識せずに仕事を進めることが困難となった。当人が哲学に去った後も長くその影響は残存した。彼は二〇世紀前半のドイツ精神医学のイデオローグとしての機能を十分あるいは十二分に果たし、ドイツにおいてはきわめて例外的な、大学が文化的中心でなかったヴァイマール時代を通じて、ドイツ古典精神医学、特にハイデルベルク学派の地位を揺るぎないものとした。しかし、大学と交流の乏しいドイツ精神病院において、依然古風な診断が通用していたのも、また事実である。

フランスは、ドイツと大きく違って、大学が文化の中心であったことは、少なくとも一八世紀以降第二次大戦後まで、なかった。少なくとも、である。文化の中心は貴婦人を中心とするサロンだった。サロンは降霊会や催眠術の実演をも行ない、高名な精神科医を招いた[7]。それはしばしば、特に一九世紀において、暗く古い層から出自した力動精神医学と〝正統〟精神医学との接点だった。このことを踏まえなくては、たとえばジャネが、一方において古典経済学そのままの心的エネルギー論にもとづく精神衰弱論を定式化しつつ、他方で霊媒への関心にはじまり、ほとんど祓魔術に近い烈しさを持った催眠治療を実践したかは理解しにくいだろう。サロンは、文学者、科学者から霊媒までを一堂に会さしめる場であり、フランス市民社会文化の集約であると同時に、おそらく、中世のフランス貴婦人によるカウンセリング〝恋愛評定〟の遠い末裔であったろう。[8] コレージュ・ドゥ・フランスの教授であることも、アカデミー・フランセーズの会員となるための激烈な争い（最近ではジャン・ドレイが『アンドレ・ジッドの青春』によって会員となった）も、この文化の中心広場への資格を得るという面があった。逆に、大学の講義には、ほとんどつねにサロンのメンバーやメンバーたらんとする〝スノッブ〟[9] が出席した。シャルコーの火曜講義の形態は、[10] このような事態ぬきでは理解しがたいところである。

このことも手伝って、ドイツとは逆に、フランスの大学においては師弟関係の系譜が書きえない。〝弟子〟はシャルコーとババンスキの有名な例を待つまでもなく、師の死後は祖述者というより〝反逆者〟となることが多かった（弟子というより、したがって取り巻きという方が当たっている）。〝師〟も原則的には万人に公開している講義にもっぱら力点をおき、臨床指導をすることは、あっても例外であった。シャルコーは、自分の〝有名患者〟のいる病棟にほとんど足を踏み入れていない。

イギリスにおいては一九世紀における精神医療における目ざましい進展はなかったといっても過言ではない。一九世紀イギリスの大学における一種のアマテュアリズムのごときものは精神医学と必ずしもなじむものではない。オックスフォード大学医学部に精神科講座が設置されたのは一九六〇年代も末になってからであると聞いて耳を疑う人もあるかもしれない。一般にイギリスにおける医師養成は病院中心であり、徒弟制度によって医師となる途が二〇世紀まで残っていた（たとえばペニシリンの発見者フレミングはそういう人である）。

われわれは、イングランドの精神医学、いや広くイングランド医学を考える時に次のようなイングランドの特殊性を念頭に置くべきだろう。

周知のごとくイングランドの法は成文法（実定法）に対立する意味で慣習法（不文法）である。ということは、ローマ法を継承した西欧において、イングランドがきわめて特殊な地位を占めることである。この特殊性はイスラム文化圏がギリシア・ローマ文化を受容しながら、ユスティニアヌス法典を典型とするローマ法を継承しなかった点で西欧と――あるいは最も深く――異なることを考えれば、並みたいていの特殊性ではない。しかしイスラム圏がコーランを世俗の法としたのと、イングランドにおける事情は異なる。

ローマの最も早い撤退によって、かえって後期の崩れをしらぬ古典期のローマ文化を継承したイングランドは、同じ理由によってユスティニアヌス法典成立に至るローマ法の整備期を知らなかった。そして、相次ぐスカンディナヴィアからの民族移動の波をこうむったのち、フレンチ・ノルマン王朝下に国家の形態を持つに至るイングランドは、早い時期に、地主・貴族連合が王に法（マグナ・カルタ）を押し付けえたのであり、以来、イングランドの法は、つねに判例の積み重ねを中心にして発展した。神‐皇帝‐人民の経路で与えられるとしたにせよ、支配者と人民の契約と観念するにせよ、人民の代表間の契約とするにせよ、成文化された法を実体と観念し、その個々のケースへの適用を法の行使と考える大陸法とは明らかに対立して、イングランドの法は、法の観念を、ただ「判例の積み重ねによって次第にその輪郭を明らかにしてくるような何ものか」であるとみた。その上に立って現代のある法学者は「大陸法はせいぜい数千条の基本法を持つにすぎないが、われわれには百万を越える判例がある」ことを自負しえたのである。イングランド（およびそれを継承した合衆国）の法思想の大陸法との相違がその医学にも強く反映しているであろうことは、日本から眺めて彼らの症例重視を考える上でおそらく必要だろう。単なる症例重視でなく、発想の転換が必要だろう。彼らは判例相互の矛盾をおそれず、ほとんど気にかけていない。それどころかイングランドにおいてはコモン・ローとロー・オヴ・エクィティ（教会の法に由来する）の二種の相矛盾する法が存在している。検事と弁護士は対等であって、公衆の常識を代表する陪審員に向かって訴える。有罪か無罪かを決するのは陪審員であり、裁判官は彼らへの助言者そして有罪の際に量刑を決する専門家である。裁判医も自己の見解を短いレポートにまとめて提出し、時に反対尋問にあう。殺人はその計画性によって大きく二分される。いな、われわれが殺人と訳しがちなmurderは「故殺」であって、計画されない殺人であるmanslaughterとははじめから別の概念である。そして被告の人権と秘密はリテュアリスティックなまでに守られる。たとえば開廷のはじめ、検事の告発に続いて被告は、「もし有罪ならばかくかくの刑に付される可能性がある」ことを知らされた上で、「有罪か無罪か」を尋ねられる。そしてもし被告が「有罪」を認めるならば、被告にはいっさいの秘密を抱いて刑に服する途がひらかれている。この制度に欠点がないとは彼らも考えていないが、最善なきものにおける次善の策と考えているようだ（ちなみに、スコットランドは大陸法的な成文法を持つ。これは現在その大学が鑑定中心のシュナイダーの精神医学をもって正統としていることと関係があるかもしれない）。

したがって、徒弟的医学教育はわれわれの単純に観念しがちなごとく、「おくれた」医学教育と観念されているかどうかは疑ってみる必要があろう。最近、合衆国においても、そのさまざまな医学教育の試みののちに徒弟制度が最も効率のよい方法であると評価されつつある由である。[11]

一九世紀を支配したダーウィニズムは、特にイギリスにおいて弱者淘汰を正当化した。一八三二年前後に始まる普選法をはじめとする一連の水平運動も、コノリーの孤立した例を除き、精神医学に及ばなかった。ジャクソンの思考も、ジャネと同じく、ダーウィニズム的であり、資本主義の論理を（あまりにも単純にというべきか）反映している。この点ではアメリカのビアードの神経衰弱概念も同じであり、ジャネやビアードは、精神的百万長者あるいは富者と貧者との概念を提出し、貧者は貧者らしく生きることを正しいとした。彼らの臨床的思考は、心的エネルギーのバランスシート（貸借対照表）を念頭に置くものであった。ケインズはおろか、レオン・ワルラスの経済学すら彼らが知っていたと考えにくいが、Live within income（収入の範囲で生活せよ）というケインズの標語は彼らの精神衛生的思考にそのまま捧げうるものである。

とはいえ、心的エネルギーの概念が、先行する動物磁気、あるいは個人の磁力の概念から一歩を踏み出すためには、一方ではマイヤーのエネルギー恒存則の発見やカルノーの熱力学があった（ちょうど磁気術の背景にニュートンの遠隔作用論的力学やギルバートの磁石研究や初期の電気学があったように）ことは否めないだろう。

精神医学はつねに先進科学の影響を受けつづけてきた。たとえ、それが臨床実践と遊離したものであっても、精神病者に対する精神科医の精神を安定させるものとして、それは、ロマン派医学の退潮後、二〇世紀に至って再び哲学を少なくとも一部の精神科医がその上部構造として戴くまで、まさに〝一定の〟有効な作用をしつづけてきた。

ジャクソンの思考は、周知のごとく、てんかんあるいは脳損傷の臨床に基づくものであるが、遠くブラウンのプラス病対マイナス病概念に発し、ライエルらの地質学および「個体発生は系統発生を反復する」という一九世紀に流布したヘッケルの〝法則〟によって鼓舞されたこともおそらく言いうるだろう。フロイトのエネルギー論は、彼の青年期の発生学に基づいたうえで、更にエネルギーの源泉とその配分を問題にするものである。リビドー理論は、エネルギー論の中でも最もソフィスティケーテッドなものである。彼の備給の概念やしばしば用いられるリビドーについてのアメーバの比喩を考え合わせればよいだろう。

二〇世紀前半においても、生物学の影響は一つの隠れた参照枠として作用しつづけたといいうるかもしれない。一九〇〇年のメンデルの法則再発見にはじまる十余年間は、アメリカのモーガンを主体とする遺伝学の全盛期であった。この再発見は一九世紀を通じて、臆説が繰り返し提出された遺伝学を、いわば気象学から天体力学の確実さに高めるものであった。それは二重の刃であった。一つは一九世紀を通じて存在しつづけた家系の変質論の理論的根拠を奪ったことであった。変質論が、一九世紀を通じて資本の論理の酷薄さにつねに薄氷感を抱いていた市民階級に支持されたことは、この理論に基づく文学作品が精神医学の論文をしのぐ勢いであったことからも傍証されるだろう。変質論は資本家から経営者への資本主義態勢の漸次的移行――先行現象には一八五〇年におけるニューイングランドのごとき劇的な転換もあったが――とともににわかに凋落する。しかし、遺伝学が生物学における最先進部門である時期は比較的短かった。シュペーマン（正確にはその助手）にはじまる近代発生学は、発生途上における生物の驚くべき可変性を明るみに出した。彼らは、自らを〝後成説〟と規定し、遺伝学に〝前成説〟の蔑称を奉った。特に両大戦間の二〇年に〝後成説的発生学〟は生物学の主流を占めた。それはジャック・ロイブからウォディントンに至る啓蒙家によって医学に大きな影響を与えた。その痕跡はサリヴァンにも残るところである。[12] 今日からみて両大戦間における、特に英米における、ほとんど純粋に〝後成説的〟な精神医学にこの背景があったことは忘れがちであり、人はtabula rasa（白紙）として生まれるという思想は、アメリカ民主主義あるいはデューイの教育学などの影響とみるだけではやや単純すぎる。より卑近に生物学内における強力な支持的思想が存在していたのである（分子生物学の台頭する一九五三年に至って発生学中心の生物学ははじめて強力な衝撃を受ける。しかし、分子生物学は依然、多細胞生物の発生過程を説明せず、一方、両大戦間の発生学が展開した、厳密な条件下に行なわれた実験的諸事実はほとんど一つも否定されていない。〝前成説〟と〝後成説〟はより高い平面における統一をいまだ未来に待つ実状である。仮説は色々出されているが、一九六〇年代初頭の、「次は発生の説明だ」という分子生物学者の気負いはそれに先立つ数年間のごとき目ざましい進展をみせなかった）。ついでに述べれば、神経学における局在論と全体論の対立も、生物学における〝前成説〟と〝後成説〟とその消長をほぼ同じくしていることを言っておきたい。スマッツ元帥やJ・B・S・ホールディンが、生物学を包括的に全体論的見地から再編成しようと試みたのも両大戦間であり、クルト・ゴールトシュタインの脳病理学はその枝ということができる。一九二〇年代初頭に叫ばれた「医学の危機」論も、一九世紀に順調に進行した医学の分化と細分化に対する激烈な反動であった。フォン・ヴァイツゼッカーは元来全体論的なフォン・クレールの内科学に学んだ内科医であり、彼とゲーレンの人類学の影響下に人間学的医学が発足する。(13) これは生物学における全体論と呼応して一時きわめて強力な力を持ちえたのであって、医学あるいは生物学における全体論の——発生学に先立つ——凋落は、政治的全体主義の台頭によるものとみてほぼまちがいないであろう（生物学における全体論の唱道者が政治的経済的にも全体主義を支持することは少なくなかった）。しかし一九二〇年代においては、ムッソリーニがイタリアに秩序を導入したとしてヨーロッパ知識人に支持されたごとき雰囲気があった。一九三〇年代に知的協力委員会に参加してファシズムに反対するフランスの詩人ポール・ヴァレリーは、一九二〇年代にはポルトガルの独裁者サラザールを哲人政治家として肯定し、ムッソリーニにも面会している。全体主義への警戒はヒトラーの一九三三年における首相就任直後の事態、たとえば「水晶の夜（クリスタルナハト）」によってようやくにわかに高まるのである。

精神医学に限らないが、つねにその時代のモデル医学にしたがって原因不明の疾患のときくちを求める傾向は一九世紀末以来存在した。古くは結核、アレルギー、ホルモンが、近くは自己免疫、スローウイルス、酵素欠損が特に内因性精神病の病因ではないかと求められた。しかし細菌学というモデル医学に基づく進行性麻痺の孤立的成功は跡が続かなかった。

特異な例には、ノルウェーのイェッシングによる、緊張病における身体的変化のパターンの研究が、気象学にヒントを得たということがある。これは不連続線の発見者の子でやはり気象学者のW・ビェルクネスとイェッシングの親交によるものである[14]。

しかしまた、市民社会は、特にそのサロンを通じて、人間心理の細かな襞や対人関係の微妙な感覚を発展させていた。中世における修道僧の一部に匹敵するこの感覚は、集団と対話において洗練され、公開あるいは公刊される点が異なっている。このような感覚については地理学的発見の時代であり魔女狩りの時代である一六世紀が最も粗野であった。その再発見はシェイクスピア、モンテーニュ、パスカル、セルバンテスらとともににわかに起こる。それはさしあたり、かの一六世紀を挟んで、チョーサー、ボッカチオ、より古くはトゥルヴァドール、ミンネジンガーと呼応するものかもしれなかった。しかし、一六世紀から一七世紀にかけて、ヨーロッパの家屋にはじめて個室が成立し[15]、広場の哄笑や激語は、密室の秘めやかな忍び笑いや内省的なつぶやきに変わる。この変化が、たとえば英語においてself-を前綴とする多数の単語を輩出させた[16]ことは、ピューリタニズムの一つの物質的基礎といってもよいほどであろう（オランダ絵画におけるヒエロニムス・ボッシュの幻想的集団場面からブリューゲルの現実集団場面、レンブラントを経てフェルメールの個室的世界への比較的急速な変化をみよ）。新しく発見された個室は、孤独と交情との平衡の支配する世界という点において修道院の密室とは異なっていた。〝すべてが露わであった〟（ホイジンハ）「中世の秋」[17]において「諺思考」が一般的であったとすれば（この伝統はむしろ東欧におけるユダヤ人が今日まで保存し、一九世紀以後においてヨーロッパ世界に開放したものでもある。いずれも大量の共通な典籍が公衆の日常へ浸透する世界において成立しやすい思考である――明治時代とそれ以前のわが国における中国古典章句による〝諺思考〟を参照のこと）、モラリスト的思考は個室の成立した一七世紀以後にふさわしいものである。ラ・ロシュフーコー、ラ・ブリュイエール、あるいはゲオルク・クリストフ・リヒテンベルク。

諺思考からモラリスト的思考を経て、一九世紀後半から二〇世紀にかけてのサロンにおける、プルーストを代表とする心理家たちの濃密で微妙な分析に至る流れはおそらく一連の系譜である。力動精神医学はパリやウィーンなどサロン的雰囲気の存在したところにしか繁茂しえなかった。世紀末ウィーンのことは周知であるから省くとして、パリのサロンは、フランス大革命以後もはや無料で施術しえなくなった、多くは元貴族の磁気術師たちに開かれていた。少なくともつねに彼らはサロンに話題を提供しつづけた。逆に女性をきびしく排除した一七、八世紀のコーヒー・ハウス[18]、一九世紀以後のクラブ、パブに拠るイングランド知識層は力動精神医学になじまなかった。フロイトの思想を受容したのは、二〇世紀においてヴァージニア・ウルフ（その小説の、ほとんど自由連想に近い〝意識の流れ〟！）、クライヴ・ベル、ケインズ、ストレイチら、例外的に女性中心の「ブルームズベリー・グループ[19]」である。フロイト英訳標準版全集の出版社がヴァージニアの夫の経営するホガース社であったのは偶然ではないだろう。同じく、第一次大戦期を中心とするオットリン・モレル公爵夫人のサロンと夫人と一時期深く結びついたラッセルによるフロイトのやや単純な受容もここに追記してよかろう。

力動精神医学がこの土壌にはぐくまれたことによって生じた最大の弊害は、力動精神医学の術語がソフィスティケーテッドな欧米知識層に流布したことである。それが公衆におけるスノビズムにとどまっているうちはまだよかった。「まだ」というのは、スノビズムはその語義が一つ上層の階級の言動を気取る意味内包を持つことと、二〇世紀という神なき時代において、治療者、特に精神分析学、精神療法学が司牧者の位置につきつつあることを考え合わせれば、これだけでもすでに、幸福な事態とはいいがたいからである。しかし、プロフェッショナルであるはずの力動精神科医までがその術語によって患者と対話しはじめた（われわれは欧米におけるこの甚しさについて十分知っていない）。メスメル以来、患者と医師が共通の隠語をもって語る習性を力動精神医学はついに脱却しえなかった[20]。これが力動精神医学を esoteric という意味での秘教的なものとし、時に対抗文化（カウンター・カルチャー）の一翼とさせた。しかしまた、端的な事実として〝擬似職業としての患者〟を生み出す傾向が続いた。シャルコーの有名患者ブランシュ・ヴィトマンはその最も顕著な例であるが[21]、フロイトも「狼男」をつくりださなかったわけではなかった[22]。一九世紀の力動精神医学は、精神病、特に一九世紀末に発見されつつあった精神分裂病を慎重に避けようとしたが（力動精神医学は疾病分類を大幅に〝正統精神医学〟に依拠していた）、力動精神医学が対象としたものは神経症圏で、〝正統精神医学〟

が精神病圏であるという図式は、症例に即すればするほど疑わしくなる。ただ力動精神医学の手にかかると、人格の解体の代わりに人格の分裂 splitting が生じる傾向が強かった。特に催眠療法が大胆に行なわれた一九世紀においてこれがはなはだしかった（一九世紀人が特に催眠術にかかりやすかったわけではない）。この点でもフロイトが断然催眠を廃棄したことは特筆さるべきだろう。ユングやアードラーの治療法もそうであろうと思うが、彼らの治療の具体的なことは、フロイトに比しても更に知られていない[23]、治療を最も詳細に記した人はジャネやフルールノワである。催眠法を捨てなかった彼らは、患者の危険負担において安全な距離から患者を観察・操作・支配することができた（と観念した）。代償は患者が自らの自我に統合しえない秘密を語ってしまう危険であった。フルールノワの患者エレーヌ・スミスが、自己の症例記録が刊行された時から食を次第に断って死亡したことは悲惨な事実である。ただし、ジャネは、はるかに強い方法論的意識の下に時々催眠下に出現する擬似人格群の中にその一人として立ち混じって治療するほどのオデュッセウス・オルフェウス・アエネアス・ダンテ的（冥府下降的）危険に自らをさらしつつ、分析よりも統合をつねに重視しつづけた[24]。治療とは何かについて最も鋭敏な意識と慎しみを持っていたフロイトとジャネが、その測り知れぬ価値を持つ治療記録をすべて焼却していることは注目すべきである。前者は五年ごとに、後者は厳格な遺言によって死の直後に。

二〇世紀にはいって自らを更新した力動精神医学は、精神病者（より正確には、バリントのいうごとくエディプス水準にある、内面化能力を持った患者の枠を越える）を対象としはじめた。何人かの先駆者がエヴェレストに登攀するに似たパトスをもってこれに当たったことはまちがいない。その結果は、精神科医の視野を拡大し、当時発見されたばかりの分裂病概念を豊かにした（時には曖昧と混乱を伴う豊かさであったが)。もっとも何らかの意味で特権的でないような患者が、力動精神医学の影響下に立つのは二〇世紀後半においてである(その結果はまだ歴史に属していない)。

力動精神医学の対抗文化性はすでに触れた。精神医学という下位文化(サブカルチャー)の枠内でならそれはほぼ正しいだろう。「ほぼ」というのはメスメルからフロイトまで、公認医学への編入を幾度も試みているからである。ドイツにおいてこれを決定的に断念させたのにはおそらくヤスパースの著作が大きい力を持っただろう。(ドイツは女性中心の文化を持っていないことで特異的であった。ドイツの恋愛小説が結婚をもって終わること多いがごとく、その国歌の第三節が女性を意味するFrauでもなくWeibでもなくDeutsches Mädchen, treues Mädchenと少女をうたうがごとく——。この原則に忠実に第二次大戦においてまったく女性兵士を登場させなかったのはドイツのみであった。いかに窮境に立った時点でもこの原則は貫かれた。ＢＤＭ(ドイツ少女連盟——またしてもMädchenである——)の果たしたものはイギリス婦人部隊の行動とまったく異なったものであった。たとえば端的に休暇兵士の性的慰藉。)

逆の社会的状況がアメリカにおいて異なった結果を生んだ。アメリカの医師は、国公立病院以外では(建前としては)被雇傭者の立場に立たない原則を長く堅持してきた誇り高い個人的医師であった。彼らはしかし、特に一九世紀以後、強力なアメリカ医師会を必要とした。移民より成り国内をも絶えず移住する公衆の不信から自らの身を守り、また医療の価格低下傾向を防止しなければならなかった。高度の、しかし高価な医療を二〇世紀前半に生むために、また、世界各地の医科大学を出て流入する移民医師を含めて医学の質を維持する必要から、すでに述べた二〇世紀初頭のフレクスナー報告にもとづく大改革となる（これはショウウィンドウ医療とも蔑称される結果ともなった）。アメリカは一九世紀にすでにヨーロッパをしのぐ識字率をもち、実業と発明の才を畏敬され、この世紀において西欧型の精神病院を各地に建設していたが、管理型精神病院は、ディックスの改革をもってしても、公衆に対するショウウィンドウたりえない質のものであった。つねに目ざとく賢明に現実的であるアメリカ精神医学の指導者は、ヨーロッパに精神分析学がにわかに知られる一九一〇年より早きこと四年、すでにフロイトに注目していた。アメリカ近代精神医学の第一世代であるホワイトやケンプらは、フロイト主義とマイヤーの精神生物学との融合に成功した。サリヴァンをはじめとする彼らの〝弟子たち〟は、第一次大戦によってにわかに債権国に成りあがったアメリカの高度成長時代、〝アスピリンでものまなければやり切れない〟という意味でアスピリン・エイジといわれる一九二〇年代に精神病院においても個人診療所と同じく力動精神医学を実践していった。サリヴァンは「アメリカ精神医学の最良の伝統である折衷主義」と言っているが、アメリカの思想は一般に西ヨーロッパよりも一元論、端的な実践優位、一流指向、開放性になじむ伝統を持っている。あえていえばアメリカには、少年の持つ、初々しさと図々しさ、羞恥と馴々しさ、劣等感とスノビズムに似たものがある（他のどこの社会が、職場で「ボブ」、「チャーリー」と肩を叩きあうだろうか）。この〝前思春期〟的雰囲気[25]をサリヴァンがアメリカ社会の中から治療力あるものとして抽出したのがかりに偶然であっても、力動精神医学はその年齢のソフィスティフィケーションにふさわしい一面を持っていた。いかめしい中欧の父親像は、物分かりよく自立を唱えつつ適応に苦慮するアメリカの父親像に代わる。これは、戦後の常套句〝自己同一性〟に逢着する経路であるが、さしあたり、適応こそが問題となった。そして意識的には〝アメリカ的人間〟への適応（とその指し示すところによる〝成熟〟）が問題であったとしても、アメリカの経済的浮沈と急激な歴史的変貌とアメリカ人のたえざる移動（アメリカの都市は大都市でもキャンプの印象を与えるとサルトルは言っている）は、たえざる適応・再適応を強いた。アメリカの社会はサロンの代わりに、たえず入れ代わる隣人との絶え間ないパーティをはじめ、さまざまの地域集会を持っていた（たとえば社会加入のためにPTAがいかに有効な機能体であるかには、たまたま隣国カナダにおいてではあるが日系人についてのきわめて説得的な記録がある）[26]。対人関係論は彼らにとって空気のごとく自然なものでありえよう。戦後、政治経済的比重が相対的に東部から西部に移るにつれて、東部の対人関係論からより〝乾いた〟西部の交流分析が台頭する。ベイトソンのdoublebind theory（二重拘束説）が臨床よりもラッセルの〝階型の理論〟theory of typesによることはすでに知られている。かかる単純な理論の受容を可能としたのは、一方では当時におけるアメリカ的秀才の存在、他方では〝偉大なアメリカの母〟、〝女性崇拝〟への反動であったろう。アップルパイに代表されるアメリカの母親文化は、開拓においても、適応においても、不可欠な力であった（先の日系移民の例にみるごとく、結婚せず子をなさなかった者は、子供を先導としPTAを媒体とする同化過程にはいりえず、泥酔者、賭博に身を持ちくずした者として窮死するほかなかった）。この不可欠性を掘りくずしたのは、おそらくアスピリン・エイジ、大恐慌、第二次大戦、その後の激烈な局地戦と続く、アメリカの急速な社会変動であり、アメリカの母親が子供への本能的な波長合わせtune-inよりも硬直的な育児書に依拠するようになったのは一九二〇年代以後である（素地は古くからあったかもしれない。開拓地においてアメリカの母親だけは〝甘えられない〟よるべない存在であった。一九世紀にすでに最高であった識字率は移住許可のための選別の結果でもあるが、一九世紀において彼女らほど真剣に心のよりどころとして聖書を読み込んだ者はほかになかった）。

特にアメリカ人に激烈な衝撃を与えたのは大恐慌であった。これを知る、今は老人となった人々には以後の繁栄が時に虚妄にみえるという。ニューヨークの破産した実業家が次々と飛び降り自殺をとげ、セントラル・パークに失業者の大群が野宿し、一碗の粥のために行列をつくった時代である。一九三〇年代はヨーロッパでは一般に暗い時代であり、イギリスは一九二〇年代中期の炭鉱労働者ストライキの大弾圧を頂点とする慢性不況にすでにあえいでおり、フランスは第一次大戦の傷手から回復せず、皮肉にもドイツからの厖大な現物賠償が自国産業を破滅させていった。一九三〇年代からフランスは一種の〝知的鎖国〟に陥る。

この時代、五カ年計画を着々と進めつつあった（かにみえた）ソ連邦がいかに光り輝いてみえ、西欧の前途がいかに暗くみえたかは、ケインズの、〝資本主義だってやれるところまでやってみせる〟というソビエト旅行後の決意表明一つにも読み取れる。事実、彼は、書斎の経済学者でなく、「パンフレットを風に投げ飛ばしながら時間の相において戦う」人となった。そして政治亡命者、いわゆるillustrious immigrants(27)の列がアメリカ合衆国へ向かって流れた。それは当然アメリカ精神医学を豊かにし、その〝折衷主義〟はそれを可能にしたが、またいささか全体としては無構造にして部分的には規格化された精神医学というその性格を強化したことは否めない。ヴァレリーの言うごとく、「大西洋の塩水を越えうるものだけがヨーロッパからアメリカに移りえた」のであるが、このことばにはその裏に、計数化しえない微妙なるもの、直観的なるもの、雰囲気的な、いわく言いがたいものは移りえなかったという含みがある。一例だけをあげれば、TATは、ヨーロッパの夢分析家がアメリカへの亡命途上に案出したものである。亡命者たちは自己の端的な有能性を上陸直後に証明しなければならなかった。彼は目ざとくも規格化と統計処理の可能なテストを開発して提出したのである。

一九三〇年代、知的移民としての西欧力動精神科医の流入とともに、〝力動的〟を標傍しつつ、ようやくアメリカ的科学の自覚を萌生させていたアメリカ精神医学は、その衝撃下に、急速な（一九〇〇年代初期に続く二度目の）標準化の必要に迫られた。指導層は、力動精神医学を（アカデミックという意味での）公式精神医学として採用するとともに、ウィーンやチューリヒあるいはヴァイマール時代のベルリンにおける自由な雰囲気と打ってかわって、治療者に医師資格を前提とすることをはじめ、一連の標準化を行なった。これがアメリカ・アカデミズムの力動精神医学への方向づけは、隣接の、特には今日まで続いている。なおアメリカ精神医学に独特の色彩を与えることとなり、その影響アメリカ的科学という自覚の下に推進された科学、たとえば社会学や文化人類学が一足先に力動精神医学（とヴァイマール的中欧文化）をその基盤としていたために、ほかのいかなる国とも異なって抵抗なく自然でありえた。

少数の知的移民はイギリスに向かった。彼らはむしろ正統精神医学者であったが、イギリス海峡を経験論に向かって越えうる者のみが、二〇世紀中葉のイギリスに、イギリス人が今や「常識精神医学」と呼ぶものを補強しえた。シュナイダーの抑制と限定はイギリス経験論者に了解しうるものであり、マイヤー＝グロスは彼自身イギリス人の弟子たちに適応しつつ、自らの教科書をもって影響力を行使した。多くの精神病理学用語が造語された。ドイツの一面に伝統的に親近感を持っていたスコットランドにおいて、エディンバラ大学は二代にわたって教授にドイツ人を迎えた。シュナイダーの精神病理学は、彼らにとって揺れやまぬ大海の中でとりあえず身を託すべき端緁のごときものに映じたらしい。

ハンガリーは、二〇世紀の奇跡といわれるほどの人材を世界に送りはじめた。この古い、ラテン語を公式用語として廃止することの最も遅かった、そのかみ東洋より移住してきた人たちをもととするという伝承の農業国は、多芸、博識、転換能力、発見巧者 serendipity、〝端的な実践性の裏に包括的な世界認識を秘める〟[28]人々をおそらく今世紀において人口比にすれば群を抜いて輩出させた（一時、自殺率も最高だった、特に一九五六年の悲劇ののち）。ソンディの仕事である家系研究による運命分析は、この国の、欧州中最も人口移動の少なかった時代を抜きにしては考えられない。一方、ベラ・クンの短命な共産政権が打倒されたあと、元オーストリア海軍中将ホルティの古典的独裁下にはいったこの国は、それに先立つ短い政治的な春のうちに設立された精神分析研究所において、フェレンツィの指導下に対象関係論を生みだした。それはサリヴァンの対人関係とほぼ時を同じくして、精神力動をはじめて「関係においてとらえよう」とするものであった（サリヴァンの一面はアメリカの自我心理学に継承されたが、この面は周知と思われ、かつある程度、汲みつくされたと思うので省く）。開戦直前にイギリスに亡命したバリントはフェレンツィの〝正式の〟精神的後継者として、同じくブダペシュトに学んだクラインとともに大戦後のタヴィストック研究所の一部を中心とする対象関係論を開花させるに至った。

　バリントもそうであったが、迫りくるファシズムに対して中欧の力動精神医学者の脱出は遅れがちだった。そしておそいほど亡命への壁は高くなった（必ずしも第二次大戦に連合国となった国々が彼らを歓迎しなかったことは、エールリヒ・マリーア・レマルクの『凱旋門』の描くところであり、ヴアルター・ベンヤミンのピレネー山脈における服毒死に結果したところであった）。一般に対抗文化が体制を握ったといわれ、「大学」と並んで「研究所」が文化を担ったヴァイマール時代が去ったドイツからも、この文化を担ったフロイト派やフランクフルト学派社会学者たちの脱出は遅れた。フロイト一家はギリシアとデンマーク王女の称号をもつマリー・ボナパルト夫人の尽力によってイギリスに逃れ、精神的後継者であるアンナ・フロイトはその地に小児精神医学を（クラインと拮抗しつつ）もたらしたが、フロイトの妹たちはガス室に送られた。ただシュルツ＝ヘンケが「奴隷の言葉」で書きつつ精神分析学の灯を第二次大戦下のベルリンで守りつづけた。

18　西欧〝小国〟の精神医学

両大戦間の政治的変動と第二次大戦の影響を比較的こうむらなかった国々についても公平のために記さねばならない。ヴィンチェンツォ・キアルジのイタリア一八世紀末における精神病院改革を、オーストリア精神医学の影響圏内の事件とみなすことがおそらく妥当であろうと同じく、イタリア精神医学は伝統的に北方の影響を受けつづけた。オーストリア精神医学からドイツ精神医学への移行は前世紀中葉になされた（大学教授が一定のコースを辿って大学から大学へ移動し、最後はフィレンツェ、ローマ大学教授に至るイタリア大学の制度は、イタリア精神医学の一元性を非常に強化する因子である）。この状態は現在まで続いている。[1] 新しい傾向はスイス精神医学への傾斜である。ベネデッティなどはイタリアの大学を卒業したとはいえ、ほとんどスイスの精神科医と見なされてしかるべきである、といえばおおかたは首肯するだろうが、彼のイタリア語の諸論文や大著『神経心理学』[2]をも併せみるならば、時にこの国がなおレオナルドやジャンバティスタ・ヴィーコ、あるいは現代のジュゼッペ・トゥッティ（チベット学より出た哲学者）のごとき具体的実践家にして博識家を生む力を有していることに驚いてしかるべきだろう。

イタリアの対抗精神医学がビンスヴァンガーであり、サリヴァン（みごとな訳書が少なくとも四種ある）であるのも、わが国に通じるものがあろう。ピーロは分裂病言語の分析[3]から出て反精神医学に投じている。

スイスとオランダは、ともに、一方は神聖ローマ帝国から、他方は神聖ローマ帝国と深い血縁関係にあったスペインから、ゲリラ戦をもって独立を戦いとった国であり、ともに各州連合の政治形態とカルヴィニズムあるいは類縁の改革派教会の宗教を持ち、早くバロックの影響を脱し、フランス革命まで多くの政治的亡命者を受容した国である。ともに狭小で貧寒なその国土を一方は干拓、他方は高地放牧によって最大限に活用し、過剰人口を一方は海員や植民者に、他方は一八世紀までもっぱら精強にして忠実な傭兵として送り出し、勤倹貯蓄とその上に立脚する精神的独立を重視していた。これらの共通性の上に、風土の大きな相違点を越えて、両国の精神医学は、ともに諸外国のさまざまの流派を共存させ、発展させえた。すなわち古典精神医学、生物学的精神医学、精神分析学、生態学、そして人間学的精神医学を挙げることができよう。片や一九世紀にファン・エーデンのごとき詩人精神療法家を生み（世界最初の精神療法院は彼によってつくられた）、片や二〇世紀にユングのごとき、はるかグノーシス派に親近性を持つ神秘学的治療者を生んだ。神智学、人智学もスイスに発祥する。

北欧四国も、スイス、オランダとともに言語的理由からドイツ、オーストリアの精神医学に通暁しつつ、その少数の大学をもって、独自性を失わなかった。北欧四国はルター派を国教とし、連邦ではなく、強固な民族国家を形成し、強い南方への憧憬を持ち、外国から招いた専門家（デンマークに対するオランダ、スウェーデンに対するオランダ、スコットランド）によって、急速な近代国民国家としての整備を行なった。この事情もあってか、その知識層は大学の階層秩序よりも男性間の友情によって結ばれる傾向が卓越していた。彼らは、その知識人移民より受けた倫理により勤勉であるとともに、ルター派の謙抑と、時に悲壮なまでの荷託感情をもって事に当たった。それは単純化して言えば、ルター自身の強烈な召命感と、一六世紀の混乱の中でほかに向かっては「大胆に罪を犯せ」とさえ言い、自らには「たとえ明日が世界の破滅の日であろうとも今日私はリンゴの木を植える」と言い切った、同じくルターの強固な意志に源を発していよう。

たとえば、福祉国家スウェーデンにおいて、ウプサラ大学に拠るウプサラ・エリートと俗称される人々は、召命を受けたがごとき使命感をもって二四時間を天職にささげ、禁欲的、しばしば端的に独身である（彼らの背後にはスウェーデン語聖書の重々しく乾いた響きを聞く思いがある）。エリートでなくとも、たとえば、スウェーデンのヴォランティアはその理想像において謙抑・無私・自己滅却であり、ほとんど福祉の無名戦士というにふさわしいものである。彼らの姿はほとんど旅行者の目に止まらないであろうけれども。

トーマス・マンの「ルター的なるものとゲーテ的なるもの」との対立はドイツの文派においてのみ理解されるべきである。ドイツは、その周辺諸国——いま問題にしている国々はドイツ文化の縁辺地域という性格をもあわせ持っているが——に比して、より強烈な国家的同一性を追求したが、このような追求を行なう国家は一般に多様な、相拮抗しつつ全体として反作用となる対抗文化を生み、自国の独自性への高揚された意識と、やみがたき外国への憧憬との尖鋭な緊張に〝引き裂かれ〟がちである。この種の緊張は、一九世紀前半、プロシャ・デンマーク戦争前のデンマークにおける若干の現象を除けば、周辺諸国の知らざるところであった。そしてこれらの諸国は、ナポレオン戦争と第二次大戦には程度の差はあれ、余波を受けたけれども、近代ヨーロッパの動乱にその核心まで揺さぶられなかった諸国である。

ここでは各国の精神医学の独自性には立ち入らず、たとえばスウェーデンにおける「心因性精神病」、デンマークにおける人類遺伝学、ノルウェーにおける、すでに触れたイェッシングの業績、フィンランドにおける家族研究を挙げるにとどめるが、これらの寄与にもまして重要なのは、スイス、オランダも含めて彼らの医学が、ほかのヨーロッパ諸国の精神医学、いや医学全体のおそらく二〇世紀前半において頂点に達し今日ようやく彼ら自身がその病識を持ちはじめたところの弊害をまぬかれていることである。その弊害とは、各国民国家相互間の他国医学の無視あるいは無知である。英米は第二次大戦後はじめて大陸医学を〝発見〟する。フランスの場合、博識なアンリ・エイの主導するボンヌヴァル精神病院において埃に埋もれていたヴィルマンスの分裂病の巻が〝再発見〟され、エイらの発見したと思いこんでいた事実がそこにすでに記されていることに気づいたのは実に一九六〇年代も末のことであった。

アメリカがその大国性とほとんどもっぱら自国語にたよって建設した二〇世紀前半の巨大な、しかしどこか蒸溜水の味のしないでもない医学（ジョンズ・ホプキンズ大学初代内科教授サー・ウィリアム・オスラーの医学の持ちえた香気は次第に失われたかにみえる）の現在までついになしえなかったところ、すなわち、西欧各国民国家の精神医学いな一般に医学の、われわれの推定を上回る閉鎖性の、補完をなしえたのは上記六国の——時に盛衰はあれ——小規模だが濃密な医学活動であり、彼らの医学の〝国際性〟は大国に比して一段高い。医療の実際やそのシステムにおいては、「オランダという現象」以来、ほとんどつねに大国に対して先導的要素を果たしてきたといってさえよい。

スコットランドも、イングランドと連合王国を形成し、同一の王（女王）を戴き、議会合併を行なわなかったならば、この中にかぞえられたであろう。第二次大戦中に胎動したイングランドを含む連合王国全体の北欧回帰ともいうべき変化は、オランダとともにその植民地放棄の政治経済的結果であるが、しかし逆が真でないことは他国と対比すれば明瞭であって、なぜ北欧諸国をモデルとなしえたかが問題である。かえりみれば、中世において、相つぐ侵略をこうむりつづけながら、それを次々に同化し、古代以来最も純度の高い古典文化の維持と、模範的とされる中世農村を建設したのは、イギリスであった。

今日なお、力動精神医学はその流派によって、また〝正統〟精神医学はその国境によって分断されている。西欧精神医学の共通の基盤、共通の思考パターンを求めるならば、それはピネルでもグリージンガーでもその他の誰でもなく、おそらく一七―一八世紀におけるエディンバラ、グラスゴウ両大学を中心とするスコットランド学派であるまいか。彼らは神経症概念の祖として時に名を挙げられるにすぎないが、カレンはそれに尽きるものでなく、奇人ブラウンを頂点とするその半世紀後の開花はさらにそうではない。この、ほとんど西欧においても無意識化され、それゆえにまた大気のごとく呼吸されているとも言いうるパラダイム（範例）は一端を図12（五四頁）に窺いうるであろうが、その全貌の発掘と歴史的位置づけは、少なくとも筆者にとっては今後の課題である。(4)

19　ロシアという現象

ロシアについては、その最も長く続き、最も発展をみたといわれる、一〇世紀まで残る異教時代、回教文化圏がロシアの河川の連水経路によって北欧までつながっていた時代、タタール人への隷従時代、それらの期間を通じてのビザンツ文化の漸次的受容を述べる用意はない。ビザンツ医学の研究自体が、ビザンツ文化のごく近年の再評価とともに、ようやく着手されたばかりであり、多くの文献はロシア語で書かれている。

ここではロシアにおいてついに魔女狩りがなかったことを、その基盤は今後の課題として、重要な社会的事実として指摘するにとどめよう。

ただ、土地に縛りつけられた農奴制の下で貨幣経済が浸透しなかったこと、社会の陸封性がペストの侵入に幸いしなかったことをはじめ、西方教会圏において魔女狩りをあらしめた諸要因の欠如は十分考慮されるべきであろう。そしてロシアは、ヨーロッパが一三世紀にすでに失っていた森をけっして失うことがなかった。農耕民にとって森は異域、おどろおどろしいものの住む恐怖すべき世界である。それがグリム童話集の世界（その起源が意外に新しく、ときにルイ一四世時代のペローの童話がドイツに民話としてはいり込んだことは最近明らかにされつつあるところである）であり、魔女の宴（サバット）がその空地で行なわれるゆえんでもあった。しかし森の民にとってはそれは母の胎内のごとき安らぎの地である（ヨーロッパの原始林はフランスのごく一部とポーランドにしか残っていない。シュヴァルツ・ヴァルトやチューリンガー・ヴァルトなどドイツ大森林は単一種精英樹の子孫をもって全山を蔽う一九世紀ドイツ林学のみごとな成果であり、いうまでもなく人工林である。地中海沿岸は砂漠植物の進出しつつあるほど乾燥過程にある土地であり、プロイセンは砂地に松の疎林のみを生じるやせ地でありイギリスはそもそも固有の樹木種を三種しかもたなかった)。農耕民に特異的に適合し、山地民を異端視した西方教会と異なって、東方教会はそのように一般信者を組織しなかった。東西教会の分割線から農業経済的にほぼ東ドイツと西ドイツを分かつ線の間を中間地帯として(その中間にタタール人(モンゴル族)あるいはウィーンの城門に迫ったトルコ族の最西進出線がある)、その西は一六世紀において魔女狩りや海外進出の卓越した地域、東は農民の東方移住(特にドイツ人、ポーランド人)とユダヤ人虐殺(ポグロム pogrom)のきわ立つ地域である(もっともポグロムは比較的近年の現象に属する)。まず両地域は、たとえば故国なき被差別民族ユダヤ人の住い方においても異なる。閉鎖的なゲットーはその東に卓越する。ゲットーは、旧約、タルムード、カバラを正確に二千年間伝承し、その民は高い識字率を維持し、農民的ヨーロッパの下に張りめぐらされた彼らの地下水脈を自由に往来した。この商業民族は、一九世紀における東欧のオーストリア・ハンガリー複式君主国におけるユダヤ人解放、一九世紀におけるポグロム、二〇世紀におけるナチスのユダヤ人迫害(それ以前のドイツはむしろユダヤ人迫害の処女地であった)とともに、多く北米に移住し、またウィーン、プラハに濃密な文化的集団をつくった。力動精神医学は、この〝ヴィトゲンシュタインのウィーン〟の存在なしにはほとんど考えられなかったろう(ちなみにヴィトゲンシュタイン家は最近とみに高名な〝二〇世紀のパスカル〟を生んだ家で新興市民階級に属し、芸術家、学者、精神療法家の集う一中心だった。混同されるがドイツの名家である同名の公爵家とは異なる。この方もドイツ空軍のエース出身の特異な精神療法家を二〇世紀に生んだが……)。二〇世紀を準備したもののほとんどはユダヤ人かケンブリッジ大学卒業者であるとさえ極言されるゆえんである(「ハンガリーの奇跡」はやや遅れて訪れる)。

このようなロシアがピョートル大帝とともに西に向かって開放される。この欧化政策は北方戦役と、その結果としてスカンディナヴィア諸国の指導国家スウェーデンを決定的に西欧に追いやり、スラヴ圏（特にポーランド）から切断するために必要であったろう（その七世紀前、ロシア最初の支配階級を形成したのはスカンディナヴィアから来たヴァリヤーグたちだった。彼らはヴィーキングと同一人であるが、受容のされ方はかくも異なる。もっともヴィーキングが定着したころに中世の最も洗練された早咲きの文化がみられることは等閑視すべきではない。シチリア・ノルマン文化、ノルマンディーのフランス・ノルマン文化、アングロ・ノルマン文化、そしてノルマン文化を最も純粋に伝えつつ高い活性を今日まで維持しているアイスランド文化）。代わって西欧の文化が、その精髄をショウウィンドウから選ぶように移入される。ピョートル大帝がオランダの造船所に工員としてはいったことは有名な挿話である。独特なフランス語を話す社交界が形成される。技術者、医師、軍人層はドイツ人移民とその子孫に大幅にゆだねられる。セント・ペテルスブルク（レニングラード）は北方のヴェニスとしてイタリア人建築家の手に成る（この傾向は社会主義体制になっても変わらなかった。ソビエト陸軍は帝政ロシアのフランスに代わってドイツ陸軍に、ソビエト海軍はフランスに代わってスターリン時代はイタリア以後アメリカに倣い、建築、主要外国語、文学、風俗はフランスに代わってアメリカに倣っている(1)。それは時に端的なコピーと外国からは見なされ、その点で内実はコピーでもせめて細部なりとも変更しようとする日本と対照的である。宇宙ロケットのような、ロシア独自の先駆者のあった分野ですら、ドイツ、次いでアメリカの影響下にはいり、ついにアメリカとソビエトの宇宙船は結合可能なものとなった。自動車がフィアット工場の導入によって生産されていることは周知である。しかし、この恥知らずとさえ酷評される輸入の背後に、近代技術の国民的独自性を追求せず、最善のものをもってよしとする態度と、移入されたものがつねに、ロシアにおいて「力」（出力、排気量、重量など）を飛躍的に増大させることに注目すべきである)。

ロシアは、最近までのアメリカ文化とやや趣は異なれ、エネルギー崇拝の著しい傾向がある。強力、量の重視、単純、簡素化、重量とサイズ増大の軽視とはアメリカからみたソ連工業技術の特徴である。[2]つねに〝同一性〟に悩むのも西欧をはさむ両巨人の共通傾向である。一方が「アメリカン・アイデンティティ」とすれば、他方は、それより早く、「われらはヨーロッパ人なりや」の懐疑を抱きつづけることとなる。しかし、文化的装備を一セット建設維持しようとするアメリカに対して、ロシアは、等閑視してよい部分はまったくの直輸入を可とし、ロシア化の努力さえ行なわないという相違点がある。

ロシア(ソビエト)の精神医学には、この両面がある。等閑視されてもよい部分であることが本音に近いであろう。数年前のインフォーマントによれば、モスクワ大学の精神医学教科書はマイヤー＝グロスらの有名な英国教科書(骨格はドイツ精神医学)のロシア語訳そのものである。ロシア人の編纂した教科書は最近まで医学高校のためのものしか存在しなかったらしい。著者はほかに、ウイルス学の標準教科書がアメリカのリヴァーズのロシア語訳であったことを知っている(しかし、いずれもその故国では大学卒後教育の教科書に実用される浩瀚なものであること――ソビエトにおける力の増大!――にも注目すべきだろう)。

ソビエトの精神病院とそこでの治療の内容は実際は西欧と変わらない。独自とされる、保健省の精神病院の入院期限は六カ月で、未治の者はその後は外国人に対する〝聖域〟である内務省所属の収容所に移すというその制度(最近廃止された可能性がある)も、もとをただせば、大革命下パリの同一システムに淵源する可能性がある。

帝政の末期にロシアの大学が整備されてきた時期、シャルコーがロシア皇帝の侍医[3]としてしきりに首都セント・ペテルスブルクに往来したこととおそらく呼応し、この首都に神経学と神経生理学の急速な勃興が生じた。他方、第四のローマといわれ、つねに北方の新都に対抗してきたモスクワにドイツ精神医学の移入が始まった。この対立は、今日まで、レニングラード学派とモスクワ学派の対立として続く。この国家は規格化を指向しつつ、しかもつねにそれが貫徹されたことはなかったが（それがこの国家を硬直性から救っているともいいうる）、そのように、たとえば分裂病はレニングラードではフランスのごとく狭く、モスクワではドイツあるいはアメリカのごとく広い。

帝政の末期は、貴族階級における破局の予感、農奴制廃止、クリミア戦争、日露戦争における敗北、あいつぐ皇帝の暗殺、新官僚層の形成とその代表としての蔵相ヴィッテの経済再建の努力、露仏協商を契機とするフランス資本の厖大な流入によるロシア資本主義の急速な勃興などによって特徴づけられよう。しかしこの時期に至ってもロシアの大学が女性の入学を拒みつづけたために、上流階級の少女は高等教育のためおもにスイスに向かった（アードラーとロールシャッハの夫人はそういう人たちである）。これを契機にロシア知識層および当時ロシア領であったポーランド知識層は、イギリスとともに当時亡命者に最も寛容であったスイスを経由してヨーロッパ各地、特にフランスとイギリスに向かった。イギリスにはかつてゲルツェンを中心とした強力な亡命者グループがいた。他方ドイツからは大量の書かれた文化が流入した。一方、ロシア貴族と新興富豪は、一九世紀中葉にすでにヨーロッパを蔽っていた鉄道網を利用して、パリやフランス大西洋岸の保養地群に日常的に往来するようになった。

帝政末期におけるロシア上層階級、知識層の国際化は、彼らが一世紀以来フランス語に熟達していたためもあって急速に進行した。第一次大戦はロシアに二重の降伏と二度の革命を生み、ついにソビエト社会主義共和国連邦の成立となるが、さしあたり、その指導者である下層貴族出身の知識人にして一五年にわたるスイス亡命者レーニンは、「低級なプロレタリア文化よりもすぐれたブルジョワ文化を」の政策のもとに、積極的に外人教授を招き、ここに一九二七年に至る、同じく敗戦国であったヴァイマール文化に酷似した文化の成立をみるに至った。日露戦争敗戦と一九〇五年の改革による帝政の弛緩にはじまるこの文化は、その一端である言語学をいとぐちとして最近ようやく発掘されつつあり、その全貌をみるのはなお未来の問題である。

それはヴァイマールと同じく対抗文化が主流となった、二〇世紀の特異な一時代であった（その弱い類似現象はマッカーシズム敗退後のアメリカにみられたところであった。フランクリン・ローズヴェルト時代におけるアメリカ的科学の自覚は一九六四年以来の知識人の政治参与に結果し、以後のアメリカ大統領は奇妙にも議会としばしば対立しつつ、各種の職名を冠せられても本質的には私的な、知識人助言者に囲まれて行動するようになった）。一九二〇年代前半のソビエト知識階級は、ヴァイマール体制よりも、はるかに強力な勝利をかちえ、はるかにオプティミスティックであった。地方分権的なドイツと異なり、彼らはレニングラードあるいはモスクワにおいて、きわめて濃密な個人的交渉をもちえ、さらに〝人類の最も新しい実験〟をみようとソ連を訪問する西欧知識人との第一級の接触をもちえた。その中にわれわれはメンデル派遺伝学者マラーや近代経済学者ケインズのごとき意外な名をも発見するであろう。スターリン時代に聖典とされ今日は哲学アマチュアの書とおとしめられるにせよ（それは内容的には事実であるが）、レーニンもスイス亡命時代に『唯物論と経験批判論』を書きうる才を持っていた。彼にとってはマッハに代表されるものと映じた経験批判論であるが、マッハの後継者を自認するウィーン学団、それを出自とするハイエク、ポッパー、エイヤーら、また孤立しつつ、ラッセルにもウィーン学団にもほとんど偶像視された（前期の）ヴィトゲンシュタインらが今日、神なき時代の西欧の哲学的あるいはイデオロギー的骨格をなしているのをみるならば、レーニンがスイス亡命時代に、すでにその萌芽において将来最も強力となるであろう〝唯物論の敵手〟を看破した慧眼の持主であったことは記すべきだろう（同時代の哲学の批判は特に困難であり、発生機状態にある哲学への批判は更に困難である）。トロツキーは果断な軍事家であるとともに、あるいはレーニンよりも更に鋭い眼識の人であった。彼は精神分析学を積極的に支持し、ロシア分析学会は急速に発展した。一方、革命直後のオプティミズムは、共産主義社会においては精神病は消滅するであろうとの確信を生み、西欧型の〝正統〟精神医学が一時活動を停止[4]した。ごく短期間ながら（そして、多くの精神病者の、革命と外国干渉の時期における、記されざる、しかしおそらくはきわめて不幸な命運をよそにして、といわなければならないが）逆説的にもソ連において一時期ほとんど例をみないほど純粋な力動精神医学の現前があった。その基盤はドイツ語を自由に駆使し、しかもドイツ的な学問の〝めかくし革〟（マックス・ウェーバー）から自由な、ユダヤ系知識人であった。彼らは徹底性を追求する意味ではドイツ的といいうるかもしれないが、純粋性を追求する意味では明らかにロシアに属していた、中世ロシアの聖者のおそるべき純粋さのごとく。

しかし、この時期を何と命名するとしても（レーニン時代では不正確と思う）、それはヴァイマール時代にもまして短命を約束されていた。なるほど、第一次大戦後、西欧が苦悶しつつ復興せんとしていた一九二〇年代に、最も工業的に活発であったのは現物賠償のために稼動していたドイツの工場群であり、やや遅れて、「社会主義とはプロレタリアート独裁（ディクタトゥーラ）と電化（エレクトリザーチヤ）である」というレーニンの言葉のもとに五カ年計画を実施しつつあったソ連であった。しかし民衆の生活はドイツにおいても悲惨であり（特にインフレーションによって、中産階級はいったんいっせいにその経済的基盤を奪われ、中産階級意識のみを形骸的に残すこととなる）、周知のごとくナチス台頭の一因とされる。ロシアにおいては、貨幣経済は更に混乱し、すでに大戦において千万人台の青年を失っていたロシアから飢餓が更に多くを奪った。内戦と外国干渉は、おそらく革命が必要とする以上の苛酷と犠牲を民衆に強いた。外部からはただ、ノルウェーの探険家フリチョフ・ナンセンの組織する「ナンセン委員会」だけが、かつての穀倉ウクライナに食糧を送り、難民に「ナンセン旅券」を発行してロシアの民衆を救援した。

レーニンさえも予期せざる革命の成功であった。まず、その名を今日も国名に冠した（実はユーゴスラヴィアのみに残る）ソビエト（労働者評議会）制度は放棄されねばならず、それは一八七一年のパリにおけるコンミューンに比すれば、多数であり、やや長命であったとはいえ、クロンスタットの、昨日革命の原動力となった水兵の反乱を赤軍みずからが湾の厚い氷上を渡る戦いで撃滅せざるをえなかった時に実際に放棄された。国際主義（インタナショナリズム）は、外国干渉の圧力下に、次第に発育不良な状態となり、ドイツ革命（それは当時将軍たちの手で鎮圧されつつあった）との結合を焦ったレーニンが、ウクライナ地方からポーランド系地主を追放する余波を駆って、内戦における名将ブジョンヌイの騎兵軍団を建国まもないポーランドに差し向けた時に痛烈な打撃をこうむった。[5] 軍団は首都ヴァルシャワの前面においてピウストゥキの率いるポーランド軍によって撃破されたのである。しかし破壊されたものは当時赤軍の最精鋭であったこの軍団という物理的な力だけではなかったであろう（ついでながらこれが一九三〇年代におけるピウストゥキのポーランド独裁制を生むことになる。両大戦間における古典的独裁者は第一次大戦という一般に愚将の下で戦略的に無意味な戦闘に終始した戦闘において例外的に果敢であった将軍であった。かかる将軍のカリスマは、両大戦間の知識人をも民衆をも広く呪縛した。[6] ハンガリーの独裁者ホルティ中将は一九一七年という絶望的な時期に優勢な連合国海軍によるオトラント海峡封鎖の突破を企てたオーストリア海軍最後の司令長官であった。一九一四年夏タンネンベルクの森にロシア軍を撃滅したヒンデンブルク元帥の、社会主義者エーベルトの後を襲ってのヴァイマール共和国大統領就任——彼は結局平和裡にヒトラーに政権を移譲する——も、一九四〇年における、ヴェルダンの〝勇将〟ペタン元帥のヴィシー政権フランスの国家元首就任も、一般に弱体なスペイン軍においてモロッコの反乱に成果をあげたフランコが動くか否かがスペイン内戦初期に反革命の成否を占うとされたのも、同列の現象であろう[7]。不幸にしてついに勇将を生まなかったイタリアだけが、ムッソリーニを〝最も有能な〟独裁者、両大戦間の古典的独裁者[8]のモデルとした)。レーニンは早く脳障害に倒れ、〝武装せる予言者〟（アイザック・ドイッチャー）トロツキーは、政治の決定的瞬間において不思議にいつもモスクワを留守にする人だった。残るは第二級の指導者であった。おそらく、当時寡黙であったが、決定的会議には不思議に必ず出席していたスターリンを除いては。

しかしなお、これらの挫折は、しばらく、西欧の眼に映じなかった。おそらくロシア人にも。ロシアに強国であることを強い、そして、〝ロシアに還る〟ことを強いたのは、おそらく西欧であった。それは単なる政治的干渉と封じ込めの意味を越えているであろう。西欧はユングの意味での自らの〝影〟であることをロシアに求めつづけている、他方で文化をもってロシアを魅惑しつつ（おそらく、誰よりも深くそれを見通しているのは文化人類学者ローレンス・ファン・デル・ポストであろう）。しかしさしあたり、ロシアにおける新事態は誰の眼にも西欧化の前進とみえた。退潮しつつあるヴァイマール文化にほぼ等価な文化に愛惜の念を西欧がいだくのは、その生き残ったわずかな証人が死滅しつつある今日、すなわち半世紀ののちのことである。その一環としてのソビエト精神分析学の消滅はほとんど注目もされなかった。かわってパヴロフの条件反射学が注目され、西欧からの留学生を集めた。ヴァヴィロフの植物学がそのグローバルな調査に基づく栽培植物の起源をもってその領域を領導（リード）していた。そしてヴァルガの主宰するレニングラードの世界経済研究所は資本主義経済の精密な報告書を刊行しつづけた。両大戦間の華麗な混乱の中で、西欧知識人にもある皮肉をもって「唯一の信頼できる書物」と評されたこの報告は、事実、世界大恐慌を予見しえた唯一のものであった。スターリン時代に至る中間段階に、このように〃科学に限ってグローバルな視野に立つ学問の時期〃があったことも半ば忘却されている。それはポントリャーギンをはじめとするソ連数学が世界の一中心であり、コペンハーゲンのニールス・ボーアを所長とする理論物理学研究所においてソ連からの俊秀が最も高く評価される仕事を次々と生んだ時代であった。[9] ソ連は探険隊を北極海地域をはじめ世界各地に送った。その蔭で精神医療は次第に西欧的という意味で近代的形態をもって再登場するかにみえた。

そして、五カ年計画は順調に進行しつつあるかにみえ、ドニエープル、ドーンの巨大な発電所建設が注目された。それは不況にあえぐ西欧にとって眩ゆいものにさえ映じた。帝政時代に比して家畜は半減し、コルホーズ、ソフホーズへの農業再組織化に努力した政府は農民の意識せざる抵抗に苛立っていたけれども（その後急速に農村の過疎化が生じる）。

スターリン時代以後はおそらくいまだ歴史に属しない。歴史として本稿はすでに歴史に属するものならば昨日の事件でもとりあげると同時に、いまだ属さないものは、おそらく一〇〇年の過去でもとりあげえない性質のものである。

スターリン時代はいまだ、ロシア人によってすら十分理解されていない。彼らはフルシチョフ時代初期の短い〃雪どけ〃時代のあと、スターリン時代を端的に否認し、あたかも存在しなかったのごとく扱わんとしている。そして職務忠実なテクノクラートと年金を保障された民衆との二重構造をとりつつあるごとくにみえる。その点に限り、ジェントルマンとパブリックの、〃ほとんど異なる人種より成る〃といわれたイギリスの一面に通じる一種の福祉国家の形態を思わせないでもない。

もはや、唯物弁証法は、熱心に読まれず、フルシチョフ時代以後、ほとんど新しい哲学書を出さず、教育においてはほとんど〝修身〟の時間のごとく扱われている。公式的ロシアは一九世紀ヴィクトリア朝イギリスよりもさらに偽善的さらに無思想であるようにみえる。[10]

逆に現代ロシアには巨大な対抗文化が存在するのではあるまいか。一つは知識人によるものである。最も苛酷な時代にも、西欧よりもはるかに特権的なモスクワ大学生は、ブルジョワ文化研究の名の下に、カフカの作品にすら接することができた。さらに、高給をもって遇される知識人の憩う黒海沿岸の別荘（ダーチャ）には暗黙の政治的不可侵性があった（その知識人がたとえ九九パーセントは無能で体制迎合的であるとしても）。ソビエトロシアの現状に照せば生ける文化の維持に不可欠な有理的投資と解さるべきであろう。さらに科学者は強国ロシアのために必要であった。しかも軍事的必要によって、彼らを国内にとどめつつ高い活動性を発揮させつづけねばならなかった。*Nature*, *Science* をはじめとする西欧の科学雑誌はただちに復刻され彼らに配布されつづけた。これらは逆説的にもスターリン体制における vital part であった、このことばの、〝重要不可欠〟と〝弱点〟という二つの意味において。地下文書文化（サミズダート）はその必然的帰結であろう。

いま一つの対抗文化は東方教会・ロシア正教である。現代ロシアほど教会で熱烈に祈りがささげられ、厳粛に典礼が行なわれるところはない。[11] おそらくヴァティカンを除いて同時に一カ所で数万人の信者が神父の祝福を受けるところは残存するロシア正教寺院以外にない。その自ら命名した〝大祖国戦争〟（パリシャーヤ・アチエーツストヴエンナヤ・ヴァイナー）に民衆を動員する必要による、スターリンの信仰緩和に端を発し、ロシアにおけるひそかな宗教復興は今や底知れぬ深さを帯びたかのようにみえる。聖書がかくも高価にそして隠密裡に取引される国はない。

二つの対抗文化は、知的選良の文化と大衆の文化として区別されるかにみえる。しかし、一見知的選良の文化とみえる例も、後者からまったく遮断されているわけではない。一つは同じく聖書の民であるユダヤ系市民の関与によって。いま一つは端的にロシア人であることによって。この二つの対抗文化の通底路を明文で表現しえた時、ソルジェニーツィンは国外追放されざるをえなかったであろう。逆にいえば、二つの対抗文化が別個のものと内外に受け取られている限りにおいてソ連政府はこれを寛容しうるのであろう。

かくてロシアは、本稿の最終において論ずるものの除外例を成すかにみえる。その精神医学がシニカルなまでに唯物的（弁証法的唯物論でなく）であり、そこになお（一九七八年現在も生存しているとすれば）ベリヤの情婦が幽閉され、反体制知識人に対するハロペリドールの、抗パーキンソニズム剤併用を行なわない投与が、いかに告発さるべきであろうとも[12]。

おそらくスターリン時代なるものの総体の表現がみいだせない理由は、〝雪どけ〟時代そのものの中に内在しているであろう。イリヤ・エレンブルクは、かの革命直後のヴァイマール文化的百花斉放の時代をパリに亡命していた人であり、ソルジェニーツィンは〝大祖国戦争〟において青年将校だった世代に属している[13]。

この時代（正確には第二次大戦直後）の雰囲気の極限を捉えたのが『イワン・デニーソヴィッチの一日』であるとすれば、逆説的にも、その雰囲気の総体を、少なくとも種々の局面を臨場感をもって捉えたのは、シベリアに捕虜たりし日本人高杉一郎『極光のかげに[14]』であろう。

スターリン時代の雰囲気自体はその書にゆずるが、それは、ロシアが再びロシアに引き戻された時でもあった。少なくとも過去を振り向いた時であった。ヴァルガの報告に代わって精密に校訂されたマルクス・エンゲルス全集の刊行が前景に出た時代、帝政ロシア期の文学者の全集が次々に出され、民衆も熱烈に読んだ時代であった。華麗なロシア・バレーがモスクヴァの外交官社会を瞠目させた時代、ペイプス湖畔にドイツ騎士団を破ったアレクサンドル・ネフスキーやイワン雷帝（グローズヌイ）やナポレオンを破ったクツーゾフ将軍の評価された時代であった。ロシア人が隊伍を組んで歩くことを始めた時代であった。スタハーノフ運動の時代であった。スタハーノフ運動は業績原理的な西欧の勤勉の倫理とも、成果にまして努力自体を評価する〝努力賞原理〟的な日本のそれとも異なる、ノルマの何倍（時に何十倍）を果たすかという端的な力と量の倫理であり、〝力の英雄〟原理の倫理であった。そして、この時ほど英雄（ゲローイ）ということばが乱用された時はない。「世界共産主義運動の指導的位置としてのロシア」であるはずが、次第に逆転した論理のもとに、世界資本主義に対する唯一の社会主義の砦を守ることが全世界の共産主義者の最優先の指導原理（ガイディング・プリンシプル）であるとされた。第三インターナショナルは形骸化した。

キーロフ事件にはじまり、トハチェフスキー事件にきわまる一連の粛清がなにゆえであったかは、まだ歴史[15]に属しない。トハチェフスキー事件は、まさに自らの腰掛けている木の枝を切り落とす行為であったとしか思えないのだが。

当時の資本主義諸国は、いずれも第一次大戦の経済的疲弊から立ち直るいとまもなく襲ってきた大恐慌とその余波にあえいでいた。一九三五年、ムッソリーニは、一〇年にわたる〝賢明〟な独裁政治（それはローマ周辺のマラリアを絶滅させ、確実に届く郵便と正確に運行する鉄道をもたらし、経済恐慌からかなり巧みにイタリア資本主義経済を守った）の果てに、その破滅の第一歩であるエティオピア遠征に乗り出した。それは一八九六年の、西欧資本主義国軍が非ヨーロッパ国に降伏した稀有な例として有名な〝アドワの屈辱〟に報いんとするものであった。しかし、国際連盟はこれに弱い経済制裁しかとりえなかった。同年の中国東北に対する日本の侵略についても、一九三六―一九三九年のフランコの反革命に対しても同様であった。これらは資本主義内部の矛盾であり、さらには共謀とさえ、国を閉ざしつつあるソ連には映じたのかもしれない。しかし、一九三〇年代初期までのソ連の世界経済研究は正確に事実を伝えていたはずであり、一九三〇年代は西欧に共産主義思想が最も受容された時代（たとえばこの時期の代表的な英国詩人は、T・S・エリオットの弟子であると同時にほとんどすべて社会主義者であり、少なからざる者がスペインで義勇兵として戦った）であり、グローバルな研究に代わって、世界に張りめぐらされたソ連諜報網が最も誠実な協力者を得やすかった時代である。実際、一九三九年に第二次大戦が開始された時、連合国はほとんど出師準備がなく、ドイツ国防軍すら戦争を二、三年後に予想していた。事実、ポーランドへのドイツの電撃戦ののち、一年間は西部戦線において「奇妙な戦争」といわれる不戦闘状態が続く。そして、ソビエト政権転覆の陰謀は跡を絶っていた。政権成立直後の干渉戦争時ですら連合国は勝利せず、社会主義政権に反対する政権を擁立する試みはすべて失敗していた。ロシアに軍を進めて力で勝利した西欧軍はなかった（日露戦争と第一次大戦におけるドイツへの降伏は戦勝・戦敗両国の内部事情に負うことの多い、条件つきの講和であり、いずれも国内への侵入ではなかった）。

したがって一九三四年から一九三九年に至るソ連史は謎である。スターリン個人の性格やロシア人の xenophobia（外国人恐怖）に帰することは、浅薄のそしりをまぬかれないだろう。しかし、この時期、特に一九三七年において第三インターナショナルとロシア国民のこうむった苦難は著しかった。その代価は何だったのか。一九四一年秋にはじまる独ソ戦の初期、ソ連軍は文字どおり潰走し、民衆ははじめドイツ軍を解放軍として迎えた。降伏したソ連軍の少なからざるものがドイツ側に立つロシア人師団を組織した。スペイン市民戦争末期におけるソ連の国益優先の態度が西欧知識人を決定的に共産主義に背反させ、中国共産党員はこの時期のソ連から派遣された指導員に失望し、後年の中ソ対立の最初の種子がまかれたのである。ソ連を立ち直らせる余裕を与えたものは、例年より早く到来した冬将軍（ゲネラール・マロース）とドイツ軍のなお馬匹にたよるところ大なる補給の脆弱と、急遽国民からセーターを徴発して前線へ送ったほどの、兵士の耐寒装備の貧しさと、粛清に生き残った将軍ジューコフの、一九三九年のノモンハンにおける対日局地戦の戦訓を生かした戦略と、彼の巧みな士気振興と、そして、ロシアの民衆をゲリラ戦に踏み切らせたドイツの苛酷な人種政策であった

（ある意味ではナチス・ドイツの戦争は、西欧に対しては自己を認知させるための戦争であり、東方に対しては一四世紀以来の Drang nach Osten（ドラング・ナーハ・オステン）の継続であるようにみえる。少なくとも、彼らのついに実現しなかった戦後処理計画をみれば、そのように読み取れるのではなかろうか）。

いずれにせよ、スターリン治下のソ連は、その性格の一環として、ロシア的科学を追求した。それは奇しくもアメリカ的科学を追求したのとほぼ同時期であった。しかし移民の国アメリカとその結果は対蹠的であった。ゴーリキーさえ暗殺（?）された後の文化的不毛の中で、ルイセンコの遺伝学、レペシンスカヤの細胞学、オパーリンの生命起源論とともに、パヴロフの条件反射学がロシア的科学として賞揚された。パヴロフのすべてがスターリン治下のソ連医学に継承されたわけでなく、一部はイギリスの行動科学の一源泉となる。またパヴロフは、革命前に自己の体系をすでに築きあげていた点でも、また端的な学問の純正性においても、ルイセンコと同日に談ずべき存在ではない。しかし、ソ連の科学政策は生物学・医学を広い文脈においては「唯物弁証法的ダーウィニズム」の下に立つべきであるとし、狭義においては彼らの理解した限りでのパヴロヴィズム、すなわちネルヴィズムに基づくべきものと規定した。パヴロフ自体、着実に、精神医学的諸事実の説明へと実験を進めつつあった。そして、実験神経症からヒポクラテースの四気質に最もよく対応すると彼自身見なしたところの四類型を抽出し、さらに精神病に進んで、分裂病を条件反射学にいう超限的制止によるものとした。彼の死後、イワノフ＝スモレンスキーらは精神病理論をこの方向に追求し、ブィコフらは内臓疾患がいかに大脳皮質に左右されるかを実証した。しかし脱スターリン下の時代に彼らの業績も行方不明になったようにみえる。医学は、各分科を越えた一元性の面を歴史上けっして失うことはなかったが、スターリン治下のソ連医学は事実においてこの一元性を欠いていた。一九五〇年代において最も詳密な病理学図鑑を刊行し、最も精緻な外科手術器具を開発したソ連医学は、他方、要人の血液疾患の診断に西ドイツの医師を招かねばならなかった。そしてスターリンは一九五三年、「ユダヤ人医師陰謀事件」と呼ばれる、彼の死後、まったくのフレームアップとされた事件のさなかに死亡した。彼はソ連医師団えり抜きの侍医たちへの不信の中で、すなわち自国医学と医師への全き不信の中で死亡した。

今日、一部の専門家を除いて厖大なスターリン全集をひもとくものは少ないだろう。彼はその最盛期にほとんどすべての科学において決裁者（最終的裁定者）の位置に立った。彼が、相対性理論を晩年否定したとはいえ、物理学と数学の著作を行なわなかったのは賢明であったろう。しかし、最晩年の二著作にはそれまでと異なった音調が感じられる。彼の最後の著作は未来における資本主義諸国間の戦争であった。それは裏返しに社会主義諸国間の戦争（中越戦争）、あるいは臨戦状態（中ソ対立）を予言したようにみえる。また、戦後にものされた言語論は、ロシア語の偉大性を強調し、同時に言語を歴史の（弁証法的）発展とは別次元のものとした。その中にスターリンの素顔がのぞいているとみるのは深読みにすぎるだろう。しかし、スターリンを解く鍵があるとすれば、当時「叙事詩的荘重さ」と讃えられた、[16]固有のロシア語よりも教会スラヴ系の語の多く混るという、宗教的なまでに重く、パロディーとなしうるまでに権威的な諸著作の中だろうか。

パヴロフの体系――それは具体的にして全体的たらんことを目ざしたかにみえる――の一部が行動科学に転化したとしても、ロシアにおけるパヴロフ主義精神医学の発達を阻んだのは、[17]スターリンの死という外因もさることながら、奇しくもほぼ同じ年に精神医学に適用されはじめた向精神薬の登場によるものであろう。

20 〝向精神薬時代〟と巨大科学の出現

向精神薬の出現が、抗生物質の発見普及と同じ程度に（つまり抗生物質時代 antibiotic era とその以前とにまたがった疾病統計からこの技術革新を無視して何ごとかを述べることを無意味とした程度に）革命的なものかどうかは、いまだ歴史に属さないが、しかし、ソ連製薬化学工業のその面はこの変化を先取するほどに成熟しておらず、しかし、追随できるほどには発達していた（今日ソ連の精神病院で使用される薬物は資本主義諸国とまったく変わらず、ソ連独自に開発した向精神薬は寡聞にして知らない）。

そしてパヴロフ主義は大脳皮質を精神疾患の原因として重視していた。それは、大局的にはほぼ同時代に進行した、アメリカ・カナダにおける縁辺系概念の発見にきわまる脳生理学と対照的であった。クッシングの名と切り離せない、最も純粋にアメリカにおいて発足した医学分科といいうる脳外科学は、グリア細胞の正確詳細な分類に基づく精密な腫瘍病理学（ベーリーは病理解剖学者出身である）と銀のクリップを使用して止血をはかる技術革新とが結合して誕生したものである。しかし、臨床上は放棄されたところの、てんかんに対する外科的侵襲の副産物として生まれたモンレアル学派の研究をはじめ、アメリカ・カナダの脳生理学は、パヴロフのイヌとまったく対蹠的に条件反射を最も作りにくいとされるネコをおもに用いて発展し、公言されなくとも（しかし「中心脳的」centrencephalic

という表現はすべてを語っていよう）、大脳皮質をある意味で皮質下の縁辺とみなす形で展開された。

付記すべきは、スターリン以後の時代において、ソ連が、アメリカのウィーナー（ロシア出身のユダヤ人で一九三〇年前後のソビエト数学と同一主題を追求した人である）の創始したサイバネティックス（ロシア語のキベルネティカ）を公式に承認したことである。このことは、ロシアにおける厳密に科学的な脳生理学の再生をもたらした（A・R・ルリアなど）。さらにキベルネティカ研究の名の下にかつての構造主義的言語分析の復活をはじめ、種々の知的活動が胎動しつつあるらしい。

公平のために述べれば、アメリカも、その発達した科学工業にもかかわらず、向精神薬の開発者でなく、相対的にはその後も自国開発の向精神薬は少ない。将来向精神薬に用いられる化学物質をサルファ剤と並んで二〇世紀初頭にすでに合成していたドイツ化学工業も、第二次大戦後、そのI・G・ファルベン社のレッペを中心としてナチス時代に開発した高圧合成化学の、戦後処理の一部としての特許公開（いわゆるレッペ反応、レッペ報告書）が、いっせいに世界の化学工業のプラスティック時代に向けての技術革新を起動させたほどのポテンシャルに富んだものであったが、これまた、向精神薬の開発に寄与しなかった。

薬学史[1]の教えるごとく、薬物の発見は、化学工業の発達によること少なく、医学思想とserendipity[2]（みつけ上手）とalertness（目ざとさ）と偶然とに負うこと、実に多いものである。なるほどアスピリンの開発はバイエル社の化学工業によるものであろう。しかし、それはサリチル酸にアセチル基を加えたものであり、サリチル酸の薬物としての発見は、「神はその病いを起こしたまうところに必ずそれを医す薬を置きたまうであろう」という信念のもとに、ある僧侶が、リューマチズムに対する薬物をもとめて湿地帯に眼を向け、そこに生える柳の樹皮の鎮痛作用を発見したことにはじまる（サリチル酸 salitylic acid とは中国語で柳酸（リウシュアヌ）あるいは水楊酸（シュイヤンシュアヌ）と呼ばれるごとくラテン語の柳 salix に基づく造語である）。抗生物質は、一九二〇年代後期、ルネ・デュボスが結核死者の屍体から埋葬後すみやかに結核菌が消滅してカビに置換されていることに着目して、自然界におけるカビと細菌の拮抗関係から、抗生物質をカビに求めるべきことを主張したことに始まる。彼の発見したものは毒性が強くて薬物たりえなかった。これは偶然が彼に幸いしなかったことであるが、serendipity と alertness とダーウィニズム的医学思想とのみごとな結合が抗生物質発見の途を開いたとはいいうる。これは医学思想の勝利であろう。幸運は病院の徒弟出身のため廊下の奥で細菌学の実験を行なっていたフレミングに働いたが、彼がカビに汚染されたシャーレを捨てなかったところに alertness をみることができるであろう。バルビトゥール系睡眠薬から抗てんかん剤が発達したのは、比較的通常科学的な発見であるが、抗結核剤ヒドラジドからの抗うつ剤の発展は副作用としての精神作用に対する alert な臨床眼に起因する。炭酸リチウムの抗躁うつ病作用はまったくの誤りから偶然発見された例である（無名のオーストラリア医師が尿酸塩の作用を研究していた。尿毒症による症候性精神病の症例がヒントだったかどうか知るすべもないが、尿酸のリチウム塩が最有効であることを知った。別の医師がリチウムこそ有効であることをつきとめた。細胞毒として古くから知られ、処女生殖の実験に薄い溶液で用いられるほかは医学に登場しなかったこのハロゲンが精神医学に関係してこようとは誰も予想しなかったに違いない）。抗てんかん剤 Depakene® も溶媒由来で、クマリンの実験中に起こった予想外の serendip な反応にはじまる。

　もとより、化学工業が薬物の開発に貢献しないのではけっしてない。その実用化こそ彼らの本領であることは、ペニシリンが、〝オックスフォード法〟による瓶培養から、放射線による変種の選定によってタンク培養が可能となった後に、はじめて公衆に提供されうる医学の共通財産となりえたこと、過敏症や耐性菌の出現に対して、次々と新しいカビを探索し、有効物質を抽出し、毒性を検定し、更に同一物質の合成はもちろん次々に誘導体を開発したことは、現代化学工業あってはじめて可能となったところである。かくて追うもの（耐性菌、副作用など）より素早くつねにリレー競争をしつづけることが抗生物質時代の一特徴となる。向精神薬もそのような段階にはいっているが、われわれは向精神薬を可能とした諸要因をさぐるためには、二〇世紀前半の――精神医学でなく――フランス医学、特に外科学を特徴づけた思想を述べねばならない。

向精神薬を可能としたものは、普仏戦争後のフランス愛国主義の高揚の中で、ルイ・パストゥールがドイツのコッホに対してフランス科学の英雄、モデルとされるところからはじまる。すなわち、これまで何度もみたように交戦国が次第に相手の文化を取り込むことはもちろん、単に対立を意識することによって相手との相違を意識的に追求し、結果的に微妙な相似性を帯びるようになり、この細菌学的医学の時代、ドイツにおいては、コッホの三原則、すなわち、ある細菌をある疾患の病原菌といわしむる厳密な条件の定立が逆に自国の細菌学と（そこに学んだアメリカ、日本の細菌学）[3]を純粋科学として規定したとすれば、フランスは、非医師パストゥールの多面的な活動の中から、次第に予防法重視を経て免疫学研究への傾斜を強めてゆく。コッホのツベルクリンが、結核治療法として喧伝されたのに、まもなく無効であることが証明されたのに対して、パストゥールは、それより早く狂犬病治療ワクチンに劇的な成功を収め[4]、全ヨーロッパから患者がパストゥールの下に馳せつけた。ついで炭疽菌に対するワクチン（もっとも菌の病原性発見自体はコッホ）。そもそもパストゥールの研究は広範囲にわたる生化学、生物学の諸領域における決定的な業績であると同時に、深くフランス醸造業や蚕糸業と深く結びついていた。[5] フランスは今日なお基本的に農業国であり、大革命とともに土地を取得してつねに保守派を形成する勤勉な農民層が生れていた。酒石酸に関する最初の研究は旋光性の発見にはじまり、分子内の原子配列の問題、すなわち立体化学なる一分野をひらくものであったが、出発点は葡萄酒樽に附着する酒石の問題であった。つづく発酵の研究では発酵現象の原因を問うて乳酸菌の発見に至り、同時に嫌気性菌の存在を知り、さらに有名なパストゥール瓶を用いて自然発生説にとどめを刺したが、これは同時に今日なお pasteurisation の名を冠する低温殺菌法の開発によってフランス醸造業に多大の利益をもたらしたものであった。つづく蚕病の研究はこの病のために危機に瀕していたフランス養蚕業を救った（一八六七）。ここから次第に細菌学研究に深入りするが、この新たな方向づけはフランス医学近代化のチャンピオンとしての国民的支持を背景にしたものであろう（はじめフランス医師団は非医師パストゥールに冷酷、少なくとも冷淡であった）。しかし、彼はつねに応用への関心を失わず、各種の殺菌法や無菌法、予防接種の開発を次々に生み出した。[6] そしてコッホが厳格に弟子を育てていったのに対してパストゥールはその研究所（その後、アテネ、ペテルスブルク（レニングラード——革命後も存続し活動している！）、サイゴンなどにつくられる）に多面的な活動を準備した（パリのパストゥール研究所は現に分子生物学のメッカであると同時にフランス最大のワクチン製造業者でもある）。[7] 二〇世紀にはいって次第にフランスは免疫学重視の方向に向かった。

他方、〝偉大なるビルロート〟に象徴されるドイツ・オーストリア外科学が、しばしば大胆な手術を行なう（脳への侵襲は全例ことごとく悲惨な結果を生んだ）とともに、内科学との対抗意識もあって、「ただメスのみをもって治す」純粋外科学を指向し、一時期は、患者が薬物を求めても少量の葡萄酒か塩酸レモネイドしか与えないまでに至った。これに対して、〝教室の伝統〟なる思想になじまず、[8] 他方、一〇〇パーセントの死亡率に結果する手術の敢行などは許容しない、より自立的な市民階級からの圧力下に、フランス外科学は次第に止血、血管外科を通じて生体側の反応を重視するようになる。それは二〇世紀初期の外科医ルリーシュの『外科の哲学』に定式化されるところであり、次第に免疫微生物学、自律神経系の実験病理学に接近する。レーイの〝なぜ人間にしかチフスが生じないか〟(動物では菌血症に終わる)という疑問に始まる自律神経の超限的反応の研究、モサンジェの自律神経・内分泌系の包括的研究、パストゥール・ヴァレリ＝ラドらの過敏症状態における血管収縮反応の研究などは、次第にフランス侵襲学 (aggressologie ──被侵襲学と訳すべきであろうが)の系譜を形成していった。

それはフランス精神医学・心理学が、精細な症状研究を前世紀に引きつづき行ないながら、外科学とは対照的に、きわめて静的な理論構築をめぐって論争を行なっていた時期であった。しかし、一九三〇年代にはじまるフランスの知的鎖国とともに、フランス医学はほかの医学圏に知られなくなっていった。

ナチスの占領は、フランス医学を励磁したごとくにみえる。[9] そしてドゴール側に投じて自由フランス海軍の軍医となった外科医ラボリ[10]は外科手術侵襲後のショックに着目して、低温ショックや感染後ショックも含め一般に自律神経の不調和振動反応の概念に至り、ルリーシュ、レーイ、モサンジェの系譜につながる。ここでの彼は、交感・副交感の両自律神経系の反応をともに完全に停止することが可能ならば、術後不調和振動反応とその〝針の振り切れ〟あるいは自律神経系活動自体の疲弊としての遅発ショックをなくすることができるとして、そのような薬物あるいはその〝カクテル〟──遮断カクテル──を開発した。これに基づく冬眠麻酔という技術革新は、一九四六年以降の、〝サン・シール（フランス陸軍士官学校）の年間卒業生よりも多くの将校が年々戦死した〟ヴェトミン対フランスの戦争において活用され、その有効性を証明し、急速に外科領域に普及した。これを一九五二年に精神科領域に適用したのがドレイであった。しかし、「精神医学は物質としての薬物を外科学から導入したが、哲学の方は導入しなかった。かわって〝薬理学的ロボトミー〟という、より陰欝な哲学の下にその精神医学における使用が発足したのである。向精神薬を生んだフランス外科学には「自然治癒力を科学的に解明しその好ましい面と新たな病的現象をつくる好ましくない面の両面をにらみ合わせて治療戦略を立てる」という〝外科学の哲学〟（ルリーシュの著書名）があった。精神科医が最も即物的とみなしがちな外科学に哲学があり、精神医学が薬物をメスのごとくに用いたのは笑って済まされない歴史の皮肉である(11)」。

ラボリは、系統発生的に副交感神経系が先行し、遅れてその中から交感神経系が分化することから、生物体は過大な侵襲に対して、まず「屈伏の戦略」、すなわち体温低下、心搏緩徐、血圧低下、筋弛緩、知覚・反応性鈍化、グリコーゲン合成、等々をもって反応するとした。いわば嵐の前にひれ伏してその通過をまつ戦略である。敏活な運動能力の発達とともに、遅れて「反撃の戦略」が発達し、前者を掩蔽するまでに至った。すなわち体温上昇、心搏上昇、血圧上昇、筋緊張、知覚・反応性敏活化、グリコーゲン分解、などである。そして「即時ショック」choc instantanéといわれる侵襲直後の副交感神経系性ショックは、前者の遺残物であり、すぐ強大な交感神経系性ショックにとって代わられる。両者は交代しつつ次第に減衰していく。

三〇年後の今日からみれば、ラボリははやく東洋哲学への傾斜を深め（当然、一元論的医学への傾斜でもある）、外科生理学的な追求を行なっているのはラボリ夫人のグループぐらいとなった。外科麻酔も次第に端的な技術となり、こんどはブチロフェノン系の、たとえばドロペリドールを精神医学から導入して、それと強力な鎮痛剤との併用下に全身麻酔における麻酔ガスの量を少なく、酸素量を高めようとしつつある。輪は一巡したのであろうか。

それはともかく、薬物開発における不可欠な受け皿としての西欧製薬業はローヌ川、ライン川、マース川をつなぐ、一千年以前、聖ヒルデガルト・フォン・ビンゲンが西欧最初の薬学を発祥させたと奇しくも同じ、かつて〃僧院渓谷〃と呼ばれた地帯に存在する。

氷河の侵食によって固有植物相の貧しいヨーロッパにおいて、その種(スピシーズ)の半数は、氷河にけずられず、またよく開析（地理用語で「水の侵食の進んだ地形」）された地形のギリシアに存在する。多くの薬草はギリシアに起源し、地中海が回教徒の海となって、西欧が地中海世界から遮断されたのち（おそらく鎖国がわが本草学を生んだのと類似の事情によって）、また貨幣経済の縮小に伴って、西欧がみずからの貧しいフローラから薬物をみつけ出す必要が生じたのであろう。そして、また、大航海時代が薬学的発見時代であるゆえんもこの西欧植物相の貧困にあるのであろう。この渓谷はまた魔女狩りの最も激甚な一帯であったが、大航海時代における新大陸・アジアの薬物輸入は、中世における女性治療文化（〃治療する老婆の文化〃を含む）の撃滅（これはヨーロッパの〃親殺し〃の一例である）を可能にした一因であるかもしれない。

この谷が三度目に歴史に登場する時、それは、水資源か石炭かあるいはそのいずれにも恵まれ、知的で勤勉な労働者が住む地帯となっていた。一九世紀の産業革命は化学工業に及び、パーキンの合成藍がインドの天然藍を駆逐したことにはじまり、ドイツの巨大なI(イー)・G(ゲー)・ファルベン（戦後解体されていくつかの社となった）をはじめ、フランスのローヌ・プーラン、スイスのチバ、ガイギー、ロッシュ、等々の染料工業が成立する。これらの化学工業の研究室は厖大な種類の化学物質を造りだしていた。すでに述べたように、クロールプロマジンもサルファ剤も一九〇〇年を距たる数年にして合成されて半世紀近い眠りを研究室の戸棚で眠った。これらの中から低分子の抗ヒスタミン剤がフランスのアレルギー性血管反応をはじめとする免疫学的研究あるいは血管性ショック研究とともに採用された。ラボリらの段階は、この中から一つあるいはその組合せでショック防止と冬眠麻酔を実現する段階であったが、そのために彼はこれらの「合成薬品の大貯水池」を利用することができたのである。それはまた、これらの染料工業から製薬工業が分化する過程に抗生物質とともに巨大な加速を与えた（この分化を他方で加速したのは既述のごとく、ナチス・ドイツ敗戦による、レッペ反応群の公開にはじまるプラスチック工業の出発であった）。製薬工業それ自体が巨大資本として成立した。

遅れてライン・マース河口のベルギーに本社を置くヤンセン社が開発したブチロフェノンは、クロールプロマジンにはじまるフェノチアジン系薬物に並ぶものとして、向精神薬の第二期を開いたが、これが「ヨーロッパでは有効だがアメリカでは無効」として、合衆国における使用が一〇年近く遅れたのは奇妙な事実である。それは日本よりも遅れたので、わが国の研究者が最近とみに多くなったブチロフェノン系に関するアメリカ合衆国の論文を読む時には、当分上記の事実を念頭におく必要があるだろう。

最近の、人工透析による分裂病治療の試みはまだまだ歴史に属さないが、はじまりは、イギリスの麻薬研究における対照動物脳における微細なモルヒネ様作用の注目にはじまっており、これ自体は、実験の失敗をけっして捨てず（飛躍的に詳密なウイルス構造を写し出し、分子生物学の起動力の一つとなった電子顕微鏡における陰画染色（ネガティブ・ステイニング）はタングステン酸を用いる通常の陽画染色（ポジティブ・ステイニング）の失敗にはじまる)、それを発見の契機としてみ、かつ陰性結果の簇出にもめげない執拗さを持つ(ソールズベリ研究所のグループは厖大な陰性結果を一〇年積み重ねたのち、pH5, 33°–35℃という極端な培養条件でカゼ・ウイルスを発見した、そのようなものは存在しないとの他国学者の嘲笑をよそに——)イギリス科学の伝統に発するものである。しかし、いわゆる脳内モルヒネ様作用物質の発見から人工透析の開始までのいきさつを含めて、精神医学における生物学的手段をみれば、いくつかのことが注目されよう。

第一は、精神医学の枠内に発する方法は、問題の多い電撃ショックを除けばほとんど実を結ばなかったことである。第二は、隣接科学からの成果が導入される時、その成果を生んだ〃哲学〃がしばしば忘れられることである。第三は、人工透析の今後はともかく、それにみられる内科医の意欲に象徴されるごとく、精神医学の医学化(メディカリゼーション)への底流は依然強力なことである、時にそれはロボトミーのごとき噴出をもみせたのであるが。第四は、この医学化という過程の内容が二〇世紀後半において急速に変化しつつあることである。二〇世紀前半を原理発見の時代とすれば、二〇世紀後半は巨大なエネルギー供給に支えられてその——時には効率を無視することによる——原理を極限まで延長して物質化しようとする原理応用の時代であるともみられよう。いわゆる巨大科学を可能にしたのは、第二次大戦後の社会経済変化に伴う、科学のこの変化である。この変化は、脳波計を小型化したというだけでなく、たとえば、宇宙衛星から送られるノイズの多い情報を〃編集〃して微細な(たとえば火星の地形)差異を可視的とする技術[12]からコンピュータ断層撮影が派生したことに象徴されるごとく、巨大技術の波及は精神医学領域をもひたしつつある。この事実は医学自身の性格を変えつつあり、すでに癌とその治療の壮大なキャンペーンにみるごとく、高価複雑な方法が優先して追求される偏向は、大学における理化学研究が、政府を介し、あるいは直接、巨大資本と結合した莫大な研究投資の下における推進に取って代わられたことによって、ほとんど必然となるかにみえる。

もっとも、巨大科学の副産物を応用した検査技術には、しばしば患者への侵襲性を低下させる方向がみられることも注記する必要があろう。向精神薬の一つの長所はその不快感（少なくとも爽快感を伴わないこと）であり（部分的にはその点のチェックが行なわれてのうえの結果でもあるが）、心理的依存の発展があまりみられないことも付記すべきだろう。

第二次大戦後、一般医療技術の（医師という個体への）一身具現性は大幅に減少したが、このことは相対的に精神医学を他からきわだたせることとなった。向精神薬の出現は、むしろ、医療技術の太古よりの一身具現性の最後の砦ともいうべき精神療法の適用範囲を大幅に拡大し、また、両大戦間における分裂病への精神療法家のごとき例外的存在でなくとも可能なものにしつつあるかにみえる。

21 神なき時代の西欧精神医学

ヨーロッパにおける「神なき時代」がいつ始まったのか、をいうことは困難である。ウェーバーは、すでに、ピューリタニズムの中に、父なる神が死滅し、次第に神なき時代へ向かう過渡現象をみていた。むろん、それは本質的に一九世紀人であるウェーバーの思想であり、彼の父との特殊な関係をも念頭に置かねばならないだろう。しかし、英語史において self-（自己）という前綴を持った単語がにわかに簇出するのは、一六―一七世紀、つまりこの時代である。カトリック圏の言語においては、この現象は著者のみるかぎり生じなかった。むろん、二〇世紀になると、autocritique（はじめはロシア語ではないかと思う――自己批判）という奇語まで生じたけれども。

むろん、この「自己」ははじめ、神の前における自己であり、（カルヴァンでなく、ルターの言であるが）「信仰によってのみ義とせらるる」自己であったろう。しかし、次第に自己がひとり歩きをはじめたことは事実である。次第に「自己」主張は西欧人のもって美徳とするところとなった。中世西欧人にとって、それは慮外のことであったはずである。またルネサンス人はさまざまの自己主張を行なったようにみえるが、しかし、彼らの自己主張は、政治的、日常的な自己の主張であった。たとえばマキャヴェルリは、自己の政治的生命が完全に断たれた時に、その全き断念においてあの激烈なしかし冷静な自己主張を行なったのである。一般にルネサンスにおいては「宇宙」のほうがはるかに問題であった、それがいかなる宇宙であるにせよ。ジョルダーノ・ブルーノは、一九世紀のシェリングの『ブルーノ』ではない。

ルネサンスの商人たちはけっして神を否定しなかったが、彼らはもし神が存在した場合にそなえてどの程度投資すべきかを乾いた思考で計算したのであり、「どれ、一般的善とやらに今日は割りあてるか」は彼らの日曜日の朝にルネサンス都市のプラザにおいて交わされる挨拶でありえた。そこにシニシズムとひそかな神への畏れを読み取ることは可能であるけれども。免罪符もこの文脈において眺められるべきであろう。

特に、魔女狩りに対する抗議者、なかんずくワイヤーが、今日、進歩・蒙昧の文脈でとらえられているのとはいささか異なり、その抗議「魔女狩りにくみするもの、特に医師にしてそうであるものは、医師（あるいは人間）として謙抑の美徳を忘れ、人が人を審くという傲慢（ヒュブリス）の罪を侵している」という文脈において行なったというほうがより真相に近いだろう。ジャン・ボダンのごとき主知主義者はかえって魔女狩りを推進したのである、仮想された「魔女の文化」を暗く、蒙昧な、遅れたものとして（当時、〝中世的〟ということばはまだなかったと記憶するが）。

しかし、神の前にただ一人「自己」として立つというピューリタニズムは、次第に「自己」を肥大させたのではなかろうか。そして、神が次第に遠のくとともに、肥大した自己だけが残った。それは単なる前綴よりも、ego という、ラテン語においては稀にしか使用されない単語を借用して、次第に自立的となった（「個室の成立」より遅れること約一世紀である）。

一般に外向的であった一八世紀（シャフツベリーやヴォルテールを考えられればよい）には、感覚する主体としての人間に焦点が当てられた。ドゥ・ラ・メトリーの人間機械論は、性急にその主体をも否定したが、このいささか軽佻な唯物論者、フリートリッヒ大王の被庇護者であった医師が、その小冊子を、「人間は溝にあふれる草、墻に咲く花と何ら変わるところはない」という意味の一句で閉じるとき、「人は皆草の花のごとく、その栄光は草の花のごとし」という聖書の一句の残映がみえないわけではない（メトリーはこの最後の一句に至っていささかパセティックである）。

一七世紀から一八世紀にかけてデカルトは、「われ思う、ゆえにわれあり」のテーゼよりも、ニュートンにとって代わらるべきであるのに、なお幅をきかせている旧式な渦動説物理学の象徴として知識人に意識されていた。デカルトはつねに唯我論ではないかという暗黙の、時には公然の非難にさらされていた。そしてデカルトは、「われ思う、ゆえにわれあり」の発見の感謝として聖母に奉献している人物、ティコ・ブラーエ、ケプラー、ガリレオの物理学よりもむしろスコラ哲学のほうに精通していた人物、「すが目の少女」のはかない回想を生涯心にいだきつづけ、また、エリザベート王女への書簡にだけ、独我論の告白を洩らしうるほど、この王女への信頼と愛着を持っていた人物〔西欧で独我論を公言することは今日なおほとんどタブーであり、ヴィトゲンシュタインがその論理哲学論考の公式的価値を疑問視されつつ、なお熱烈に読まれるのはこの公言——と人が解したもの——に最も大胆であったからではなかろうか。彼自身はトルストーイの一書に衝撃を受け、またヴルガータ版聖書——この聖ヒエロニムス訳によるラテン語聖書でなければならなかった——が彼の座右の書であったけれども〕、オランダで商人たちのささやきを鳥のさえずりとききつつ、〝思想も凍る〟スウェーデンに赴き、午前五時にクリスティーナ女王に講義して肺炎に斃れた、矛盾に富んだ人物であった。デカルト、ライプニッツ、そして二〇世紀の（本質的にはヴィクトリアンであった）ラッセルまで、この系列の思想家は二重の思想——顕教と秘教というべきもの——を持ちつづけた。ただラッセルにおいては、事が逆転して、秘教は、ほとんど熱烈な、神なき信仰告白に近いものとなっているけれども。

一方、神が、いわば〝攻撃側〟の力によって力を失っていったというのは、あまりに単純にすぎよう。

まず、カトリック教会は叙任権闘争以来数世紀の混乱に疲弊していた。法王庁の権威が最も高まったとみられているインノケンティウス七世、グレゴリウス八世の直後に対立教皇の時代が接続する。時には三人の教皇が同時に存在した。このような、国民国家の勃興に先駆する聖俗の闘争があり、中世俗権の武力におおいに依拠する十字軍の悲惨があった。それは中世の最もすぐれた騎士を異境に斃れさせたが、教会もまたひそかに深く傷ついた。そして、ルネサンスにおいて周知のごとく、法王庁はメディチ家（名をもって知られるごとく薬種商出身である）の中にとり込まれ、フッガー家がカトリック司教たちの破産を救い、免罪符がその支払いに宛てられたのであり、ピューリタニズムが復古運動として出発したことは周知のごとくであった。対抗宗教改革も、また、騎士道と「闘う教会」への復古運動である一面を持っている。ピューリタニズムが原始教父時代への復古であるとすれば、対抗宗教改革は民族大移動の波に没せんとするローマ帝国の民衆の護民官の役割を果たそうとした行動する神父たちの姿を彷彿とさせないでもない。しかし、イエズス会は例外的存在であり、典礼問題を契機に一時廃止を命ぜられる。それはほぼイエズス会が利用したところの商業植民主義の終焉とその産業革命への交代の時期に一致していよう。

一六世紀以後、カトリック神学が次第に国民国家における大学に移行し（たとえばデカルトの思想をソルボンヌが審査したごとき）、神についての瑣末的な論議――聖霊がマリアの体内にはいった時、快感を感じたか否かのたぐい――が横行するに及んで、この神を「もの」とみなす神学は（今日でも宇宙において地球にのみ神がその子を送りたもうのか、それはなぜか、それとも銀河系に多数存在すると推定される高等生物の住む星にも送りたもうているのか、その時の御姿はその星の住民の姿なのかというたぐいの議論が存在する――筆者の知るのはアングリカン・チャーチの内部においてであるが）、神の死を加速し、同時に自我を自立的な「もの」とする傾向を強化したのではないかという筆者は思う。少なくとも啓蒙思想は、この種の宗教的〝蒙昧〟に対立することができる何ものかでありうる。それはおそらくピエール・ベイルの批判的な〝辞典〟にさかのぼるだろう。

とにかく俗人による人間心性、特にその暗い面への探究は、退潮しゆく神父、司祭、牧師の生んだ空白に誘致され、ついに精神科医が彼らの代わりをなすようになった(1)。

公衆が精神医学書を読むことも一九世紀に始まっている。それはけっしてフロイトを待ってのことではなかった。一九世紀の大作家たちは、しばしば精神病院の見学や精神科医の講義から霊感を得ていた。神童ウィーナー（サイバネティックスの創始者）は七歳のころ、シャルコーの著作に親しんでいる。ついに二〇世紀中葉に至って、聖職者が精神医学を学ぶに至った（その先駆者はフロイトの友人、精神分析家にして牧師たりしオスカー・プフィスターであろう）。

そして、一九二〇年代から徐々に始まった結核の弱毒化が一九五〇年ににわかに顕著となるにおよんで、きわめてメンタルな面を持ち、長期の治療を要し、常に再発なきを保しがたく、青少年期に発病して多数の慢性患者を生むという結核の位置を、精神疾患、特に分裂病が占めるに至った。これは分裂病者の芸術作品への注目から分裂病親近的な人々の文学、芸術、科学における活動の大幅な承認といった反映を生み、時に、精神病理学において分裂病の物神化とでもいうべき現象を生じたが、一般の分裂病者の位置は改善せず、ナチスの「夜と霧」以後、精神科医、精神医学、精神衛生が公衆から深い疑惑の眼でみられるようになった。ドイツでは、「夜と霧」に関与した大学教授は自殺あるいは裁判に付され、むしろ軍医として前線にあった層によって、クルト・シュナイダーを中心に再建された。[(2)] しかし、"Humangenetik"（人類遺伝学）は二〇年にわたって禁句とされた。一時は精神科医は公衆によって犯罪者視されるに近い状態となり、精神科を選ぶ医学生が激減した。ドイツに限らず一般に西欧精神医学は現在四〇—五〇歳代という世代の空白に悩むようになっているが、一、二世代分の精神科医不足の一因であるだろう。また、フォン・バイヤーによる、補償のための、強制収容所全生残者の精神鑑定[(3)]が、極限状況においてはほとんどすべての人間が精神異常をきたしうることを明るみに出し、西ドイツ精神医学は生物主義からにわかに状況論、あるいはトータルに人間をみようとする意味での人間学を重視し、あるいはイギリスに学んで社会精神医学を前面に出すに至った（これは東ドイツが、レオンハルトを中心に公式精神医学を再建したのと対照的である。また逆にアメリカにおいてはケネディ政権下に生物学的な観点が見直された。これはケネディが姉や父によって経験したところにもとづくものらしい。アメリカでは大統領の疾患が医学の重点を左右することが時に起こる、フランクリン・D・ローズヴェルトとポリオ研究の関係のごとき)。

一九五〇年代に至って、激烈な精神病院改革、あるいは端的な精神医学、さらに精神疾患否定の叫びが全世界にみられ、より隠やかな人たちも、元来は第二次大戦直後(一九四八)に始められたイギリスのナショナル・ヘルス・サービスにおいて「患者を専門病院からただちに一般開業医へ」というシステムのために精神科領域に生じた空白を埋めるべき中間施設と、その背景をなすイギリス社会精神医学を採用する動きをみせた。一方、巨大精神病院は解体に向かい、しばしば一挙に半減あるいはそれ以上の患者退院が特に数千床から二万床におよぶ巨大病院を保存していたアメリカで行なわれた。この結果がどうなるかはとうてい歴史に属しているとはいえないが、そのため、一、四七六病院に二九五、五四四床を持つわが国の精神病院(一九七八年、国会議事録)が世界最大の精神患者入院治療国となった(ただしソビエトは特殊な制度を持っており実状が判明でないので、あるいは……、という保留はありえよう)。

他方、第三世界における西欧流精神科医は、いまだ一国に数十人であり、ファノンのごとき例外を除けば、彼ら自身の声はなお聞かれない。また、一九二〇年代に始まる初潮の若年化を皮切りに、文化や政治体制のいかんを越えたグローバルな現象——たとえば〝学生革命〟[4]——が生じるようになっているが、その根拠と帰結はもとよりいまだ歴史に属さない。

22 ヨーロッパという現象

ヨーロッパは、人類史上、画期的な——そしておそらくは例外的な——現象であろう。

人類が地上に出現して以来、地理学的に大きく地球を変貌させた現象には、少なくとも三つがある。第一は最初の農民である焼畑耕作民の出現であり、それは、地上の一次林を漸減し、絶滅にさえ向かわせつつある。人工衛星による撮影がはじめて明らかにしたごとく、今日なお、たとえば中央アメリカの焼畑耕作の煙は大西洋を越えてアフリカに達している。第二は、遊牧民による過放牧であり、多くの森林や草原を砂漠に変えた。第三が資本主義である。

資本主義は、古代都市とそれを中心とする古代大帝国成立（一八世紀以来のヨーロッパ人がcivilisation（文明）と呼んでいるものの成立）と並んで、大きく社会経済を変えた。

古代都市の成立は、技術史家ルイス・マムフォードによれば、すでに人力による巨大機械の成立であり、今日まで連続する事態であるという[1]。逆にみれば、古代都市の成立あるいは一般にcivilisationとは、人類文化の人間個体への一身具現性の急激な低下である。医師はより古い層より出て、この一身具現性を少なくとも最近まで残していた。特に精神科医は、その意味でも王や売春婦とともに〝人類最古の職業〟といいうるであろう。医療が〝技術〟という言葉に尽しえないものを持ち、このことばに感覚的にもなじみえないのはそのためであろう。売春婦の〝技術〟がきわめて一身具現的であるのにやや劣るとしても。（筆者は戯れに言うのではない。下位文化として〝治療文化〟全体を問題にしているのだ。古代中東の神殿売春を特記するわけではないが。）

しかし、西欧は、非西欧にとって、何よりもまず、西欧を中心とする資本主義経済とその文明に全世界を強制加入させる強大な力であったし、今日なおありつづけている。この強制加入力が西欧を人類史上最も特異な現象にしている、西欧が非西欧の反撃をつねに恐れつづけたにしても。

> ヨーロッパ精神医学は、この特殊な「ヨーロッパという現象」の中に発生した〝精神障害〟をuniversal syndromes（普遍症候群）とし、ほかの文化に発生したそれをculture-bound syndromes（文化結合症候群）としているが、これには少なくともある保留が必要だろう。

なるほど、われわれのものも含めて、今日、精神医学とは、ほぼ西欧精神医学である。これは西欧が——おそらくはその傲慢（ヒュブリス）によって——acculturation（文化同化）と呼ぶものが、精神医療に及んだ結果である。まなざしがすでにそうであるとすれば、その対象もまた、文化同化された社会、すなわち西欧文明への強制加入をこうむりつつある社会の枠を出ない。少なくとも筆者は、宣教師より先に精神科医が足を踏み入れた社会を知らないし、たとえそういうことがあっても、ことの本質はかわらない。かくて、いわば自らの尾を追う犬のごとく、閉じた円環のごとく、西欧精神医学は普遍精神医学のごとく、ほとんど必然的なものとして、自他の眼に映じるのである。

しかし、西欧は、はじめから勝ち誇った存在として立ち現われたのではない。地理学的にアジア大陸の西端の小さな半島であり、近代においてもしばしば、その本来の矮小さに還元されることを恐れつづけてきた。

西欧が、ギリシア・ローマ、あるいはイスラム教文化に対して優越感を持ちえたのは、一七世紀における「古代近代論争」（いずれの文学がすぐれているかという、フランスを中心とする論争）を経たのちであり、一八世紀のフランス人は、中華思想を持ちつつ、なお、中国文明に畏敬を持ちつづけていた。フランス革命は、オランダ独立戦争（とアメリカ独立戦争）との親近感において戦われた（フランス三色旗はあとからの理由づけはどうあれ真の起源はオランダ国旗のタテをヨコにしたものである）が、革命につづく新制度建設に当たっては、中国の科挙による官僚制が模範とされた。アヘン戦争における中国のあっけない敗北は西欧にとっても意外であった。北アフリカ・イスラム教の〝海賊〟たちが西欧の船を襲って身代金目当ての人質を取ることは実に一八八〇年代のフランスによるアルジェリア、チュニス占領まで続いた。地中海が完全に西欧の海になったのはようやくこの年代である。

端的に西欧に自信を持たせたのは産業革命であった。それまでは、二次にわたる囲い込み運動の結果、イギリスが農業の代わりに羊を飼いはじめた時、その羊毛はインドに送られて織られたのであり、マニュファクチュア・インドに対して一次産業国の位置にあった。

アヘン戦争におけるイギリスの勝利（というより中国のあっけない敗北）には多数の要因があげられようが、究極は、産業革命をイギリスが経たことに帰しえよう。逆に、アメリカ合衆国は、一九世紀前半までその富の多くを投機的な捕鯨業に依存し、代将ペリーの来航（一八五三）は、自国捕鯨船に対する薪炭補給基地を日本に求めた意味合いが多い。スペインのガレオン船がメキシコとフィリピンを往来しなくなって以来、太平洋はもっぱら捕鯨船のみを浮かべていた。しかし、つづく一五年にアメリカは南北戦争をわが明治維新とほぼ同時に経験する。次に現われたアメリカはまったく異なったアメリカであった。太平洋航路もその間に打通されたのであった。それから西欧による世界の完全分割まで三〇年を経ない。それは先進科学をモデルに一科学たらんとする医学の、そのまた一分科として精神医学の成立とほぼ、時期を同じうする。

産業革命は自国民の搾取をもって始まり、非西欧民族の搾取にきわまる。インドにおいては織工の右肱を断つことさえ行なって、そのマニュファクチュアを撃滅したのがイギリスである。西欧の倫理が勤勉の倫理から端的な支配の倫理に変化したのもまことにやむをえなかった。この倫理が（キリスト教宣教と並行しつつ）白人を神の荷託を受けたものとし、端的に〝原住民〟が彼らを神と呼ぶのをしばしば拒まなかった。そのようなものとして彼らは威信の保持と艱難への自己規律の倫理を支配の倫理の一つの枝として生みだした。それは、彼らこそ理性を持ち、自我を持つ存在であるとした。この時期が分裂病の発見期と重なることは偶然であろうか。

つねにではないにしても、彼らは、「理性」対「非理性」の文脈において狂気を考えた。その行きつくところ、非理性の極北が分裂病となる（レヴィ＝ブリュール自身が後年否定したにもかかわらず、その『未開社会の思惟』より抽出された〝フォン・ドマールスの原理〟は、非西欧人と小児と狂人とに共通な思惟とされた）。

〝文化同化〟されたわが国においては、明治維新以後、その知識人は、自らになく、西欧人が自然に持ちえているものとして「近代的自我」を想定し、それを熱烈に追求してついに及ばないとする。この「近代的自我」の追求はおそらく二葉亭四迷にはじまり、小林秀雄あるいは中村光夫とその追随者たちにきわまる。しかし、奇妙なことに「近代的自我」なる語は西欧人のほとんど用いない稀語である。著者は、これを魔女狩りのあとに西欧に出現する「無垢なる少女の神話」と一種の対をなす神話、「近代的自我の神話」とみなす。すでに述べたように、西欧においてはシンタグマティズム（統合主義）の破産と「無垢なる少女」の犠牲においてのパラディグマティズム（範例主義）による出直しが西欧をつくったのである。魔女狩りの事実は深く抑圧され、事実、それをヨーロッパの過去に存在した深刻な事実として歴史家が取りあげるのは一九世紀中葉である（ゾルダン＝ヘッペ、一八四三、なおこの本の再刊がつねにヨーロッパの危機と関連しているのは奇妙なことである。すなわち、三月革命前夜（一八四三）、第一次大戦前夜（一九一一）、そして全世界的な青年叛乱のさなか（一九七二）。一九一一年はフランスの歴史家ミシュレの『魔女』La Sorcière の無削除版が執筆後半世紀以上を経てはじめてベルギーで刊行された年でもある。魔女狩りを扱う歴史家には、それほどまで公然隠然の圧迫が加えられたのだ）。

ヨーロッパよりもわが国における世俗化は早く、著しい。江戸幕府はほとんどその成立と同時に檀家制度によって布教を禁じ――宗教の根こぎである――教育と医師の世俗化（家康の医学顧問による「医は仁術なり」の規定は神官僧侶による医術の禁であり、同時に人文主義としての儒教的教養をもつべしとの医師への規制でもある）を行なった。これに対してフランスにおいて公立学校における宗教的教育が禁止されるのは一九世紀も終末であり、二〇世紀においても神学者、神父にして医師は存在し、看護婦の相当部分は修道尼である（ドイツのごとくカトリック・プロテスタント両教の地帯の混在する地域では、プロテスタント圏にのみ深刻な看護婦不足が存在する）。したがって、わが国では、魔女狩りを経ての出直しでなく、はじめからパラディグマティズムによる近代化過程が発足しえたのであり、それは今日まで機能する流通制度の創始者大岡越前守をはじめすぐれた行政官、あるいは二宮尊徳のごとき、荒村の〝立て直し〟の専門家[2]を生みえたのである。しかし、武士階級の城下町集中（土地からの〝根こぎ〟）と、たてまえは武を勧奨しつつ実際は武の行使を禁じるに等しい（彼らも時には武をもって自らの名誉を守らねばならなかったが、その行為は必ずきびしく詮議された。彼らは抜刀の刹那に自己の生死はもとより一家の命運がすべて賭けられているることを痛感しないわけにはゆかなかった）事態[3]は、深い去勢感情を彼らのあいだに生んだのであり、一八五三年以来の尊攘運動が実際はほとんど外国人への攻撃とならず、攻撃はまず自国民、特に自己階級に指向されたことは、その深さを物語っている。彼らが、宋学という、中国士大夫階級が北方騎馬民族によって土地から切り離されデラシネ的官僚となった時代の、したがって〝忠〟を例外的に重視する儒学を押し付けられたことも思いあわせるべきだろう。もっとも、古学、国学、陽明学、蘭学は、これに対する彼らの自己主張として興るが、また、微妙に仕官（階級内地位上昇）を指向していたことも去勢感情の生んだ両義性の一面として述べるべきだろう。（畿内地方をおそらくは例外として）武士の精神的後継者である知識人の、西欧人に生得的で、しかるに自らは努力のはてについに持ちえないとする、近代的自我の追求は、彼らがこの去勢感情を引き継いだことを示唆している。西欧人の眼には、幕末の支配階級は彼らに同質なものを持つ者として威厳に満ちて映じている。明治一〇年代以後（明治一〇年をもって明治時代の開幕とする歴史学者が多い）、西欧人の眼に、日本人はにわかに矮小に映じはじめる。同時に、西欧に滞在する日本の知的選良は、接する西欧人に対して奇妙な被害感を持つようになる。これは現代の西欧歴史学者のもって奇とするところである[4]。この被害感は、おそらく一九三〇年代前半に生を享けた世代までつづく。

他方、激烈な反動は一八九四年から一九四五年まで断続して行なわれた中国への戦争あるいは威圧にみられる。これは、すでに述べたヨーロッパの一連の〝親殺し〟に対応するものであろう。独立後のアメリカがまず行なった戦争も同じく二次にわたる英米戦争であった。それは、一九世紀最大の戦闘であった南北戦争を経て、一八九八年の米西戦争へとつづく。微々たる勢力であった一九世紀後半の米海軍の飛躍的増強はこの時期に始まっている（米西戦争当時の米海軍は沿岸防衛艦と通商破壊艦（trade destroyer 現在はない）より成り、北部を西欧よりの仮想敵にゆだねて南部の複雑な港湾より海上ゲリラ戦を挑むという完全に小国海軍の戦略に基づいて編成されていた。米国海軍が、清国からの賠償金により建設された日本海軍をしのぐのは、ほぼ一九一〇年であることを意外とされる読者もあろう）。

しかし、根はさらに深く、西欧の成立自体にあるであろう。西欧は、最も多く、相矛盾するものを摂取して成立し、成長した文明である。ここでは、二、三の文明との比較にとどめよう。

彼らは、袂を分かってインド亜大陸へ向かったインド・ヨーロッパ語族同胞とは違って、輪廻転生を信じなかった。人生は一回限りのものである――これはごく少数の例外を除き、前ソクラテス派から現代の哲学者までを一貫している思考である。これは一般には歴史意識を、特殊には現実における個我の意識を指向するだろう。また、西欧人は宇宙とその始源以来の時間をインド人に比べてきわめて狭く短いものと考えた。これもまた、個我の相対的無力を減殺する方向に向かうだろう（それでもパスカルは無限の宇宙の前に戦く、二〇世紀のT・E・ヒュームは世界の混沌の前に）。インド大乗仏教の哲学者は、「万物は束ねた芦のようにたがいに相依り相待つもので、すべてのものはその自体としてはあるともないとも言えない」（ナーガールジュナ）、「とくに意識と世界との関係がそうである」（ヴァスパンドゥ）と考えた。またウパニシャッドの哲学においてはもっぱら自我（アートマン）が、大乗仏教哲学においてはもっぱら意識が問題になる。これに対して、西欧では原子論が主流であり、また自我と意識はしばしば等置された（それゆえに無意識の存在を西欧はかたくなに長く拒みつづけたのであろう）。むろん大乗仏教に「自立中観派」があり、西欧にも相依相待の哲学はあるが、それらはいわばじゅうたんの裏模様である。また、ヒンズー教徒は人間よりも牛を上位に置いたが（これはマラリアを牛に引きつけることによって現実にインド亜大陸におけるマラリアの脅威をアフリカに比して格段に低下させているという見解がある）、西欧はつねに人間を最上位に置き、人をつねに神の肖姿と考えた。インドにおいては西欧における意味での神はなく、仏教においてははじめから無神論であり、人格としての仏陀もつねに遠のいて非人格化し、手の届かぬ彼方にゆく傾向があった。またカースト制に比すれば、ギリシア・ローマの奴隷制や中世農奴制もはるかに流動的であった。このこととインドにおける教会の不成立とは関連性があるだろう。おそらくカースト制と教会とはほとんど相いれない。たしかに仏教はカースト制を否定した。仏教はその無我論と縁起論――一切物自性空――とカースト制否定によってヒンズー教における一種の清教徒革命の色彩を帯びる。それが修道院に比すべき僧舎（サンギャ）を成立させたのであろう。しかし、仏教は大乗に至ってほとんど別々といえるような二宗教に分解する危機に至った。覚者向きと大衆向きの二つであり、後者のためには涅槃に代わって西方ペルシャより輸入された浄土が用意された。これに対して教会は、このような分解に対してつねに用心深く、グノーシス派から中世神秘主義を経てテイヤール・ドゥ・シャルダンに至るまでの少数者のための秘教主義にきわめて警戒的でありつづけた。一方教会は、護民官のごとき現実活動を行ないつづけた。

実際、教会は、西欧にきわめて独特なものである。それはそれ自身の法と体制を持つもので、西欧は聖と俗との二重の支配を維持するためにははなはだしい緊張と動揺を代価として払わねばならなかった。これは東欧の皇帝教皇主義（チェザロパピズム）あるいはイスラム世界の教皇制（カリフ）のあずかりしらぬ緊張であった。またユダヤ教、イスラム教、ヒンズー教と異なり、聖典をそのまま世俗の法とすることもほとんどなかった(魔女狩りの際に旧約の一節が典拠とされたのはむしろ例外である)。これは中世においても西欧に大きな自由を与えた。実際伝統的には西欧はイスラム世界をギリシア・ローマ世界を西欧に引き継ぐための必要悪とみなし、最近ではイスラム世界を西欧と並べてギリシア・ローマ世界の継承者とする(ともにヘブライズムの継承者でもある)が、西欧がギリシア・ローマ世界より継承し、イスラム世界が継承しなかったものがあることにも注目すべきである。それはローマ法であり、ユスティニアヌス法典であった。コーランがただちに世俗の法でもあるイスラム世界においてはローマ法の継承は不可能である。これが西欧における〝法の支配〟を生み、逆にイスラム世界における一つの不安定要素となった。教会の不成立と相待って、イスラム世界においては、コーランによしとされていること以外をなしてはいけないのか、コーランによからずとされていること以外は許されるのか、について思想から日常行動に至るまで揺らぎがあった。前者の見解の最終的勝利はイスラム思想の発展に終止符を打った。これに対して〝法の支配〟は、いかに苛酷であっても、個人が自らの行動に対してある程度の自由と計算可能性を与えるものであった。

イスラム世界は「マルヤムの子イーサー」(マリアの子、イエス)をムハンマドに次ぐ予言者としたが、しかし、彼らの眼には、〝ファリンギ〟(キリスト教徒)は、死刑台(十字架のこと)を象徴とし、禁欲を強調する陰鬱な人たちに映じた(『千夜一夜物語』には、キリスト教徒の王女が改宗してイスラムの王子と結婚し、翳りなき性愛の喜悦の中で真の幸福を味わう話がある)。

しかし、イスラム教徒が陰鬱と見なしたものの中にキリスト教のパン種があったのであろう。キリスト教世界におけるアタナシウス派のアリウス派に対する勝利（それはかろうじての勝利であり、アタナシウスは「抵抗しつつ我死なむ」とまで言った）とその結果としての三位一体説の定着は、神の前に逃れえざる個人として立つ西欧人に、矛盾に対する感覚を研ぎ澄ます結果となった（それはようやく一八世紀の啓蒙主義に至って嘲笑の対象となる）。同時にマリア信仰もそれを補完する役割を担ったが。

西欧は、また、世界が次第に好ましい方向に向かい、人類社会が進歩するとみる点で特異である。大多数の文明はむしろ世界は次第に頽落しつつあるという信念あるいは神話を持っていた。この進歩への信念は、先行文明を学習しつつ自らを確立する文明に特有のものかもしれない（日本あるいはアメリカにおける進歩への信仰の抵抗なき受容が考えあわせられる）。

進歩とはなかんずく、邪悪なるものの排除であった。この観点からする時、魔女も、働かざる者も、理性をもたざる者も、伝染病者も、いな病いもその原因たとえば細菌も、医学においても看護においてもひとしく排除清掃されるべきものであった。病気あるいは病者との共存は今後の課題となろう。

進歩と排除の伝統は次第に前景に出で、近代においては、神にとって代わる科学をその表象とする「進歩の宗教」（ドーソン）に近づいた。「神は死んだ」とニーチェが宣告してから久しい。

おわりに――〝神なき時代〟か？

しかし、ほんとうに西欧において神は死んだのか。それは、なお歴史に属さず、少なくとも、西欧をそのような社会とみるのは実はなお早計だろう。精神科医が性の問題を患者にきくことは今日まったくといってよいほど自由となったが、なお信仰について尋ねることはタブーであり、尋ねる時は「あえて」尋ね、語ってくれればそのことに特に感謝するものである。[1] 信仰は性よりもなお内奥の秘密であることが公衆と医師のあいだに揺るがない黙契としてある（依然、告解は秘蹟であり、神父がその秘密を破ることは破門を意味している）。エディンバラにおいては、なお、非行少年とは教会の窓に投石して快とするものであるらしい、わが国では福沢諭吉の御神体入れかえ（『福翁自伝』）以後、そのようなことはさしたる意味を持たなくなったけれども――（この文言はわが国の人間が〝聖なるもの〟への畏怖をまったく持たなくなったことを意味しているのではない）。そして、本稿のごとき、キリスト教と精神医学との関連を取りあげることに、多くの西欧精神科医は、時にあらわに、時には遠まわしに不快の念を隠さなかった。その一人は「われわれの精神医学は scientific psychiatry である」と語った（彼は人間学派とみなされる人である。自らは、自分の思想はフロイトにはじまり、サリヴァンに行きついたと語った）。この言が揚言であるのか、謙抑の言であるのかは、即断しがたいところである。定式化された精神医学史には登場しない型の、謙抑な精神科医が西欧には少なからず存在し、彼らはしばしばすぐれた治療者である。その〝表芸〟は脳波学であり、神経学であったりするが（ヴァルター・シュルテ[2]はその底流がたまたま運命によって表面に現われた例であろう）。また、ロシアにおいても、その公式精神医学がいかなるものであれ、個々の精神科医の中に何が潜んでいるかはまた別であろう。

二〇世紀は、そのさまざまな混乱の果てに、結局は、精神科医を患者にひどく近寄せた。このことだけは、言いうるだろう。一九世紀の精神医学は、全体として、ロシア農民の諺のごとく、患者からみて「皇帝（ツァーリ）は遠く、神（ボージ）はなお遠い」と嘆かせるごとき存在だった。このタイプの精神医学は、一九六〇年以後、まったくほしいままな批判に委ねられている。それは、なお存在しているけれども、しかし少なくとも現下の状況は、その形骸性を証するものであろう。

おそらく、新しい問題は、精神科医と患者の距離の——遠さでなく——近さから発生するであろう。いや現に発生しているといってもよいであろう。〝司祭〟を越えてほとんど〝万能者〟、〝全知者〟として患者に臨まんとする医師の内なる誘惑が（実は医療の技術的未成熟による面が大きいであろうけれども）、今日ほどたやすく診察室で実現しうる時はおそらくない。精神科医は、かつて司牧者が内面の闘いを戦ったにも似た内的誘惑に直面している（しかし、それは同時に〝よるべなき救済者〟hilflose Helfer をつくり出している）。精神科医が神の消滅しつつある時代に司祭あるいは神にとって代わろうとするのか、この誘惑の禁欲において医師としての同一性を保持しつつ患者に対しつづけうるのか。これはおそらく西欧精神医学の問題であるとともに、その枠を越えた現代の問題、特に日本（とあるいはアメリカ）の問題であろう。

注

序

（1） Sullivan, H. S.: Modern Conceptions of Psychiatry. William Alanson White Foundation, 1946, Norton, New York (1953). 中井久夫、山口隆訳『現代精神医学の概念』みすず書房（一九七六）その第1章。

（2） Thomas Kuhn: The Structure of Scientific Revolutions. The University of Chicago Press (1962, 1970). 中山茂訳『科学革命の構造』みすず書房（一九七一）。

中山茂『歴史としての学問』中央公論社（一九七四）。

Hugh Kearney: Science and Change 1500-1700. George Weidenfeld and Nicolson, London (1971). 中山茂、高柳雄一訳『科学革命の時代――コペルニクスからニュートンへ』平凡社（一九七二）。ただし、クーン自身はのちにパラダイム説を自ら否定する方向に傾いたが、この概念は学界をひとり歩きしている。

（3） 前者は文献的にも楔形文字文書に溯りうるのに、後者は近代の発見といってもよいくらいである。

（4） 治療文化とは、何を病いとし、何を病いでないとし、いかなるアプローチを治療と見、いかなるアプローチを非治療とし、いかなる人間を治療者といい、いかなる人間を非治療者とし、いかなるインスティテューションを治療のインスティテューションとし、あるいはしないか、いかなる合意を治療的合意とみなすか、あるいはみなさないかに関する、文化に規定された、その文化の「下位文化」である。精神障害治療文化は——もしその文化にあるとすれば——さらにその枝である。

（5）ここで背景史とは空間的背景のみならず、時間的背景の歴史と解されたい。

1　古代ギリシア

（1）Dodds, E. R.: The Greeks and the Irrational. University of California Press, Berkeley & Los Angeles (1951). 岩田靖夫、水野一訳『ギリシァ人と非理性』みすず書房（一九七二）。以下の記述は本書に負うところが多い。

（2）Karl Kerényi: Die Religion der Griechen und Römer, 1963（ハンガリーで出版された Antike Religion, 1940 とほとんど内容不変の書）、高橋英夫訳『神話と古代宗教』新潮社（一九七二）。

（3）（4）Dodds 前掲書、第1章の注より引用。ニルソンは、ホメーロス的人間が心理的に不安定だから幻声などの心理的慣習が生じたと考え、ドッズは心理的に安定したオデュッセウスなどを引いてニルソンと逆の因果を考えている。

（5）『オデュッセイア』については、ギリシア航海者の手に成り、ヘシオドスよりも後代のものだ、という見解がある。自身地中海の航海を行ない、英国海軍水路部の調査を十分利用しえたポーコックの見解である〔Pocock, L. G.: Odyssean Essays. Basil Blackwell, Oxford, 1965; Reality and Allegory in the Odyssey. Adolf M. Hakkert, Amsterdam, 1959〕。なお地中海その他の奇談は、フェニキア人航海者が航路独占のためまき散らしたホラ話であるという見解〔尾崎幸男『地図のファンタジア』（「クロノスとアトラス」の章）、文藝春秋、一九七八〕がある。

（6）Dodds 前掲書より引用。大衆思想における、てんかんと神がかりの混同については、〔Owsei Temkin : The Falling Sickness, a History of Epilepsy from the Greeks to the Beginnings of Modern Neurology. The Johns Hopkins Press, Baltimore, 1945, 1971〕参照。

（7）Bertland Russell : History of Western Philosophy. Allen and Unwin（1946）. 市井三郎訳『西洋哲学史』みすず書房（一九六九）。

（8）Dodds 前掲書。

（9）Robert Flacelière : Devins et oracles grecs. Que sais - je? N° 939（n. d.）戸張智雄訳『ギリシャの神託』文庫クセジュ、白水社（一九六二）。

（10）Dodds 前掲書より。ヘシオドスはヘリコン山麓の雲霧中よりの召命的な内容の幻声である。ピンダロスは山中の雷雨のさなかの「神々の母」の石像の幻視である。ヘシオドスは幻声に応答している。

（11）Henri Ellenberger : The Discovery of the Unconscious. Basic Books, New York（1970）. 木村敏、中井久夫（監訳）『無意識の発見』弘文堂。

彼はフロイト、フェヒナー、ユング、ニーチェ、ルドルフ・シュタイナーを引用している（概念の初出は一九六四年のカナダ哲学会雑誌 Dialogue）。

（12）Dodds 前掲書（Demokritos. fr, 17, 18）。

2　ギリシア治療文化の外圧による変貌

（1）Dodds 前掲書。モイリは北方シャーマニズム説を強力に主張した人である。彼ほど強調せずとも、この説は一般的には承認されているかのようだ。なおシャーマニズムについては、〔Uno Harva : Die religiösen Vorstellungen der altaischen Völker.（フィンランド科学アカデミー版）Helsinki（1938）.

田中克彦訳『シャマニズム——アルタイ系諸民族の世界像』三省堂、一九七一〕にシベリア・シャーマニズムについての、われわれには接しがたいロシア学者の貢献が多く載っている。なお〔Mircia Eliade : Le chamanisme. Payot, Paris（1951）堀一郎訳『シャーマニズム』冬樹社、一九七四〕参照。これは前者から大幅に採っている。

（2a） Dodds前掲書。Kerényi, K. : Der göttliche Arzt–Studien über Asklepios und seine Kultstätten. Rhein - Verlag, Darmstadt（1956），Wissenschaftliche Buchgesellschaft（1964）.

山形孝夫『レバノンの白い山——古代地中海の神々』未來社（一九七六）。

山形孝夫「治療神イエスの登場——初期キリスト教成立前史」『思想』一九七六年五月号。

なおヒポクラテース全集の記事とほとんど対応する楔形文字医学文書が発見されている。ヒポクラテースの誓いに対応するものもある。Marguerite Rutten : La science des Chaldéens. Que sais - je? N° 893, P. U. F.（n. d.）矢島文夫訳『バビロニアの科学』文庫クセジュ、白水社（一九六二）。

（2b） 山形はヒポクラテース学団の外科学によるとしているが、今日、フィリピン、ブラジルの用手術者のごとき心霊術的手術であるかもしれない。

（3） ヒポクラテース全集は、Littréの編集したものがあるが、普及版は選集としてのLoeb版がいちおう便利である。邦訳は古く今裕の重訳（岩波書店）があるが、戦後、一部が小川により岩波文庫に、大橋博司により中央公論社『世界の名著 ギリシャ科学』に収められた。Penguin Booksからは、Hippocratic Writings（ed. Lloyd, G. E. R.）がでている。〔Hellmut Flashar 編：Antike Medizin. Wissenschaftliche Buchgesellschaft, Darmstadt, 1971〕は代表的なヒポクラテース論を収める。〔木村雄吉『ギリシャの生化学——生命の科学の思想的源流』自然選書、中央公論社、一九七五〕は、前ソクラテス派ギリシア自然哲学の文脈にヒポクラテースを置いて眺めている。ヒポクラテース個人の伝記は、〔Gaston Baissette : Leben und Lehre des Hippokrates.（独訳）Hippokrates Verlag, Stuttgart, 1932〕。Sigerist, H., Grosse

Ärzteにも彼の項がある。

（4） Tellenbach, H.: Melancholie. Springer, Berlin-Heidelberg-New York (1961, 1974, 1976) 木村敏訳『メランコリー』みすず書房（一九七八）、1の部分参照。

（5） ローマ時代の魔術的雰囲気については、〔アプレイウス（呉茂一訳）『黄金のろば』（上・下）、岩波文庫、岩波書店、一九五六〕参照。キリスト教の最終的勝利については前掲、山形論文の主張するところ。しかし、ビザンティウムにおいては、コンスタンティヌス帝が病院を創始し、この町に多数の病院がつくられたし、五〇床、各病室に医師二名などの記述があり、これがアラビア世界の病院のモデルになったともいう。〔Crombie, A. C.: From Augustine to Galileo. Vol. 1, William Heinemann, London (1961). 渡辺正雄、青木靖三訳『中世から近代への科学史』（上）、コロナ社、一九六二〕の最終項。

3　ヘレニズムに向かって

（1） Eliade, M.: Myth of the Eternal Return (translated from the French by Trask, W. R.). Bollingen Series XLVI, Pantheon Books, New York (1954)〔仏原書 Le Mythe de l'éternel retour–archétype et répétition. Gallimard, Paris (1949) の増補版〕堀一郎訳『永遠回帰の神話』未來社（一九六三）。

（2） ともに著者の用語。

（3） Arthur O. Lovejoy: The Great Chain of Being–A Study of the History of An Idea. Harvard University Press (1936) 内藤健二訳『存在の大いなる連鎖』晶文社（一九七五）。プラトーン哲学とアリストテレス哲学との対比。ラヴジョイは、全西洋哲学史はある意味ではプラトーンの注釈であるとする。

（4） モダーンという意味内包については、〔Fraser, G. S.: The Modern Writer and His World. Penguin Books, 1964〕（元来、東京大学文学部における講義で、初版は研究社、一九五三）。フレイザーはローマの詩人カトゥルスをmodernの例に引いている。

ヘレニズムについては特に、〔Toynbee, A. J.: Hellenism—The History of a Civilization. Oxford University Press (1959). 秀村欣二、清水昭次訳『ヘレニズム』紀伊國屋書店、一九六一〕。

(5) Ellenberger, H. 前掲書（第1章）。

(6) Indro Montanelli: Storia di Roma. Rizzoli, Milano (1959). 藤沢道郎訳『ローマの歴史』中央公論社（一九七六）

(7) 呉茂一他編『古代文学集』筑摩書房（一九六一）。特にペトロニウスの『サテュリコン』を参照。

4 ローマ世界とその滅亡

(1) その美術にあらわれた変質については特に、〔岩山三郎『古代の没落と美術——ミイラ肖像画とその時代』美術出版社、一九七三〕にあらわである。

(2) Montanelli 前掲書。

(3) Henri Pirenne: Mahomet et Charlemagne. Paris et Bruxelles (1937). 増田四郎監修、中村宏、佐々木克己訳『ヨーロッパ世界の誕生』創文社（一九六〇）。

(4) Stein, R. A.: La civilisation tibétane. DUNOD, Paris (1962). 山口瑞鳳、定方晟訳『チベットの文化』岩波書店（一九七一）。

(5) Pierre Courcelle: Histoire littéraire des Grandes invasions germaniques. Etudes augustiennes (1964). 尚樹啓太郎訳『文学にあらわれたゲルマン大侵入』東海大学出版会（一九七四）。

(6) Henri Pirenne 前掲書。

5　中世ヨーロッパの成立と展開

（1）Boussard, J.: The Civilisation of Charlemagne. George Weidenfeld and Nicholson, London (1968). 井上泰男訳『シャルルマーニュの時代』平凡社（一九七三）。

（2）Crombie, A. C. 前掲書。
　Schipperges, H.: Arabische Medizin im lateinischen Mittelalter. Springer, Berlin - Heidelberg - New York (1976).

（3）Marc Bloch: Les caractères originaux de l'histoire rurale française. H. Ashehoug, Oslo (1931). 河野健二、飯沼二郎訳『フランス農村史の基本性格』創文社（一九五九）。

（4）Marc Bloch: La société féodale, I. La formation des liens de dépendance. Albin Michel (1939). 新村猛ほか訳『封建社会1』みすず書房（一九七三）。

（5）Charles Singer: From Magic to Science. Earnest Ben 1928, Dover 1958, London. 平田寛、平田陽子訳『魔法から科学へ』社会思想社（一九六九）。

（6）Gilbert Highet: The Classical Tradition. Greek and Roman Influences on Western Literature. Oxford University Press (1949). 柳沢重剛訳『西洋文学における古典の伝統』（上・下）、筑摩書房（一九六九）。

（7）Ora et labora. 労働の意義の端的な認識はここにはじまるだろう。

（8）Henri Focillon: L'An Mil. Armand Colin, Paris (1952). 神沢栄三訳『至福千年』みすず書房（一九七一）。

（9）Cecil Roth: History of the Jews. Schocken Books, New York (1961). 長谷川真、安積鋭二訳『ユ

ダヤ人の歴史』みすず書房（一九六六）――自身もユダヤ系のアメリカ人歴史家アーウィン・シャイナー氏は、ややユダヤ民族主義が強すぎる記述と批評された（直話）。しかし中世初期のユダヤと西欧の交渉にふれた、数少ない入手しうる書である。たとえば、〔Isidore Epstein: Judaism. Penguin Books (1959). 安積鋭二、小泉仰訳『ユダヤ思想の発展と系譜』紀伊國屋書店、一九七五〕はまったくこの点に触れていない。

(10) 今野国雄『修道院』近藤出版社（一九七一）。Henri Pirenne: Les villes du moyen âge. Essai d'histoire économique et sociale, Bruxelles (1927). 佐々木克巳訳『中世都市』第6章、創文社（一九七〇）。

(11) Bloch, M. 前掲書、特に第2章「感じ方と考え方」。

(12) Wrigley, E. A.: Population and History. George Weidenfeld and Nicholson, London (1969). 速水融訳『人口と歴史』平凡社（一九七一）。

(13) 堀米庸三『中世の森の中で』河出書房新社（一九七五）。
堀米庸三編『西欧精神の探究――《革新の十二世紀》』日本放送出版協会（一九七六）。
Eileen Power: Medieval People. Methuen (1924), 三好洋子訳『中世に生きる人々』東京大学出版会（一九六九）。
Eileen Power (ed. by Postan, M. M.): Medieval Women. Cambridge University Press. 中森義宗、阿部素子訳『中世の女たち』思索社（一九七七）。
Jean Gimbel: Les bâtisseurs de cathédrales. Edition de Seuil, Paris (1958) 飯田喜四郎訳『カテドラルを建てた人びと』鹿島出版会（一九六九）。

(14) 阿部謹也『ドイツ中世後期の世界』未來社（一九七四）。
阿部謹也『ハーメルンの笛吹き男――伝説とその世界』平凡社（一九七四）。

6　魔女狩りという現象

（1）Charles Homer Haskins: The Rise of University. Cornell University Press, Ithaca (1957). 青木靖三、三浦常司訳『大学の起源』社会思想社（一九七六）。
Jacques Le Goff: Les intellectuels au moyen âge. Editions du Seuil (1957). 柏木英彦、三上朝造訳『中世の知識人』岩波新書、岩波書店（一九七七）。
堀米庸三編前掲書。

（2）Dresden, S.: Humanism in the Renaissance. Geoge Weidenfeld and Nicholson (1968). 高田勇訳『ルネサンス精神史』平凡社（一九七〇）。
Engenio Garin: Scienza et vita civile nel renascimento italiano. 2. Ed., Giuseppe Laterza & Figli, Roma. 清水純一、斎藤泰弘訳『イタリア・ルネサンスにおける市民生活と科学・魔術』岩波書店（一九七五）。
Hélène Védrine: Les philosophies de la renaissance. Que sais - je? Nº 1424, P. U. F. (n. d.), Paris. 二宮敬、白井泰隆訳『ルネサンスの哲学』文庫クセジュ、白水社（一九七二）。
Giordano Bruno: De L'Infinito, Universo et Mondi (1584) 清水純一訳『無限・宇宙と諸世界について』現代思潮社（一九六七）。

（3）Trevor - Roper, H. R.: The European Witch - Craze of the Sixteenth and Seventeenth Centuries and other Essays. Harper & Row (1956) ——以下の記述は本書に負うところが大きい。

（4a）Nicolas Copernicus: Monetae Cudendae Ratio (1526). 牧野純夫訳「コペルニクス貨幣論」湯川秀樹ほか『コペルニクスと現代』時事通信社（一九七三）所収。

（4b） ルネサンス史家塩野七生氏は、繰り返し、ルネサンス時代は異能 virtù を持たぬ、あたりまえの人が生きにくい時代であったといわれる。とすれば、ルネサンス期における〝あたりまえの〟人たちの生の困難は、ルネサンス官僚の異能への信頼が失われたとき、平衡を失ってそのフラストレーション frustration を奔出させたと考えられる。その時、ルネサンス官僚、特に後期の、バロックへの傾斜を深めつつある人たちは、投影の機制によって民衆に〝あたりまえの人でない〟「魔女」を指し示し、そのことはたやすく人々に受け容れられたとみてよいのではあるまいか。ちなみにルネサンス官僚は近代官僚と異なり、自らの役割同一性を追求する人たちではなかった。むしろ彼らは役割同一性を軽視し、しんきろうのごとき万能者として支配者にも公衆にも対する者であった。

（5） Gustave René Hocke: Die Welt als Labyrinth–Manier und Manie in der europäischen Kunst von 1520 bis 1650 und in der Gegenwart. Rowohlt Taschenbuch Verlag (1957). 種村季弘、矢川澄子訳『迷宮としての世界――マニエリスム美術』美術出版社（一九六六）。

（6） Martin, A.: Die Soziologie der Renaissance. Ferdinand Enke, Stuttgart (1932). 山本新、野村純孝訳『ルネサンス――その社会学的考察』創文社（一九五九）。

（7） Jean Servier: Histoire de l'utopie. Gallimard, Paris (1966). 朝倉剛、篠田浩一郎訳『ユートピアの歴史』筑摩書房（一九七二）。

（8） Kurt Seligmann: The History of Magic. (1948). 平田寛訳『魔法――その歴史と正体』平凡社（一九六一）――枚挙的な書だが、興味ある照応性の実例がみられる。

（9） Frank Donovan: Never on a Broomstick. Stackpole Books, Harrisburg, Pa. (1971) –Meier, B. (独訳): Zauberglaube und Hexenkult–ein historischer Abriß. Wilhelm Goldmann. (n. d.)

Pennethorne Hughes: Witchcraft. Longmans Green (1952), Penguin Books (1965). 早乙女忠訳『呪術――魔女と異端の歴史』筑摩書房（一九六八）。

（10） Norman Cohn : Was there ever a Society of Witches ? Encounter, December（1974）――土居健郎氏の御厚意による。

（11） François Mallet - Joris : Trois âges de la nuit. Bernard Grasset et Fasquelle（1968）. 中島公子訳『夜の三つの年齢』白水社（一九七七）参照。

〔Kurt Baschwitz : Hexen und Hexenprozesse. Rütten & Loening, München（1963）. 川端豊彦、坂井洲二訳『魔女と魔女裁判』法政大学出版局、一九六八〕がくわしく、また最も古いものとしては、〔Soldan, W. G., Henriette Heppe（geb. Soldan）: Geschichte der Hexenprozesse（1843）, Müller & Kiepenheuer, Hanau（1912）, Wissenschaftliche Buchgesellschaft（1972）. Jules Michelet : La sorcière（1862, 1911）, Marcel Dédier（1952）篠田浩一郎訳『魔女』（上・下）、現代思潮社、一九六七〕。

また、〔Roland Barthes : La sorcière. Essais critiques. Editions du Seuil, 1964 所収〕は、Michelet の書のバルトによる興味ある書評である。

〔森島恒夫『魔女狩り』岩波新書、岩波書店、一九七〇〕はわが国ではよく引かれる。また、〔Manfred Hammes : Hexenwahn und Hexenprozesse. Fischer Taschenbuch Verlag, 1977〕は代表的審判を叙述する（著者は一九五〇年生まれ）。

なお、〔Gabiele Becker, Helmut Bracker, Sigrid Brauner, Angelika Tümmler, u. a. : Aus der Zeit der Verzweiflung–Zur Genese und Aktualität des Hexenbildes. Suhrkamp, Frankfurt a. M., 1977〕については十分検討の時間がなかった。

（12） Elias Canetti : Masse und Macht. Claasen Verlag（1960）. 岩田行一訳『群衆と権力』（上・下）、法政大学出版局（一九七一）。

（13） 当時のロレーヌの雰囲気については、〔田中英道『冬の闇――夜の画家ラ・トゥールとの対話』新潮社、一九七二〕参照。

（14）〔浜林正夫『魔女の社会史』未來社、一九七八〕はもっぱらイギリスの魔女狩りを扱う。また、〔Trevor - Roper 前掲書〕参照。

（15）Cecil Roth 前掲書。

（16）Schipperges, H. 前掲書。

（17）Henry Corbin: Histoire de la philosophie islamique, des origines jusqu'à la mort d'Averroës. Gallimard, Paris（1964）. 黒田寿郎、柏木英彦訳『イスラーム哲学史』岩波書店（一九七四）。井筒俊彦『イスラーム思想史』岩波書店（一九七五）——イスラーム哲学者たちはキリスト教会の斥けたグノーシス的思考に大胆にはいり込んでいったように思われる。聖俗間の緊張については特に、〔Erwin I. J. Rosenthal: Political Thought in Medieval Islam–An introductory Outline. Cambridge University Press（1958）——福島保夫訳『中世イスラムの政治思想』みすず書房、一九七一〕参照。

（18）矢島文夫『ヴィーナスの神話』美術出版社（一九七〇）。

（19）Denis de Rougemont: L'amour et l'occident. Plon, Paris（1939）. 鈴木健郎、川村克己訳『愛について——エロスとアガペ』岩波書店（一九五九）。

（20）Soldan - Heppe 前掲書。

（21）Henri Davenson: Les troubadours. Editions du Seuil（1961）. 新倉俊一訳『トゥルバドゥール』筑摩書房（一九七二）。越知保夫『好色と花』（第2部）、筑摩書房（一九七〇）。〔柏木英彦『中世の春——十二世紀ルネサンス』創文社、一九七六〕は、中世ラテン詩を通じてこの時代の知識人の女性と地上の愛讃美を記す。

（22）Lafitte - Houssat, J.: Troubadours et Cours d'amour. Que sais - je? N° 422, P. U. F.（n. d.）, Paris.

正木喬訳『恋愛評定』文庫クセジュ、白水社（一九五七）。

（23） Singer 前掲書。

（24） Crombie, A. C. 前掲書。

（25） Michelet 前掲書——当時のドイツの大学では二桁の割算ができず、それを学ぶためにはアルプスを越えてイタリアに出なければならなかった（ローマ数字による算法である）。

（26） 藤代幸一『アリストテレスの笑い——美女に馬乗られた哲学者』創造社（一九七二）。

（27） ほとんどすべての「魔女狩り」文献の一致して指摘するところ。

（28） Michel Foucault: Histoire de la folie à l'âge classique. Gallimard, Paris (1972). 田村俶訳『狂気の歴史——古典主義時代における』新潮社（一九七五）。

（29） 当時のヨーロッパの人口は、たかだか数千万であったらしい。

（30） 高橋健二『若きゲーテ』河出書房新社（一九七二）。

（31） Hans Henning: Faust in fünf Jahrhunderten, ein Überblick zur Geschichte des Faust-Stoffes vom 16. Jahrhundert bis zur Gegenwart. VeB Verlag Sprache und Literatur. Halle (1963). 道家忠道（訳編）『ファウスト——その源流と発展』朝日出版社（一九七四）。

Klas Völker（編）: Faust: ein deutscher Mann. Klaus Wagenbach, Berlin (1975).

（32） Alexandre Koyré: From the Closed World to the Infinite Universe. The Johns Hopkins Press, Baltimore (1957). 横山雅彦訳『閉じた世界から無限宇宙へ』みすず書房（一九七三）。

7　魔女狩りの終息と近代医学の成立——オランダという現象

（1） Gregory Zilboorg: A History of Medical Psychology. Norton, New York (1941). 神谷美恵子訳

『医学的心理学史』みすず書房（一九五八）。

（2） Trevor - Roper 前掲書。

なおネオプラトニズムの終焉と新しい倫理への移行については、〔川崎寿彦『マーヴェルの庭』研究社、一九七四〕参照。

（3） Michel Foucault 前掲書。

Michel Foucault : Surveiller et Punir–Naissance de la Prison. Gallimard, Paris (1975) 田村俶訳『監獄の誕生』新潮社（一九七七）。

辺見武光「処遇技術」、樋口・橋本編『犯罪・非行の臨床』医学書院（一九六四）所収。

一五九五年アムステルダムに生まれた「教育の家」Tuchthuis は、犯罪者とは端的に「労働を嫌悪するもの」と規定し、木挽き鋸を使う製材労働によって「矯正」した。つづく一五九七年の「糸繰り場」Spinhuis はその女性版である。

（4） Helmut Presser : Das Buch vom Buch. Schünemann (1962). 轡田収訳『書物の本』法政大学出版局（一九七三）。

今日の科学書大出版社 Elsevier はその草創期にデカルトの著作の出版者であった。

（5） Trevor - Roper 前掲書。

（6） 大木英夫『ピューリタン――近代化の精神構造』中央公論社（一九六八）。

（7） Trevor - Roper 前掲書。

（8） 大塚久雄「近代欧洲経済史序説」『大塚久雄著作集第2巻』岩波書店（一九六九）。

大塚久雄「近代化の人間的基礎」『大塚久雄著作集第8巻』岩波書店（一九六九）。

Max Weber : Die Ethik des Protestantismus und der《Geist》des Kapitalismus, (1904–1905) 梶山力、大塚久雄訳『プロテスタンティズムの倫理と資本主義の精神』世界の名著50、中央公論社（一九七

五)。

(9) ワイヤー伝が最近複刻された。Carl Binz: Doctor Johann Weyer. August Hirschwald (1896), Arno Press, New York (1976).

(10) Wilson, C.: The Dutch Republic. George Weidenfeld and Nicolson, London (1968). 堀越孝一訳『オランダ共和国』平凡社(一九七一)。

(11) Armytage, W. H. G.: The Rise of the Technocrats–A Social History. Routledge & Kegan Paul (1965). 赤木昭夫訳『テクノクラートの勃興』筑摩書房(一九七二)——その「植物園」の項。

(12) 画家フェルメールの「小径路」(Rijksmuseum No. 2527 A2)に描かれている三階建てのレンガづくりは Voldersgracht に面している女子養老院である。

(13) 〔Hermann Boerhaave 1668–1968, Tentoonstelling, Rijksmuseum voor de Geschiedenis der Natuurwetenschappen, Leiden, 1968〕をあげておく。

(14) Schrenk, M.: Über den Umgang mit Geisteskranken. Springer (1973) ——一九世紀ドイツについてはこの本に負うところが大きい。

(15) フーコーがピューリタニズムを重視しないのは、彼の描いた対象がフランス中心であり、そしてコルベールティズムがピューリタニズムぬきのオランダ重商主義フランス版だからであろう。

(16) Daniel Mornet: Les origines intellectuelles de la Révolution Français. Armand Colin, Paris (1933). 坂田太郎、山田九郎監訳『フランス革命の知的起源』(上・下)、勁草書房(上一九六九、下一九七一)——特にその下巻。

(17) Eduard Seidler: Medizinische Reisen. Band 1, Paris, F. K. Schattauer, Stuttgart (1971). 大塚恭男訳『医学史の旅《パリ》』医歯薬出版(一九七二)——特にそのサルペトリエールの項。

8　ピネルという現象——一つの十字路

（1）Lewis A. Coser: Men of Ideas–A Sociologist's View. The Free Press（1965）高橋徹監訳『知識人と社会』培風館（一九七〇）——その第1部第2章。

（2）Coser, L. A.: 前掲書、第15章「ナポレオンと〈イデオローグ〉」。

（3）〔Michel Foucault: Naissance de la clinique–une archéologie du regard médical. P. U. F.（1963）. 神谷美恵子訳『臨床医学の誕生』みすず書房、一九六九〕に記された転換の社会体制的基盤である。

（4）Schrenk, M. 前掲書。Seidler, E. 前掲書。本稿図13。

（5）Alphonse Séché et Jules Bertaut: La vie anecdotique et pittoresque–Charles Baudelaire（1925）. 齋藤磯雄訳『ボードレールの生涯』改造社（一九四〇）、立風書房（一九七二）。

（6）George D. Painter: Marcel Proust–A Bibliography（1965）. 岩崎力訳『マルセル・プルースト伝記』（下）、筑摩書房（一九七二）。

9　ヨーロッパ意識の分利的下熱

（1）Paul Hazard: La crise de la conscience européenne, 1680-1715. Boivin, Paris（1935）. 野沢協訳『ヨーロッパ意識の危機』法政大学出版局（一九七三）。また、Hobsbawm - Trevor - Roper 論争を収めた〔今井宏（編訳）『十七世紀危機論争』創文社、一九七五〕参照。

（2）Francesco Guicciardini: Ricordi.（一五一二—一五三〇筆、一八五七刊）永井元明訳『政治と人間をめぐる断章』清水弘文堂（一九七〇）。なお現実にそういう悪循環が生じうるという実証は最近の、

〔Russell A. Jones: Self-fulfilling Prophecies, Social, Psychological, and Physiological Effects of Expectancies. Lawrence Erlbaum, Hillsdale, N. J. 1977〕参照。

（3）〔Bettina Hürlimann: Europäische Kinderbücher. Atlantis Verlag. Zürich（1959）野村泫訳『子どもの本の世界／三〇〇年の歩み』福音館書店、一九六九〕にくわしい。なお彼の著作の邦訳〔Jahannes Amos Comenius: Didactica magna（1632）稲富栄次郎訳『大教授学』玉川大学出版会、一九五六〕は比較的初期の思想である。

10　ピューリタニズムと近代臨床

（1）緈川羔「魔女の世界」大下尚一編『ピューリタニズムとアメリカ』南雲堂（一九六九）所収。

（2）R. van Luttervelt: The Rijksmuseum and other Dutch Museums. Thames & Hudson（1967）.

（3）Willem van de Velde 父子―― R. van Luttervelt 前掲書。

（4）John Warrington（ed.）: The Diary of Samuel Pepys（1633-1703）. Vol. 3, Everyman's Library, Dent & Dutton, London & New York（1953）.

（5）Adam Smith: The Theory of Moral Sentiments（1759）. 水田洋訳『道徳感情論』筑摩書房（一九七三）――ルソーの影響が強い時期のものである。

（6）Mackie, J. D.: A History of Scotland. Penguin Books（1964）.
Campbell, R. H.: Scotland since 1707. Basil Blackwell, Oxford（1971）.

（7）Anthony J. Watts: Pictorial History of the Royal Navy. Vol. 1, 1816-1880, Ian Allan, Shepperton, Surrey（1970）.

（8）Sullivan 前掲書、訳者あとがき――彼の伝記はこのほか現在（一九七八年）のところ、〔Chapman,

A. H.: Harry Stack Sullivan, The Man and His Work. Putnam, 1976〕の一部にしかない。

11　フランス革命＝第一帝政時代と公式市民医学の成立

（1）Erwin H. Ackerknecht: Medicine at the Paris Hospital, 1794-1848. The Johns Hopkins Press, Baltimore（1967）. 舘野元男訳『パリ病院 1794–1848』思索社（一九七八）。
（2）Sullivan 前掲書、第5章。

12　啓蒙君主制下の近代臨床建設

（1）Carl August Wunderlich: Wien und Paris: Ein Beitrag zur Geschichte und Beurteilung der gegenwärtigen Heilkunde in Deutschland und Frankreich（1841），複刻版、Hans Huber, Bern（1974）.
（2）〔Ralph H. Major & Mahlon H. Delp: Physical Diagnosis. 5th ed., Saunders, Philadelphia and London, 1956〕所載のエピソード（筆頭著者は医史学者でもある）。
（3）Ellenberger 前掲書。
Albert Béguin: L'âme romantique et le rêve. Cahier de Sud. Marseille（1937）. 小浜俊郎、後藤信幸訳『ロマン的魂と夢』アルベール・ベガン著作集第1巻、国文社（一九七八）。
（4）高橋健二前掲書。
また、トーマス・マンの『ファウストゥス博士』の描くドイツの大学および大学生のなんと中世的なことであろう。
（5）Achim von Arnim und Clemens Brentano（編）: Des Knaben Wunderhorn. Wohr u. Zimmer,

Heidelberg, J. T. B. Wohr, Frankfurt, 1806（Insel-Taschenbuch に一九二三年複刻）。

（6） 石川澄雄『シュタインと市民社会』御茶の水書房（一九七二）。

（7） Ellenberger 前掲書に Ideler らの体系の簡にして要を得た記述がある。なお、〔Janse de Jonge, A. L.: Verkenningen in de psychopathologie. J. H. KKN. V., Kampen, 1962〕は Robert Burton, Kant, I., Moritz, Schubert, Ideler に関する注目すべき論文を含む。

（8） Schrenk 前掲書。

（9） Schrenk 前掲書。

（10） 西丸四方「精神分裂病の歴史と分類――カントから現在まで」横井・宮本編『精神分裂病』医学書院（一九七五）。

（11） Kurt Kolle（編）: Grosse Nervenärzte. 2. erweiterte Bd. 1 Auflage, Georg Thieme（1970）巻末。――もっともドイツにもこのような師弟の系譜とは別に影響関係が存在する（木村敏氏の指摘）。

13　新大陸の〝近代〟

（1） Lewis Hanke: Aristotle and the American Indians–A Study in Race Prejudice in the Modern World（1959）. 佐々木昭夫訳『アリストテレスとアメリカ・インディアン』岩波新書、岩波書店（一九七四）。

（2） 〔Kurt Kolle: Grosse Nervenärzte. Bd. 3, Georg Thieme, 1963〕の Moreira の項。

（3） Ellenberger 前掲書。

（4） Henry Nash Smith: Virgin Land: The American West as Symbol and Myth. Harvard University Press（1950）. 永原誠訳『ヴァージンランド――象徴と神話の西部』研究社（一九七一）、井上一夫（訳

編）『アメリカほら話』筑摩書房（一九六八）。

14　大学中心の西欧公式精神医学

（1）Noguchi, H.（with Moore, J. W.）: A demonstration of Treponema pallidum in the brain in cases of general paralysis. J. Exp. Med. 17 : 232（1913）.

15　力動精神医学とその反響

（1）Cécil Ernst : Teufelaustreibungen–Die Praxis der katholischen Kirche im 16. und 17. Jahrhundert. Hans Huber, Bern（1972）.

（2）〔Iean Wier : Histoires, disputes et discours des illusions et impostures des diables, des magiciens infames, sorcieres et demoniaques et de la guerison d'iceux : item de la punition que meritent les magiciens, les empoisonneurs et les sorciers（n. d.）〕なる同時代の仏訳の一八八五年の複刻の再複刻が二巻本で Arno Press, New York より一九七六年に刊行されている。

（3）Ellenberger 前掲書。

（4）Ellenberger 前掲書。彼はメスメルを啓蒙の申し子とする。
Max von Boehn : Rokoko. Frankreich im XVIII. Jahrhundert, Askanischer Verlag, Berlin（1919）. 飯塚信雄訳（抄）『ロココ——十八世紀のフランス』理想社（一九七〇）。

（5）〔Gaston Bachelard : La formation de l'esprit scientifique. Contribution à une psychanalyse de la connaissance objective. J. Vrin, Paris（1938）. 及川馥、小井戸光彦訳『科学的精神の形成——客観的認

識の精神分析のために』国文社、一九七五〕および、〔Jean Strobinski : La relation critique (L'œil vivant II). Edition Gallimard, Paris (1970). 調佳智雄訳『活きた眼』II。理想社（一九七三）――特にその第2章「想像力の世界」〕参照。

(6) Ellenberger 前掲書――特にその第2章および第4章の前半参照。

(7) Mason, S. F. : A History of the Sciences. 1953, Lawrence & Wishart, London (1953). 矢島祐利訳『科学の歴史』(上・下)、岩波書店（一九五五、一九五六)。

(8) Crombie, A. C. 前掲書――特に第3章および第4章。

(9) W. Grey Walter : The Living Brain. Gerald Duckwarth & Co., London (1953). 懸田克躬、内薗耕二訳『生きている脳』岩波書店（一九五九）――その有意味性への七つの階段のいささか難解な部分と、〔Gunther S. Stent : Limits to the Scientific Understanding of Man. Science 187 : 21 (March 1975). 伊藤公一訳「科学的人間理解への制約」『エピステーメー』第2巻（特集「脳と精神」)、一九七六年所収〕の、構造主義をもって両者を連結しうる唯一の論理であるという主張および脳生理学と論理実証主義の両〝権威〟による、〔Karl R. Popper & John C. Eccles : The Self and its Brain–An Argument for Interactionism. Springer International, 1977〕参照。

(10) Schrenk 前掲書。

(11) Ellenberger 前掲書。

(12) Michael Balint : The Basic Fault ; Therapeutic Aspects of Regression. Tavistock, London (1968). 中井久夫訳『治療論からみた退行――基底欠損の精神分析』金剛出版（一九七八)。

(13) Ellenberger 前掲書。なお中世末期にも夢への関心の盛りあがりがみられる (Huizinga, J.)。

(14) Balint, M. 前掲書。

(15) Allan Janik & Stephen Toulmin : Wittgenstein's Vienna. Simon & Schuster, New York (1973).

藤村龍雄訳『ヴィトゲンシュタインのウィーン』TBSブリタニカ（一九七八）。
（16） Fraser, G. S. 前掲書。
（17） ジョーンズの公式伝記〔Ernest Jones : Sigmund Freud ; Life and Work. Vols. 3, Hogarth Press, London, 1953, 1955, 1957〕を基本とする時代は去りつつあり、社会学者ポール・ローゼンの〔Brother Animal ; The Story of Freud and Tausk. Alfred A. Knopf, New York（1969）, ibid.; Freud and his Followers. Alfred A. Knopf, New York, 1975〕はFreudの隠れた暗い個人的側面を、エランベルジェ（前掲書）はフロイトが東欧ユダヤ人社会という古く暗い層の出自の刻印を帯びていること、アードラー、ユング（およびジャネ）はフロイトと並ぶ新しい力動精神医学の建設者であるとし、ユングやアードラーとフロイトとの師弟関係を否定し、また、シャルコーがフロイトの師である証拠が乏しいことを立証した。
（18） たとえばサルトルは『弁証法的理性批判』において、マルクシズムがわれわれの地平であり、つまりわれわれはマルクスの掌の上を歩きまわっている孫悟空のようなものであるという意味のことを述べている。
（19） たとえばポール・ヴァレリーはフランスにおける『資本論』（仏訳はマルクス自身が手を入れている）の最も早い読者であり、「私の方法に通じるものがある」といっている。

16　一九世紀の再展望と二〇世紀における変化

（1） 加賀乙彦『フランドルの冬』筑摩書房（一九六七）。
（2） Gertrud Schwing : Ein Weg zur Seele des Geisteskranken. Rascher Verlag, Zürich（1940）. 小川信男、船渡川佐知子訳『精神病者の魂への道』みすず書房（一九六六）。
自身が母になるとシュヴィングはそのアプローチにおける治療力を失う。

（3） 一九世紀初頭の大衆小説『ピーター・シンプル』Peter Simpleにこの話が出てくる（これは戦前の岩波文庫に3巻本ではいったが久しく絶版。戦後、部分訳があるがこの箇所はない）。また二〇世紀になってからであるのに、カフカと縁の深いミレーナ・イェセンスカは恋愛に反対する父によって精神病院に入院させられたという。Margarete Buber-Neumann: Kafkas Freundin Milena. Gotthold Müller Verlag, München (1963) ——田中昌子訳『カフカの恋人ミレナ』平凡社（一九七六）。

（4）「二重に」とは、社会システムと疾病自体のことである。

17 西欧〝大国〟の精神医学

（1） 一九世紀にはいってもイングランドの精神病者の一部はwork house（労役場）に送られた。施設に収容されるためには、労働能力の存在の証明書が必要だった（存在しないものは放置された）。サミュエル・テュークは一八三一年、議会でベドラム精神病院の管理者を弾劾する証言を行ない、ハスラムらを免職せしめた。

（2） Peter Gay: Weimar Culture–The Outsider as Insider. Harper & Row, New York (1968). 到津十三男訳『ワイマール文化』みすず書房（一九六八）。——この訳については山口昌男の批判がある。（『本の神話学』中央公論社、一九七一）

（3） Hans Bürger-Prinz: Ein Psychiater berichtet. Hoffmann und Campe Verlag, Hamburg (1971). 福田哲雄（監訳）『ある精神科医の回想』（上・下）、佑学社（一九七五）。

（4） 金子武蔵『哲学散歩』読売選書、読売新聞社（一九七〇）——第6章「フリジヤ魂」はおもにヤスパースを扱う。

Karl Jaspers: Schicksal und Wille–autobiographische Schriften (hrg. von Hans Saner). R. Piper,

München (1967).

林田新二『カール・ヤスパース』塙書房（一九六八）。

Karl Jaspers : Provokationen ; Gespräche und Interview (hrg. von Hans Saner). R. Piper, München (1969). 武藤光朗、赤羽竜夫訳『根源的に問う』読売選書、読売新聞社（一九七〇）。

Karl Jaspers : Philosophische Aufsätze. Fischer (1967).

（5） 教育分析を拒絶されて激怒したことが執筆理由の一つであるという風説がある。

（6） 飯田真「E・クレッチマー」『精神医学論文集』金剛出版（一九七八）所収、および氏の直話。

（7） Ellenberger 前掲書。

（8） Ellenberger 前掲書、第6章は現存する最も詳細なジャネ伝およびジャネ論である。

三浦岱栄「ジャクソンとネオジャクソニズム」『異常心理学講座10』みすず書房（一九六五）。

村上仁、荻野恒一「ジャネ」『異常心理学講座10』みすず書房（一九六五）。

荻野恒一「フランスの精神医学」『精神病理学研究2』誠信書房（一九七七）。

荻野恒一「精神病理学入門」誠信書房（一九六四）。

（9） Philippe du Puy de Clinchamps : Le Snobisme. Que sais - je? Nº 1141, P. U. F. (n. d.) 横山一雄訳『スノビスム』文庫クセジュ、白水社（一九六五）。

（10） Ellenberger 前掲書。具体的な記述がある。

（11） 土居健郎氏の直話による。

（12） Sullivan, H. S. 前掲書、第2章。

（13） 木村敏氏の教示による。

（14） 〔Rolf Gjessing : Disturbances of Somatic Functions in Catatonia with a Periodic Course and their Compensation. In : The Themes and Variations in European Psychiatry (Ed. Hirsch, S. R. & Michael

Shepherd). John Wright & Sons., Bristol, 1974〕の中に言及されている。

(15) Lewis Mumford : The Conditions of Man. Harcourt Brace Jovanovich, New York (1944). 生田勉訳『人間の条件——その歴史と世界像』弘文堂（一九七一）——その「愛欲の条件」の章。

(16) Owen Barfield : History in English Words. (2nd ed.), Faber & Faber, London (1953). 渡部昇一、土家典生訳『英語のなかの歴史』中央公論社（一九七八）。

(17) Johan Huizinga : Herfsttijd der Middeleeuwen. (1919). 堀越孝一訳『中世の秋』世界の名著55、中央公論社（一九六七）。

(18) Coser, L. A. 前掲書、第3章。
Mitchell, R. J. & Leys, M. D. R. : A History of London Life. Longmans, Green & Co., London (1958). 松村赳訳『ロンドン庶民生活史』みすず書房（一九七一）。

(19) Quentin Bell : Bloomsbury. Weidenfeld and Nicolson, London (1968). 出淵敬子訳『ブルームズベリー・グループ』みすず書房（一九七二）。

(20) Balint, M. 前掲書。

(21) Ellenberger 前掲書。

(22) Muriel Gardiner (Ed.) : The Wolf - Man and Sigmund Freud. Hogarth Press, London (1972).

(23) Ellenberger 前掲書。

(24) Ellenberger 前掲書。

(25) Truman Capote : Other Voices, Other Rooms. Random House (1948). 河野一郎訳『遠い声、遠い部屋』新潮社（一九六九）。
林信行『メルヴィル研究』南雲堂（一九五八）。
Ihab Hassan : Radical Innocence. Prinston University Press (1961). 岩元巌訳『根源的な無垢』新潮

社（一九七二）。

(26) 新保満『日本の移民――日系カナダ人に見られた排斥と適応』評論社（一九七七）。

(27) Laura Fermi: Illustrious Immigrants–The Intellectual Migration from Europe 1930/41. The University of Chicago Press (1968).
Donald Fleming & Bernard Bailyn (ed.): The Intellectual Migration, Europe and America 1930-1960. Harvard University Press (1969). 荒川幾男ほか訳『亡命の現代史4　社会科学者・心理学者』みすず書房（一九七七）。

(28) Balint, M. 前掲書、邦訳あとがき。

18　西欧〝小国〟の精神医学

(1) イタリア精神病院の旧態依然性は、〔Petiziol, A. & Sammartino, L.: Iconographia ed espressività degli stati psicopatologici. Fertrinelli, Milano, 1969〕にみることができる。

(2) Gaetano Benedetti: Neuropsicologia. Fertrinelli, Milano (1969).

(3) Sergio Piro: Il Linguaggio schizofrenico. Fertrinelli, Milano (1967, 1971).

(4) モデラティズムとスコットランド学派の精神医学の関係については、なお資料収集の段階を出ていない。なお、「(スコットランド学派の)症例の収集、命名、分類については、スコットランド知識階級の一性癖とみてよかろう。ジョン・ステュアートやアダム・スミスの仕事の一面はたしかにそうであり、一七九一―一七九八年の Statistical Account of Scotland が典型でしょうか」(同地で質疑した、エディンバラ大学経済史教授・田添恭二氏よりの最近(一九七八年末)の私信)。

19 ロシアという現象

（1）もはや十年前のものであるが、ソ連軍の公式教科書『ヴァイエンナヤ・ドクトリーナ』（軍事戦略）がいかにアメリカの戦略に似るかをみよ。

（2）Jim Bussert : Soviet Naval Electronics, Proceedings of Naval Affairs, Vol. 2, 1978（『世界の艦船』Vol. 262, pp. 125-138, 1978）のやや要約した〝編集部〟翻訳より引用。

（3）この意味は、ロシア皇帝の専政が最後までほとんど文字どおりの専政を実践しようとしたことを考慮してはじめて理解される。プーシキンの伝記にみるごとく、皇帝は貴族の個人的生活のガイダンスまで行なわねばならなかった。

（4）小田晋「社会体制と精神障害」『文化と精神医学』、金剛出版（一九七四）。

（5）日本陸軍参謀本部編『蘇波戦史』２巻、発行年不明。参謀本部の編んだほとんど唯一の客観的戦史である。

（6）Paul Valéry のアカデミー・フランセーズにおける、ペタン元帥をたたえる演説参照。Réponse au remerciement du maréchal Pétain à l'Académie française. In: Œuvres I, Bibliothèque de la Pléïade, Gallimard, Paris (1957).

（7）たとえば山本五十六が戦後に生き残り、処刑されなかった場合を想像してもよい。

（8）George W. F. Hallgarten : Why Dictators ? —— The Causes and Forms of Tyrannical Rule Since 600 B. C. Macmillan, New York (1954). 西川正雄訳『独裁者』岩波書店（一九六七）。

（9）Niels Bohr : hans liv og virke fortalt af en kreds af venner og medarbejdere. J. H. Schultz Forlag, Copenhagen (1964). 豊田利幸訳『ニールス・ボーア —— その友と同僚よりみた生涯と業績』岩波書店

（一九七〇）。

Ruth Moore : Niels Bohr. Alfred A. Knopf（1966）——邦訳は部分訳。

（10）石堂清倫、江川卓、菊地昌典編『第一輯・ソヴェト反体制——地下秘密出版のコピー』三一書房（一九七六）。

（11）木村浩『ロシアの美的世界』新潮社（一九七二）。

（12）これらの事実はむろんソ連政府の否認するところである。しかし、筆者としてはソ連政府がその内務省管理下のものも含めて精神病院を公開するまではこの数行を取り消しえない。この数行は反体制知識人、亡命精神科医の証言のみならず、反体制的でないソ連医師との著者の韜晦した会話の中で知りえた事実にも基づいている。この無自覚なインフォーマントの名をあげることはむろん控え、文責は筆者にあるが。

寺嶋正吾「精神医学の乱用——告発されたソ連」『朝日ジャーナル』一九七七年九月一三日号。（大野萠子氏のご厚意による。）。

（13）したがって彼が『一九一四年夏』に彼の経験しないタンネンベルクの戦いを描く時、証言者としての説得性は色あせざるを得ない。そこに登場するとされる戦車は、一九一六年、ソンムの戦いにはじめてイギリスが登場させたもので、当時、ドイツ軍はもとより、地上に存在しないものである。

（14）本書の出版が難航し、ようやく新潮文庫の一冊として陽の目をみたのも束の間、再び、新潮文庫目録の絶版書リストからも除かれていたことは奇妙な事実であって、最近、冨山房百科文庫の一冊として複刻された本書のあとがきによって、左右両翼、アメリカ（だけであろうか？　とにかくマッカーシズムの時代であった）の圧力は明らかにされたけれども、今日までの本書の辿った命運にはまだ隠された部分があると推定される。

高杉一郎『極光のかげに』（新版）冨山房百科文庫、冨山房（一九七七）。旧版は新潮文庫、新潮社（一九五一）。

なお、〃収容所群島（アルヒペラーゴ・グラーク）〃の〃島民〃に比する時、日本人捕虜がなお優遇されていたことは上記二人の証言の一致するところである。

(15) ヴァイマール時代、フォン・ゼークト大将の指導するドイツ参謀本部は秘密協定により、ヴェルサイユ条約に反してドイツ軍をロシア領内でひそかに訓練する代償として、非能率をもって鳴るロシア軍の近代化への技術援助を行なった。

(16) 邦訳によれば、「かかる傾向の存在が許されるだろうか。いや、ない。かかる傾向は速やかに芟除されるべきである」のたぐい。

(17) 加藤正明「ソ連精神医学と精神障害者対策の動向」『社会と精神病理』、弘文堂（一九七六）。

20 〃向精神薬時代〃と巨大科学の出現

(1) Norman Taylor : Plant drugs that changed the world. Dodd, Mead & Co., New York. (1965) 難波恒雄、難波洋子訳注『世界を変えた薬用植物』創元社（一九七二）。

René Fabre, Georges Dillemann : Histoire de la pharmacie. Que sais - je? N° 1035, P. U. F. (n. d.). 奥田潤、奥田陸子訳『薬学の歴史』文庫クセジュ、白水社（一九六九）。

(2) 翻訳不能である。serendip とは「セイロン島（現スリランカ）の」という古い形容詞であり、その地のある王子が特に失せ物の意外なところからの発見に巧みだったという伝承により、その意味に使われるようになった。

(3) 「コッホの三原則」がいかに長命であるかは、——それは今日も生きつづけている—— 一九五〇年代になってこれをウイルスに適用する「リヴァーズの三原則」、癌ウイルスに拡大する「ドモコフスキーの三原則」が、その改良としてでなく、まさに条件緩和としてアメリカ微生物学の躍進時代に提出されることからも推察されよう。これはクレペリーンの同時代人がドイツにおいて達しえた、最も厳格な基準であり、ドイツ医学一般に強いモデルを与えたであろう。

(4) 最初に治療を受けた少年は、パストゥール研究所の守衛となり、一九四〇年ドイツ軍が同研究所に侵入しようとした時、この「聖地」を守るべく、大手を広げて立ちふさがり、胸に銃剣を受けて斃れたといわれる。(京都大学ウイルス研究所岩崎辰夫氏による)。

(5) パストゥールは皮なめし師を家業とする家の子である。

(6) 二人の著書の題名を対照するだけでも思い半ばにすぎるものがあろう。すなわち、コッホの Aetiologie der Wundinfektionskrankheiten (外傷感染疾患の病理学、1878), Heilmittel gegen Tuberkulose (結核に対する治療薬、1891), Ergebnisse der vom Deutschen Reich ausgesandten Malaria-Expedition (ドイツ帝国により派遣されたるマラリア研究踏査隊の成果、1900), Bekämpfung des Typhus (チフスとの闘争、1902) ……に対して、パストゥールの Etudes sur le vin (葡萄酒の研究、1866), Etudes sur le vinaigre (酢の研究、1868), Etudes sur la maladie des vers à soie (蚕の病いの研究、1870), Etudes sur la bière (ビールの研究、1876), Sur la méthode de prophylaxie de la rage après morsure (咬傷受傷後狂犬病の発病を予防する方法について、1889) ……である。

(7) その飛躍的発展期にパリ (パストゥール研究所) が考え、両ケンブリッジ (ケンブリッジ大学とマサチュセッツ州ケンブリッジにあるハーヴァード大学) が実行する、といわれた。

(8) バクテリオファージの発見などは、フランスでなされなければ非常に遅れたであろう。発見者は、毎日、変哲もない菌を培地に植えては帰ることを多年繰り返していた奇人であった。ある日、彼が失敗し (溶菌斑が生じ、彼はその意義を考えはじめる) なければ、ついに奇人で終わったであろうが、誰もこの〝常同行為〟をとやかく言わなかったそうである。

(9) たとえば、Contributions françaises à la médecine, Flammarion, Paris, 1942 にみられるフランス医

学の〝伝統〟への自恃。

(10) 軍艦 Béarn に搭乗したと記述にあるが、この Béarn はフランス海軍の旧式戦艦を改造した同海軍唯一の航空母艦のことであり、同艦は第二次大戦中カリブ海のマルティニーク島に繋留状態となっていたので、レジスタンス精神はともかく、実際の闘士といわれることにはいささか難があろう。

(11) 中井久夫「分裂病の慢性化問題と慢性分裂病状態からの離脱可能性」笠原嘉編『分裂病の精神病理 5』四一―四二頁、東京大学出版会(一九七六)。

(12) この技術のはじまりは、第二次大戦におけるイギリスの、ドイツ占領地上空の定期的なスキャニング航空写真撮影とそれに伴う読影技術開発にはじまっている。大戦後、U2号偵察機ついで人工衛星に代わり、写真乾板もさまざまな特殊乳剤によるものが生まれた。

21 神なき時代の西欧精神医学

(1) Wolfgang Schmidbauer: Die hilflosen Helfer–über die seelische Problematik der helfenden Berufe. Rowohlt (1977).

(2) Bonhoeffer, K.: Lebenserinnerungen von Karl Bonhoeffer–Geschrieben für die Familie. In; Karl Bonhoeffer zum hundertsten Geburtstag. Springer, Berlin - Heidelberg - New York (1969).

(3) 飯田真「ナチの被迫害者と後遺症」『精神医学論文集』金剛出版(一九七八)。
Matussek, P.: Die Konzentrationslagerhaft und ihre Folgen. Springer, Berlin - Heidelberg - New York (1971).

(4) André Stéphane(本名 Béla Grunberger et Janine Chasseguet - Smirgel): L'univers contestationnaire ou les Nouveaux chrétiens. Etude psychanalytique, Payot, Paris (1969). 岸田秀訳『拒絶の世界』

（上・下）、ぺりかん社（一九七一）。

22　ヨーロッパという現象

（1）Lewis Mumford: The Myth of the Machine: Technics and Human Development. Harcourt Brace & World（1966, 1967）. 樋口清訳『機械の神話』河出書房新社（一九七一）。

（2）中井久夫「再建の倫理としての勤勉と工夫——執着性格問題の歴史的背景への試論」『躁うつ病の精神病理1』（笠原嘉編）、弘文堂（一九七五）。

（3）中井久夫「病跡学と時代精神——江戸時代を例として」『日本病跡学雑誌』16号（一九七八）。

（4）ハーヴァード大学出身の日本近代歴史学者アイヴァン・P・ホール氏の筆者への質問。

おわりに——〝神なき時代〟か？

（1）〔Viktor von Weizsäcker: Fälle und Probleme. Ferdinand Enke, Stuttgart, 1951〕にふれつつ、ドイツにおいて自ら臨床に携わった木村敏氏の直話。

（2）〔飯田真「W・シュルテ——精神療法研究」『精神医学論文集』金剛出版、一九七八〕、および故D・ジャンセン博士の直話。

参考文献

注におさめたものを省き、座右においたもののみを挙げる。

（1） 阿部謹也『刑吏の社会史——中世ヨーロッパの庶民生活』中公新書、中央公論社、東京（一九七八）。
（2） 阿部謹也『中世を旅する人々——ヨーロッパ庶民生活点描』平凡社、東京（一九七八）。
（3） Ackerknecht, E. A.: Kurze Geschichte der Psychiatrie. 石川清、宇野昌人訳『ヨーロッパ臨床精神医学史』医学書院、東京（一九六二）、『精神医学小史』医学書院、東京（一九七六）。
（4） 秋元波留夫（編著）『作業療法の源流』金剛出版、東京（一九七五）。
（5） Allen, C.: Modern Discoveries in Medical Psychology. Macmillan, London (1952). 小林司訳『異常心理の発見』岩崎書店、東京（一九六五）。
（6） Altschule, M.D.: The Development of Traditional Psychopathology–a sourcebook. Halsted Press (1976).
（7） 安藤英治編『ウェーバー、プロテスタンティズムの倫理と資本主義の精神』有斐閣、東京（一九七七）。
（8） Andrews, A.: Greek Society. Penguin Books (1967).
（9） Arieti, S. (chief editor): American Handbook of Psychiatry, Vol. 6 (2nd. Ed., revised & expanded). Basic Books, 1975 および Die Psychologie des 20 Jahrhunderts (Kindler, Zürich) は本稿に「歴史

はまだ属さない」としたものを詳述した部分を含む。

(10) Bakan, D.: Sigmund Freud and the Jewish Mystical Tradition. D. van Nostrand Company (1958). 岸田秀、久米博、富田達彦訳『ユダヤ神秘主義とフロイド』紀伊國屋書店、東京（一九七六）。

(11) Balet, L.: Rembrandt and Spinoza. Philosophical Library, New York (1962). 奥山秀美訳『レムブラントとスピノザ』法政大学出版局、東京（一九七八）。

(12) Bastide, R.: Sociologie des maladies mentales. Flammarion (1965).

(13) Baruk, H.: La psychiatrie française de Pinel à nos jours. P.U.F. (1967).

(14) Baruk, H.: (publiée par). Annales de thérapeutique psychiatrique, Tome IV, La Psychiatrie française dans ses rapports avec les autres psychiatries, P.U.F. (1969).

(15) Beck, H.G.（渡辺金一編訳）『ビザンツ世界の思考構造』岩波書店、東京（一九七八）。Beck の論文集を日本で単行本としたもの。

(16) Beck, L.W.: Early German Philosophy–Kant and his predecessors. Belknap Press of Harvard University Press, Cambridge, Ma. (1969) 宗教改革時代の哲学者——パラケルススまで——を含む。

(17) Bendix, R. & Roth, G.: Scholarship and Partisanship; Essays on Max Weber. The University of California Press, Berkeley (1971). 柳父圀近訳『学問と党派性』みすず書房、東京（一九七五）。

(18) Bonnoure, P.: Histoire de la Tchécoslovaquie. Que sais-je? N° 1304, P.U.F. (n.d.). 山本俊朗訳『チェコスロヴァキア史』文庫クセジュ、白水社、東京（一九六九）。

(19) Brant, S.: Das Narrenschiff (1494). 尾崎盛景訳『阿呆船』（上・下）、現代思潮社、東京（一九六八）。

(20) Bronowski, J.: William Brake; A Man without a Mask. Martin Secker & Warburg, London (1944). 高儀進訳『ブレイク／革命の予言者』紀伊國屋書店（一九七六）。

（21） Bronowski, J. & Mazlish, B.: The Western Intellectual Tradition, from Leonardo to Hegel. Harper & Row, New York（1960）. 三田博雄ほか訳『ヨーロッパの知的伝統』みすず書房、東京（一九六九）。

（22） Brunner, O.: Neue Wege der Verfassungs- und Sozialgeschichte, 2. vermehrte Auflage, Vandenboeck & Ruprecht, Göttingen（1968）. 石井紫郎ほか訳『ヨーロッパ——その歴史と精神』岩波書店、東京（一九七四）。

（23） Burleigh, J.H.S.: A Church History of Scotland. Oxford University Press（1960）.

（24） Cassirer, E.: Die Philosophie der Aufklärung. J.C.B. Mohr, Tübingen（1932）. 中野好之訳『啓蒙主義の哲学』紀伊國屋書店、東京（一九六二）。

（25） Cazamian, L.: L'Angleterre moderne–son évolution. Flammarion, Paris（1911）. 手塚りり子、石川京子訳『近代英国』創文社、東京（一九七三）。

（26） 大後美保『気候と文明』日本放送出版協会、東京（一九七六）。

（27） Dawson, R.: The Chinese Chameleon, an Analysis of European Conceptions of Chinese Civilization. Oxford University Press（1967）. 田中正美、三石善吉、末永国明訳『ヨーロッパの中国文明観』大修館書店、東京（一九七一）。

（28） Dehnert, M.: Das Weltbild Johann Sebastian Bachs. S. Hirzel Verlag（1948）森健二訳『バッハの世界像』音楽の友社、東京（一九七四）。

（29） Delmas, C.: Histoire de la civilisation européenne. Que sais-je? N° 947, P.U.F.（n.d.）. 清水幾太郎訳『ヨーロッパ文明史』文庫クセジュ、白水社、東京（一九六三）。

（30） Diener, W.: Deutsche Volkskunde. Philipp Reclam jun., Stuttgart（1937）. 川端豊彦訳『ドイツ民俗学入門』弘文堂、東京（一九六〇）。

(31) Diepgen, P.: Geschichte der Medizin. 2 Bände, Walter de Gruyter & Co. (1955, 1965).
(32) Dilthey, W.: Friedrich der Grosse und die deutsche Aufklärung (1901). 村岡哲訳『フリードリヒ大王とドイツ啓蒙主義』創文社、東京(一九七五)。
(33) Donaldson, G.: Scotland, Church & Nation through Sixteen Centuries. Scottish Academic Press (1960).
(34) Donaldson, G.: The Scottish Reformation. Cambridge University Press (1960).
(35) Elias, N.: Über den Prozeß der Zivilisation. Francke, Bern und München (1969). 藤井慧爾、中村元保、吉田正勝訳『文明化の過程』(上)、法政大学出版局、東京(一九七七)。
(36) Engels, F.: Der deutsche Bauernkrieg (1850). 大内力訳『ドイツ農民戦争』岩波文庫、岩波書店、東京(一九五〇)。
(37) Entralgo, P.L.: Doctor and Patient. George Weidenfeld & Nicolson, London (1973). 榎本稔訳『医者と患者』平凡社、東京(一九七三)。
(38) Foucault, M.: Maladie mentale et psychologie. P.U.F. (1954). 内藤陽哉訳『狂人と文化』合同出版(一九六九)、および神谷美恵子訳『精神疾患と心理学』みすず書房、東京(一九七〇)。
(39) Foulks, E.F. et al. (ed.): Current Perspectives in Cultural Psychiatry. Halsted (1977). 現代アメリカにおける悪魔憑依についての記述がある。
(40) Friedenthal, R.: Luther–sein Leben und seine Zeit. George Weidenfeld & Nicolson, London (1967). 笠利尚、徳善義和、三浦義和訳『マルティン・ルターの生涯』新潮社、東京(一九七三)。
(41) George de Leon (ed.): Phoenix House, Studies in a Therapeutic Community (1968–1973). MSS Information Corporation, New York (1974).
(42) Giorgio de Santillana: The Crime of Galileo. The University of Chicago Press. 武谷三男監修、一

瀬幸雄訳『ガリレオ裁判』岩波書店、東京（一九七三）。

（43）Gombrich, E.H.: The Story of Art. Phaidon Press, London (1967). 友部直訳『美術の歩み』上・下、美術出版社、東京（一九七二）。

（44）Grabmann, M.: Die Geschichte der katholischen Theologie (1933). 下宮守之、藤代幸一訳『カトリック神学史』創造社、東京（一九七一）。

（45）Grundmann, H.: Ketzergeschichte des Mittelalters. Göttingen (1963). 今野国雄訳『中世異端史』創文社、東京（一九七四）。

（46）Hamilton-Edwards, G.: In Search of Scottish Ancestry. Phillimore, London and Chichester (1972).

（47）Haneveld, G.T.: Oude medische Gebouwen van Nederland. R. Meesters & Ass., Amsterdam (1976).

（48）Hart, L.: History of the First World War. Cassell & Co., London (1970). 上村達雄訳『第一次世界大戦』フジ出版社、東京（一九七六）。

（49）Hausser, H.: La naissance du protestantism. P.U.F., Paris (1940). 倉塚平訳『プロテスタンティズムの生誕』未來社、東京（一九六六）。

（50）Hehlmann, W.: Geschichte der Psychologie, Kräner, Stuttgart, 2. erweiterte Auflage (1967).

（51）土方定一『ブリューゲル』美術出版社、東京（一九六三）。ブリューゲルはネーデルラントの宗教闘争において敗北したセクトに属していたらしい。

（52）Hill, C. (ed.): The English Revolution 1640. Three Essays (1940). 田村秀夫訳『イギリス革命』創文社、東京（一九六六）。

（53）平野敬一『マザー・グースの唄』中公新書、中央公論社、東京（一九七二）。

(54) 久山敦、久山和子『ヨーロッパ花の旅』創文社、東京（一九七六）。
(55) Hook, A.: Scotland and America 1750-1835. Blackie, Glasgow & London (1975).
(56) 保崎秀夫『精神分裂病の概念』金剛出版、東京（一九七八）。
(57) Howell, J. G. (ed.): World History of Psychiatry. Baillière-Tindall, London (1975). 各国よりのレポートの集成。
(58) Hughes, H.S.: The Obstructed Path–French Social Thought in the Year of Desperation 1930-1960. Harper & Row, New York (1968). 荒川幾男、生松敬三訳『ふさがれた道』みすず書房、東京（一九七〇）。
(59) Hughes, H.S: Consciousness and Society ; The Reconstruction of European Social Thought 1890-1930. Alfred Knopf, New York (1958). 生松敬三、荒川幾男訳『意識と社会』みすず書房、東京（一九七〇）。
(60) 池田博行『ロシアの魔女狩り』研究社、東京（一九七二）。標題に反して異端弾圧を論じ、西欧の意味での魔女狩りを記したものではない。
(61) 今来陸郎『都市と市民——中世のヨーロッパ』至誠堂、東京（一九七三）。
(62) 井村恒郎、懸田克躬、島崎敏樹、村上仁編『異常心理学講座10〔第2次〕』みすず書房、東京（一九六五）。
(63) Iona & Peter Opie: The Oxford Dictionary of Nursery Rhymes. Oxford University Press (1951).
(64) 板沢武雄『日本とオランダ』至文堂、東京（一九六六）。
(65) Jacob, F.: La logique du vivant–une histoire de l'hérédité. Editions Gallimard, Paris (1970). 島原武、松井喜三訳『生命の論理』みすず書房、東京（一九七七）。
(66) Janzarik, W.: Themen und Tendenzen der deutschsprachigen Psychiatrie. Springer, Berlin-

Heidelberg - New York (1974).
(67) Jay, M.: The Dialectical Imagination, A History of the Frankfurt School and the Institute of Social Research. Little, Brown & Co., Boston (1973). 荒川幾男訳『弁証法的想像力――フランクフルト学派と社会研究所の歴史、1923-1950』みすず書房、東京（一九七五）。
(68) Jetter, D.: Grundzüge der Hospitalgeschichte, Wissenschaftliche Buchgesellschaft, Darmstadt (1973). 病院の設計図を多く含む。
(69) Jetter, D.: Grundzüge der Krankenhausgeschichte (1800 - 1900). Wissenschaftliche Buchgesellschaft, Darmstadt (1977). 病院の設計図を多く含む。
(70) Kaiser, E.: Paracelsus. Rowohlt (1969).
(71) 神谷美恵子「精神医学の歴史」『異常心理学講座7〔第2次〕』みすず書房、東京（一九六六）。
(72) 神谷美恵子『精神医学と人間』ルガール社（一九七八）。
(73) 川喜田愛郎『近代医学の史的基盤』（上・下）、岩波書店、東京（一九七七）。
(74) Keppler, J.: Mathematici olim imperatorii somnium (1634). 渡辺正雄、榎本恵美子訳『ケプラーの夢』講談社、東京（一九七二）。
(75) Kern, F.: Recht und Verfassung im Mittelalter. Basel (1952). 世良晃志郎訳『中世の法と国制』創文社、東京（一九六八）。
(76) Kern, S.: Anatomy and Destiny–A Cultural History of Human Body. Shirley Burke, New York (1975). 喜多迅鷹、喜多元子訳『肉体の文化史』文化放送、東京（一九七七）。一八五〇年代を境にして育児における性の抑圧が急に強化されたという。
(77) Keynes, J.M.: The Economic Consequences of the Peace. Macmillan, London (1971). 早坂忠訳『平和の経済的帰結』ケインズ全集第2巻、東洋経済新報社、東京（一九七七）。

(78) 木村尚三郎、鯖田典之編「西ヨーロッパと日本人」『講座「比較文化」第3巻』研究社、東京（一九七六）。
(79) 木村尚三郎『近代の神話——新ヨーロッパ像』中公新書、中央公論社、東京（一九七五）。
(80) 菊盛英夫『ルターとドイツ精神史』岩波新書、岩波書店、東京（一九七七）。
(81) 木間瀬精三『死の舞踏』中公新書、中央公論社、東京（一九七四）。
(82) 木村敏『ドイツ語圏精神医学の回顧と現況』「分裂病の現象学」弘文堂、東京（一九七五）。
(83) 小林司『精神医療と現代』日本放送出版協会、東京（一九七二）。
(84) Koestler, A.: The Sleepwalkers : A History of Man's Changing Vision of the Universe. Hutchinson, London（1959）.
(85) 小木貞孝「フランスの妄想研究」（1—5）『精神医学』2巻（分刷連載）（一九六〇）。
(86) 香内三郎『言論の自由の源流——ミルトン「アレオパジティカ」周辺』平凡社、東京（一九七六）。
(87) 小山貞夫（編訳）『イングランド法とルネサンス』創文社、東京（一九七七）。
(88) Kracauer, S.: From Caligari to Hitler, A Psychological History of the German Film. Prinston University Press（1947）. 丸尾定訳『カリガリからヒトラーへ』みすず書房、東京（一九七〇）。
(89) Kraepelin, E.: Hundert Jahre Psychiatrie. Zeitschrift für die gesamte Neurologie und Psychiatrie Bd. 38, 1917, Julius Springer, Berlin. 岡不二太郎、山鼻康弘（編訳）『精神医学百年史』金剛出版、東京（一九七七）。
(90) 久保正彰『ギリシャ思想の素地——ヘシオドスと叙事詩』岩波新書、岩波書店、東京（一九七三）。
(91) 桑原武夫編『フランス百科全書の研究』岩波書店、東京（一九五四）。
(92) Leibbrand, W. & Wettley, A.: Der Wahnsinn. Geschichte der abendländischen Psychopathologie. Karl Alber, Freiburg/München（1961）.

(93) Lewis, B.: The Arabs in History. Hutchinson & Co., London (1950). 林武、山上元孝訳『アラブの歴史』みすず書房、東京（一九六七）。
(94) Lou Andreas-Salomé: In der Schule bei Freud–Tagebuch eines Jahres 1912/1913. Kindler Taschenbücher (1965).
(95) 前嶋信次『アラビアの医術』中公新書、中央公論社、東京（一九六五）。
(96) 前嶋信次『アラビアンナイトの世界』講談社、東京（一九七〇）。
(97) Mantoux, P.: La révolution industrielle au XVIIIe siècle. Editions Génin, Paris (1959). 徳増栄太郎、井上幸治、遠藤輝明訳『産業革命』東洋経済新報社、東京（一九六四）。
(98) 桝井迪夫『チョーサーの世界』岩波新書、岩波書店、東京（一九七六）。
(99) M'Crie, T.: The Life of John Knox. Free Presbyterian Publications, Glasgow (1976).
(100) Medvedev, R.: Intervista sul dissenso in URSS. Giuseppe Laterza & Figli, Roma-Bari (1977). 佐藤紘毅訳『ソ連における少数意見』岩波新書、岩波書店、東京（一九七八）。
(101) ジョレス・メドヴェーデフ、ロイ・メドヴェーデフ『告発する！ 狂人は誰か』三一書房、東京（一九七七）——地下出版物の合本の訳。
(102 a) 三木栄『体系・世界医学史（書誌学的研究）』医歯薬出版、東京（一九七〇）。

(102 b) Mitzmann, A.: The Iron Cage, an Historical Interpretation of Max Weber. Alfred A. Knopf (1971). 安藤英治訳『鉄の檻——マックス・ウェーバー、一つの人間劇』創文社、東京（一九七五）。
(103) 宮本忍『医学思想史』頸草書房、東京、（I）一九七一、（II）一九七二。
(104) Moody, C.: Solzhenitsyn. Oliven & Boyd (1973). 石田敏治訳『ソルジェニーツィン、人と作品』清水弘文堂、東京（一九七四）。
(105) Mora, G. & Brand, J.L. (ed.): Psychiatry and its History. Charles C. Thomas, Springfield, Ill.

（1970）. 精神医学史家の養成法にまで触れる。

(106) Moravia, A.: L'uomo come fine (1946). 大久保昭男（訳編）『目的としての人間』講談社、東京（一九六七）所収。

(107) Morrall, J.B.: The Medieval Imprint. C.A. Watts & Co., London (1967). 城戸毅訳『中世の刻印』岩波新書、岩波書店、東京（一九七二）。

(108) Mumford, L.: The Culture of Cities. Harcourt Brace Jovanovich, New York (1938). 生田勉訳『都市の文化』鹿島出版会、東京（一九七四）。

(109) 村上陽一郎『近代科学と聖俗革命』新曜社（一九七六）。

(110) 中村賢二郎ほか（編訳）『原典宗教改革史』ヨルダン社、東京（一九七六）。

(111) 中村喜和（編訳）『ロシア中世物語集』筑摩書房、東京（一九七〇）。

(112) 中尾佐助『栽培植物の世界』中央公論社、東京（一九七六）。

(113) 中屋健一『アメリカ史研究入門』東京創元社、東京（一九六八）。

(114) 野村拓『医学と人権——国民の医療史』三省堂、東京（一九六九）。

(115) 大橋博司『パラケルススの生涯と思想』思索社、東京（一九七六）。

(116) 生地竹郎（編著）『チョーサーとその周辺』文理書院、東京（一九六八）。

(117) 大塚久雄、生松敬三訳『マックス・ヴェーバー宗教社会学論選』みすず書房、東京（一九七二）。

(118) Pélicier, Y.: Histoire de la psychiatrie. Que sais-Je? N° 1428, P.U.F. (n.d.). 三好暁光訳『精神医学の歴史』文庫クセジュ、白水社、東京（一九七四）。

(119) Percy, L.E.: John Knox. 2nd. Ed., James Clarke & Co., London (1964).

(120) Peters, H. F.: My sister, my spouse. (1962). 土岐恒二訳「ルー・サロメ・愛と生涯」『現代世界ノンフィクション全集14』筑摩書房、東京（一九六八）。

(121) Pongratz, L.J. (hrg.): Psychiatrie in Selbstdarstellungen. Hans Huber, Bern (1977). 戦後ドイツ語圏精神科医の短い自叙伝集。
(122) Rattner, J.: Psychologie der zwischenmenschlichen Beziehungen, Walter Verlag, Olten und Freiburg i. Breisgau (1969).
(123) Ree, J.: Life of Adam Smith. Macmillan, London & New York (1895). 大内兵衛、大内節子訳『アダム・スミス伝』岩波書店、東京（一九七二）。
(124) Ricœur, P.: Freud and Philosophy: an essay on interpretation. Yale University Press, New Haven (1970).
(125) Riese, W.: The Legacy of Philippe Pinel, an Inquiry into Thought on Mental Alienation. Springer, New York (1969).
(126) Robert, M.: La révolution psychanalytique, la vie et l'œuvre de Freud. Payot, Paris (1963). 安田一郎、安田朝子訳『精神分析革命——フロイトの生涯と著作』（上・下）、河出書房新社、東京（一九七六）。
(127) Roumieux, A.: Je travaille à l'asile d'aliénés. Champ Libre, Paris (1974).
(128) Rousset, J.: La littérature de l'âge baroque en France. José Corti (1953). 伊東広太、齋藤磯雄、斎藤正直ほか訳『フランスバロック期の文学』筑摩書房、東京（一九七〇）。
(129) Rowen, H.H. (ed.): The Low Countries in Early Modern Times–Selected documents. Macmillan, London (1972).
(130) Russell, B.: A Free Man's Worship. In: Mysticism and Logic. Allen & Unwin (1963).
(131) 斎藤熙子『ニュー・イングランド歴史の旅』東京（一九七六）。セイラムの記述。
(132) 酒本雅之『アメリカ・ルネッサンス序説』研究社、東京（一九六九）。

(133) Salas, M.P.: De la Conquista a la Independencia. Fond de Coltura Economica, México (1944). G・アンドラーデ、村江四郎訳『イスパノアメリカ文化史』河出書房新社、東京（一九七二）。
(134) Saner, H.: Jaspers. Rowohlt, Hamburg (1970).
(135) 猿谷要『イェスタディ&トゥディ』朝日新聞社、東京（一九七七）。
(136) Schipperges, H.: Moderne Medizin im Spiegel der Geschichte. Georg Thieme (1970).
(137) Semelaigne, R.: Philippe Pinel et son œuvre au point de vue de la médecine mentale. Imprimeries Réunies, Paris (1888)；復刻版 Arno Press, New York (1976).
(138) 東海林健「狂気・禁欲・神秘――カルヴィニズムと精神医学の間」『季刊近代宗教』第1巻3号（一九七五）。
(139) Show, D.: John Knox, A Quartercentenary Reappraisal. The Saint Andrew Press, Edinburgh (1975).
(140) Sigerist, H.E.: The Great Doctors. Doubleday & Co., Garden City, New York (1958).（英訳）
(141) Sigerist, H.E.: Civilization and Disease. Cornell University Press (1943). 松藤元訳『文明と病気』岩波新書（上・下）、岩波書店、東京（一九七三）。
(142) 清水純一『ルネサンスの偉大と頽廃――ブルーノの生涯と思想』岩波新書、岩波書店、東京（一九七二）。
(143) 清水多吉『一九三〇年代の光と影――フランクフルト学派研究』河出書房新社、東京（一九七七）。
(144) Simmel, G.: Rembrandt. Ein kunstphilosophischer Versuch. Kurt Wolff, Leipzig (1916). 高橋義孝訳『レンブラント』岩波書店、東京（一九七四）。
(145) 下村寅太郎『精神史の森の中で』河出書房新社、東京（一九七二）。
(146) Singer, Ch.: A Short History of Scientific Ideas to 1900. Clarendon Press in the University of

Oxford (1959). 伊東俊太郎、木村陽二郎、平田寛訳『科学思想のあゆみ』岩波書店、東京（一九六八）。

(147) Spender, S.: Love-Hate Relations–A Study of Anglo-American Sensibilities. Hamish Hamilton, London. 徳永暢三訳『イギリスとアメリカ――愛憎の関係』研究社、東京（一九七六）。

(148) Stamp, L.D.: The Geography of Life and Death. Collis Clear-Type Press, London - Glasgow (1964). 別枝篤彦、中村和郎訳『生と死の地理学』古今書院、東京（一九六七）。

(149) Swazey, J.P.: Chlorpromazine in Psychiatry–A Study of Therapeutic Innovation. The MIT Press, Cambridge and London (1974).

(150) 高橋浩一郎編『世界の気象』毎日新聞社、東京（一九七四）。

(151) 種村季弘『パラケルススの世界』青土社、東京（一九七六）。

(152) Tapié, V.-L.: Le Baroque. Que sais-Je? N° 923, P.U.F. (n.d.). 高階秀爾、坂本満訳『バロック芸術』文庫クセジュ、白水社、東京（一九六二）。

(153) 立川昭二『病気の社会史――文明に探る病院』日本放送出版協会、東京（一九七一）。

(154) Thornton, E.M.: Hypnotism, Hysteria and Epilepsy–an historical synthesis. Heinemann, London (1976).

(155) Töpfer, B.: Volk und Kirche zur Zeit der beginnenden Gottesfreundenbewegung in Frankreich. Rütten & Loening, Berlin (1957). 渡部治雄訳『教会と民衆――フランスの初期「神の平和」運動の時代における――』創文社、東京（一九七五）。

(156) Treumann, R.: Die Monarchomachen. Eine Darstellung der revolutionären Staatslehren des XVI. Jahrhunderts (1573-1599), Leipzig (1895). 小林孝輔、佐々木高雄訳『モナルコマキ』学陽書房、東京（一九七六）。

(157) Trilling, L.: Sincerity and Authenticity. Harvard University Press (1971). 野島秀勝訳『〈誠実〉と

〈ほんもの〉』筑摩書房、東京（一九七六）。

(158) 辻成史『イデアの宿り——古典古代美術からビザンティン美術へ』新潮社、東京（一九七六）。

(159) 植田重雄『神秘の芸術——リーメンシュナイダーの世界』新潮社、東京（一九七六）。

(160) 内村祐之『精神医学の基本問題』医学書院、東京（一九七二）。

(161) 宇津木保ほか『フロイト——著作と思想』有斐閣、東京（一九七八）。

(162) van den Berg, J.H.: Dieptepsychologie. G.F. Callenbach, Nijkerk (1970).

(163) van den Berg, J.H.: Kroniek der Psychologie. G.F. Callenbach, Nijkerk (1973).

(164) van den Berg, J.H.: Leven in meervoud. G.F. Callenbach, Nijkerk (1963). 英訳：Divided Existence & Complex Society, an historical approach. Duquesne University Press, Pittsburg (1974).

(165) van Praag, H.M. (ed.): On the origin of shizophrenic psychoses. De Erven Bohn, Amsterdam (1975). 分裂病は一九世紀以後出現したというヤブレンスキーとサルトリウスの意見を含む。

(166) 渡辺一夫『フランス・ルネサンスの人々』白水社、東京（一九六四）。

(167) 渡辺一夫『フランス・ユマニスムの成立』岩波全書、岩波書店、東京（一九七六）。

(168) Willis, J.: Clinical Psychiatry. Blackwell Scientific Publications, Oxford (1976). 医学史の章にムハンマドは「狂人を愛せよ」と教えたとあるが『コーラン』にいまだ該当句を発見できない。

(169) 山口昌男『道化の民俗学』新潮社、東京（一九七五）。

(170) 山口益『般若思想史』法蔵館（一九五一）。

(171) 山本健『レオナルド・ダ・ヴィンチ考』日本放送出版協会、東京（一九七四）。

(172) 矢守一彦『都市図の歴史　世界編』講談社、東京（一九七五）。

(173) 米田治泰『ビザンツ帝国』角川書店、東京（一九七七）。

(174) 吉田光郎『錬金術』中公新書、中央公論社、東京（一九六三）。

(175) Yourcenar, M.: L'Œuvre au Noir. Gallimard (1968). 岩崎力訳『黒の過程』白水社、東京（一九七〇）。パラケルススを主人公とした小説といってよい。
(176) Zweig, S.: Die Heilung durch den Geist–Mesmer, Baker-Eddy, Freud. Insel, Leipzig (1931). 佐々木斐夫、高橋義夫、中山誠訳「精神による治療」『ツヴァイク全集12〔第2次〕』みすず書房（一九七三）。

追加文献

(177) 井筒俊彦「自然神秘主義とギリシア」『神秘哲学　第1部』人文書院、東京（一九七八）。
(178) 山口昌男『知の遠近法』岩波書店、東京（一九七八）。
氏は人類学者として「医師」に関心を示している。本書においては、それはなお示唆的なものであるけれども、きわめて啓発的である。

たしかに、氏の指摘されるごとく、異端排除の論理は、魔女狩り以来、精神病院への隔離を経て、細菌学における殺菌による治療まで一貫したものであるといいうるであろう。（これに外科学における切除の論理を付加すべきかもしれない。）抗生物質は、その論理の下に登場したが、実際には菌数を数十分の一、数百分の一に低下させれば、あとを身体に備わる免疫細胞などにゆだねて可であった。抗癌剤が同一の論理の下に登場したとき、その限界は明らかになったともいえよう。抗生物質程度の効果ではとうてい十分とはいかなかったからであり、最近の免疫療法などへのにわかな再注目も、いわば事の自然であろう。

氏は、この排除の論理のマイナスを指摘されつつ、病いとの共存という考えを提示される。そして、マイナスとしては、病気がますます強靱なものになる、ということとともに、宇宙的想像力ともいうべきものの貧困化をあげていられるようである。これは、私の用語でいえば syntagmatism から paradigmatism への転換とともに始まった過程であろう。しかし、西欧においては、syntagmatism や宇宙的想像力cosmic phantasyは決して根だやしにされたわけではなく、現に、人間学、特に内科医出身のWeizsäcker, V.v.の強調するところと思われる（たとえばFälle und Probleme, Fernand Enke, Stuttgart, 1951）。むしろ、わが国の近代医学においてこそ、一つは輸入した学問であることのゆえに、一つはおそらく、わが国におけるsyntagmatismの伝統の乏しさと、江戸時代における、そのほとんど根だやしともいうべきもののために、この貧困がきわだっていることを思いみる必要があるかもしれない。

なお、排除・選別の論理は、あるいは人類史上、農業社会の成立とともに出現したものかもしれない。森林を伐採し、有用な植物を選び、栽培し、雑草を抜き、生産品を貯蔵する、という営為は、この論理のものであり、同時に森が異域として、おどろおどろしきものの棲家に転化する。特にわが国農民は二千年の勤勉ののちに、世界最強の雑草をつくり出した（中尾佐助『栽培植物の世界』中央公論社、一九七六）ことを思いみるべきだろう。

逆に、わが国の〝精神治療文化〟はまったく西欧のそれと同一なのかという疑問もあってしかるべきだろう。より古い治療文化は、意外なところに潜んでいるかもしれない。たとえば、わが国の処方における多種類な薬物の使用は——非難されつつ止まないが——漢方の伝統のひそかな連続とみた時、解しやすくなる。事実、向精神薬の処方に関するわが国の精神科医の、決して書かれず、しかし、日常語られている意見は、「体質によって処方する」中国医学の伝統を思わせるものがある。それは、現在、われわれがほとんど意識していないものであるけれども、臨床医の知る薬物反応の個人差の大きさからみて、すでに多種多様な向精神薬の処方の選択が患者の症状のみでなく、中国医学が直観的に体質としたものと類比的なものによることが有理的とみなされる可能性が問題としうるのではあるまいか。

(179) Dawson, Ch.: Medieval Religion. Sheed and Ward. London (1934). ibid., Medieval Christianity. Burns and Oats (1924). 野口啓祐訳『中世のキリスト教と文化』新泉社、一九六九、は上記二著を合わせた邦訳である。

（180）Dolan, J. A.: Nursing in Society. 13th. Ed. W.B. Saunders, Philadelphia（1973）. 12版までは History of Nursing という題。

（181）小野泰博、内尾貞子『看護・医療の歴史』誠信書房、東京（一九七八）

（180）と（181）は常識的史観に基づく通史であるが、精神病院改革を看護面から見たものとして参考になる。逆に魔女狩りは看護史ではまったく触れられないのも興味ある点だろう。

一九九九年の追記

あとがきに記したように、私は、本文も注も、執筆当時のままに残すことにした。しかし、若干の追記をしておきたい。

一、意識、無意識、良心、心身問題

この精神医学背景史は、ヨーロッパの宗教的倫理観、人間観との関連を社会政治思想との関連と並んで取り上げたところに、その特徴があると思うが、その点に関連して、まず、その後に追加したいのは、キリスト教という一神教と意識概念との関連である。

ながらく、私は、フランス語において、「意識」と「良心」との語が、ともにconscienceであることを不思議に思ってきた。イタリア語にも、スペイン語にも、要するに、ラテン語から派生したことばなら皆同じである。英語でも、一七世紀まで、conscienceで、「意識」と「良心」とをともに表してきた。consciousnessということばは、英国経験論哲学とともに生まれた新しいことばである。

ドイツ語では、この二つはルター以来区別されている。「意識」はBewusstsein（意識されてあること）であり、良心はGewissen（知っていることの総体）である。オランダ語でも、同じ意味の表現をする。

要するに、宗教改革によって、この二概念分化が生じ、イギリス経験論以後の哲学がこれを引き継ぎ、その中から心理学が分化してきたということである。ロシア語やポーランド語など、それ以後に「意識」概念に対応する語を作った言語では、私たちと同じく、両者に共通分母的要素は認めがたい。いっぽう、カトリック世界は、この二概念を一語で表現し、区別が必要ならば形容詞で行う。

しかも、今日もなお西欧には根強い「無意識」否定の傾向が存在する。湯川秀樹は「無意識があるなんて当たり前やんか。なんで、そんなことが問題になるんや」と語ったが、無意識の存在をできれば認めたくないという欧米人の深層心理は、私たちの理解を越えたものがあると私はしばしば感じざるをえなかった。

実に、旧約聖書には、良心に当たることばがない。新約でも、福音書にはない。これはヘブライの概念にはないとダグラスらの『新聖書辞典』第二版（一九八二）は述べる。ギリシャ語の syneidēsis（シュネイデーシス）は、「（人の感情を）共に知っている」という意味の synoida（シュノイダ）から出て、最初は日常語であった。リッデル＝スコットの大希英辞典の最初の用例は、産婆が「産婦の痛みを知る」という一文である。この日常語が抽象概念としてはまずストア派哲学に入ったと主張する学者が多い（右記『新聖書辞典』）。聖書ではギリシャ語で書いたパウロの手紙から始まる。この聖書辞典によれば、新約聖書の多くの用例は、パウロと「ヘブル人への手紙の筆者」によるもので、その意味は二つに分かれる。すなわち、「個人の行為にかんする苦渋かつ（本来神に属するから）絶対的な道徳的判断の手段」という意味と「キリスト教徒の正しい行為のあらゆる面の導き手であり証人となるもの」という意味とである。

シュネイデーシスは、ラテン語に移されてやはり「共に（痛みを）知る」意味のラテン語 conscientia（コンスキエンティア）になった。ガフィオの『羅仏辞典』はキケローをラテン語における最初の用例とする。聖ヒエロニムスは、その聖書『ヴルガータ』翻訳において、このことばを採用した。『ヴルガータ』はカトリック世界において正典とされ、conscientia の語は西欧世界に広まった。

これからは私の推論であるが、「意識」の中にあるものはすべて「キリスト教徒の正しい行為の証人」すなわち「良心」でなければならない。すなわち、意識の中にあるものは、神に開示できるものでなければならない。したがって、ドイツ語では Gewissen、すなわち「知っていることの総体」が「良心」である。「意識していないこと」は、神に咎責できないものであり、そういうものが自分の中にあることは大問題である。したがって、無意識は外部に投射される傾向にあって、かつては悪魔となり、現在も自己を正義として、「悪」を外部に探す傾向（すなわち他罰性）が著しいのではないか。あるいはベルクソンのように、心臓の運動を初めとする生命的・身体的な無意識を中心に据えて、無意識を解毒し、身体運動をいちいち意識的に行わないことが精神の自由を与えるとするようになるのだろう。「無意識の発見」が大問題となり、今日なお、力動精神医学が、あるいかがわしさをともなって見られている心理基盤であると私は思う。意識と良心の問題は、キリスト教の西欧精神医学に伏在しつづけていると言ってよい。

ちなみに、意識は、今や、これを説明しおおせるのが生理学者の夢となった。もっとも、私は、脳はどこまで行っても脳であり、私たちの直接的体験としての意識は「説明」に馴染まない。それだけでなく、それ自身に逆理を含んでいる。それは、デカルトの「われ考う、ゆえにわれあり」の直後から知られていた。「われ考うとわれ考えるとわれ考う……」という無限後退である。これは、「意識を意識するには、それを意識しなければならず、それを意識するためにはまたそれを意識する……」ということと等価である。こんな不条理はありえない。この辺りを追求したヴァレリーは、その「カイエ」（生涯書きつづけたノート）の一節に、意識の意識の意識以上はないと記しているが、これは経験による探究の結果であろうと思う。

私は、無限後退がナンセンスである以上、必ず、意識は「意識によって制御されるもの」によって制御されて円環的制御となるはずであると考える。それは外界であり特に身体である。生理学的にもこれは正しい。とくに視覚、聴覚、強大な四対の下顎筋の運動感覚、足底の触覚は医学的に意識保持の主役であって、医師としての私はこれらを用いて植物状態からの「サルベージ」作業を考案したことがある。しかし、それは意識を支え制御する形式の問題であり、この円環の相当部分は「意識」されない。意識の玲瓏たる全体性・包括性とそれが少量のアルコールによってでも潰乱する危うさとはすでにパスカルによって意識されていた。

キリスト教の文脈においては、すべては神(および悪魔)との距離によって位置づけられる。身体とくに下半身が悪魔に近いと観念されたことは、近代欧米患者における身体的愁訴の乏しさと漠然さとに跡を残している。(「肩がこる」「腰が冷える」などは欧米語に表現しえない)。また「身体化」という機制を不当に低くみる学問的傾向を残している。

心身二元論がデカルト以来の近代的思想であることは知られているが、それは溯れば中世ヨーロッパ哲学の実念論と実在論を経てプラトンのイデア論に溯るものである。心身が二元か一元かの論争の不毛性の一部は、それがイデア論と同じくことばの問題だからではあるまいか。西欧医学の対抗医学としての「東洋医学」の主張者はしばしば声高に心身一元を語るが、彼らといえども「こころ」と「からだ」の二語を廃してたとえば「こらだ」のような一語をもって替えることはできないだろう。二つの区別は言語と行動上の必要に支えられている。私たちは二語を口にしなければ心身の関係を知っている(ギリシャ語の「オイダ」の意味で)。口にしたとたん、私たちは二元性の内部にいる。

これと関連して驚くことは、身体を指すことばの単純明快さに対して、それと対偶する「こころ」(魂、精神など)を指すことばが、ヨーロッパの諸言語内部においても、雑多なことである。それはまちまちな由来と範囲と含蓄を持っている。(『エランベルジェ著作集第三巻』に付した私の「訳語考」より、「マインド」「ソウル」「ハート」(英語)「ガイスト」「ゼーレ」「ヘルツ」(ドイツ語)「エスプリ」「アーム」「ケール」(フランス語)はそれぞれ語源とは別に対応せず、を参照していただきたい。)あるいは「こころ」は直示denotationを持たぬ伴示connotationsの集まりでしかありえないのかもしれない。

結局、私たちは精神医学あるいは心理学の対象を指す単純明快なことばを持っていないのかもしれない。

二、一九七〇年代以後のトレンドについて

できるだけ簡単に述べる。これらの一部は歴史に属しているが、帰趨が予測できないものもある。

最大の問題は、社会主義圏の崩壊と、それに伴って起こった、社会主義の対抗文化としての福祉国家の崩壊である。資本主義国は、もはや、社会主義に対する防衛としての弱者、病者への配慮を行う必要がなくなった。冷戦の最後は、米国が、軍備を不可能なほどの高額にすることによって、相対的に貧困であったソ連の背骨を折ったということができる（日本の購入した米国国債は米国が積むポーカーの賭け金を供給した）。軍備劣勢国は、優勢国の軍備に追随することによって、戦う前にすでに不利を背負うのは、戦前の日本もソ連も同じである。その他には、人海戦術のごとく、優勢国の論理をはみ出た方策しかないが、これは特殊な場合にしか可能でない。

米国の精神医学臨床は、一九八〇年代に、その停滞が明らかになった。わずか三年間に行われたケネディの大開放は、患者を慢性精神科病棟から開放して多くをホームレスに転化させた。その中には、廃墟に近い元精神科病棟に住む者もあり、マフィアに囲い込まれて、生活保護費を搾取される者も少なくなかった。私が一九九七年にロサンゼルス当局に直接問うたところではホームレスにかんする統計は存在せず、推定さえされていなかった。民間健康保険は三週間で分裂病患者を退院させることを要求し、また、精神療法を行う者を医師からその準備なくしてナースに移した。米国は、この四半世紀、新しい精神病院を建設していないときく。また、精神科志望者は数分の一に減り、すぐれた学生が精神科を選ばなくなった。米国の精神病院勤務者には、永住権を得るためのベトナム人、フィリピン人医師が多くなったが「彼らが主治医となった患者は幸福である、それは熱心に患者の話を聞くからだ」という人もある。これらは、元米国精神医学会長を含む相当数のインフォーマントから得たものである。

生物学的精神医学が主流となったが、分子生物学、遺伝子工学に追随した大量の研究発表にもかかわらず、依然として、第一級の業績と臨床に役立つ基礎とをさほど提供していない。一九九〇年代に大きな発展を遂げた免疫学と比較すれば、起病的因子のみの瑣末的研究に終始して、免疫系に相当する抗病的因子の研究はないに等しく、まして、自己免疫に相当する、抗病的因子が新しく生む病的事態は視野の外にある。もっとも、外傷神経症は、精神分裂病や躁鬱病と異なって、動物にもほぼ同じ症状を生むものであり、一九九〇年代の動物愛護運動を背景とした動物精神医学の急激な発展と相まって、外傷神経症の生物学の解明が大きな比重を占めつつあるかに見える。

老年者の飛躍的増大は、医学への新たな挑戦であり、老年者の病いは、医学のいずれの科にとっても「全く新しい病い」というべきである。精神医学においては老いたる脳の研究に向かっての進歩がもっぱらであって、治療については主に処遇法に改善がみられるのが現状である。

精神医療は、全体として、一九八〇年の米国の診断基準DSM-IIIの発表とともに、標準化に向かった。これに先んじて、米国は、ケネディの改革以来、その精神医学の創始者たちの、「米国精神医学は医師が行う精神分析的精神医学である」という定義を次第に撤回しつつあった。たしかに診断学、疾病学はすでに一つの危機にあった。一九六〇年代には、イギリスとアメリカ、フランスとドイツで、権威による同一患者についての比較診断が行われ、イギリスでは鬱病とされるものがアメリカでは分裂病とされ、フランスの破瓜病がドイツでは妄想病と診断される確率が高いことが明らかとなった。一九七〇年代には、国連の下位機関である世界保健機構が「分裂病国際予備研究」（IPSS）を行い、伝統的診断への懐疑が強まった。これを受けて、米国で唯一、ドイツのクレペリーン医学を奉じていたセントルイスのワシントン大学教授スピッツを長とした委員会は、それ以前の診断基準作成委員全員を排除する条件下に、操作主義的診断基準を完成させた。それは、米国精神医学の基盤を第二次大戦以前のドイツ精神医学、すなわちクレペリーン、クルト・シュナイダーの精神病理学に置き直し、エルンスト・クレッチュマーの多次元診断概念を密かに利用したもの（臺弘の指摘）であった。元来、研究と統計のために作られたこの診断基準は、医療訴訟と民間健康保険に頻用されることによって、非常に広い範囲に影響を及ぼし、普及は中国はもちろん、最後の抵抗者フランスにも及んだ。

戦後のドイツ精神医学が、強制収容所の生存者への補償のための精神鑑定（「フォン・バイヤー報告」）によって、いかなる人間も状況次第では精神障害を起こしうるとして、生物学的精神医学から人間学的精神医学へと転じたのと、それは好対照であった。しかし、ドイツ精神医学のこの世代は一九九〇年代までに引退あるいは死去し、その後は次第にアメリカ精神医学の影響下に立つことになった。

抗精神病薬は、いくつかの薬物の一時的喧伝にもかかわらず、最近二〇年、革新的な新薬を提供したといえず、進歩の多くは既存の薬物の使用法の熟達によって達成された（ある医療技術を医師が使いこなすためには二〇年程度を要するとは私の一般的観察である）。また、薬物によるか、それに先立って起こっていたかの議論はありつつも、分裂病の軽症化は、おそらく確実であり、私が医学生時代にみた、石のように凝固した姿勢を数年、数十年続ける慢性緊張病者は事実上姿を消した。躁鬱病においても、重症の鬱病性昏迷はほとんど見られなくなった。そういうものを実際にみた精神科医の世代は今引退しつつある。新しい世代は生の精神病でなく「薬物精神病患者」を見て育っている。

安価な薬物は、製薬会社が製造を中止する傾向にある。一般に近代医学は、常に、高額の医療法を選択する傾向が顕著にある。精神医学、神経学もその例に漏れない。

イタリアの精神病院廃止は、大量の患者をアルプスのトンネルを潜ってスイスに向かわせた。林宗義が建設したヴァンクーヴァーの精神医学ネットワークの最盛期に匹敵するものが米国に何箇所あるかと問うた時、林は、しばらく考えて、「サンマテオ郡の精神保健センター」（サンフランシスコ南方の富裕地区）、「その次は？」との問いに「ない」と答えた。

エランベルジェは一九七〇年代を「精神療法爆発」の時代と名付けた。この傾向は、米国では、精神医学の標準化時代を生き延びたのは、精神医療が狭い門となったためと、アメリカ人の健康強迫のためかと思われる。この健康強迫は、「あなたには何がいちばん恐ろしいか」とのアンケートに対し、多くの国民で一位である「死」に代わって、アメリカでは「失業」であるという現実に裏打ちされている現実があると私は思う。

これと関連して、さまざまの代替医学（中国医学、インド医学、ホメオパチー、カイロプラクティック）、さまざまの癒し、あるいは癒しと称するものが盛んであるが、医原性障害を起こす恐れのあるものも少なくない。多数のカルトが生じては没落している。

さらに、ベトナム戦争を契機とする麻薬の爆発的普及と犯罪の増加、これに対する社会的寛容とを生んで、この傾向は米国から欧州に及んだ。分裂病と躁鬱病に代わって、人格障害が精神医学の新たな難問となった。さまざまな新しい〝癒し〟や代替医学の隆昌はこの事態に対応するものでないだろうか。なお多重人格は、米国では報告例が多いが、一九九九年現在、欧州では懐疑論が優勢である。

一九七〇年代の学園紛争とフラワー・チルドレンの後を継いだ、その申し子は、フェミニズムとエコロジズムであった。フェミニズムによる女性虐待の告発と、ベトナム帰還兵症候群の研究は、DSM体系に、疾患の原因を問わない操作主義診断の例外として、「外傷後ストレス症候群」（PTSD）を加えさせた。内的生活史と心内葛藤に重点を置く従来の精神医学に対して、虐待の歴史と外傷体験に重点を置く精神医学が、社会批判を伴って登場した。外傷を重視しつづけたジャネが一世紀を隔てて新しく読まれるようになった。フロイトは、初期の仕事の再評価を通じて生物学者であった側面が強調され、生物学的精神医学の先駆者という面で見られるようになった。

精神医療を担う者は、精神科医だけでなく、臨床心理士、ケースワーカー、アートセラピスト、作業療法士など、非常に多様化し、ヴォランティアの参加と、それらによるチームワークが強調されるようになった。しかし、精神医学ネットワークはまだ完備に遠く、草の根の力がどのように精神医療を支えうるかも、なおいうことができない。

西欧精神医学のアメリカ化は、次第に進行し、英語が共通語となりつつある。自国語を用いることが伝統である精神病理学は、その意味でも危機にあり、危機の時にしばしばそうであるように、過去の埋もれていた存在が脚光を浴びることがしばしば見られる。たとえば、第二次大戦下のオランダ精神医学である。クレペリーンが実際に記した臨床記録を読みなおす作業さえ進行中である。

第三世界における西欧精神医学の普及は、アルマ・アタ宣言によって歯止めがかけられた。実際上、土着精神医療しか存在しない現状が追認された。第三世界における精神病の予後のよさは、しばしば報告されてきたが、近代化とともにそれがどのように変化したか、しつつあるかは、なおいうことができない。実際、近代精神科医は、西欧化した多くの国においても、考えられないほど不足である。一万数千を擁する日本は、アメリカについで、数的に世界第二位であり、アジアにおいては、中国も、インドネシアも格段に少なく、後者においては一億八千万以上の人口に対して今なお千人に足りないであろう。しかし、それはアジアではまだしも多いほうである。

私たちは、グロバリゼーションの名のもとに、国民国家の終焉と、一種のローマ帝国の再現に立ち会っているのであろうか（市場原理と投機とは当時も存在した）。EUの今後の命運と、それが精神医学に及ぼす影響については、まったく歴史に属していない。そして、深みを失いつつあるかに見える精神医学が、適性の高く優秀な後継者たちを惹きつけつづけるか、精神医療が福祉国家概念の消滅の下でどのような変転を遂げるかは、なおさらいうことができない。

あとがき

私が中山書店の「現代精神医学大系」にこれを書いたのは、一九七〇年代後半、私の年齢は四〇歳代前半であった。

今、六〇歳代後半に入って、これを読み返してみると目まいを感じる。私は、二五年以上の歳月を隔てて、ほとんど別人の文体で織られた絨毯を見る。

以来、世界も私も四半世紀を生きた。その間に多くの研究がなされ、多数の書物が出版された。しかし、敢えて私は、注や参考文献に至るまでほぼ当時のままを、最小限の訂正と追加で出版することにした。私には、もはや、これを書き直して、別の書籍とする気力、体力、知力、整理力と、おそらく時間がない。この一九七〇年代というコンテクストのもとに、私が当時の私の乏しい全てを投げ込んだ、西欧精神医学理解のための西欧史、必ずや初歩的な誤りさえを含むにちがいない若書きを読者の前に投げ出す他はない。

当時の直接目的は『現代精神医学大系』の一部となることであった。私への依頼の内容は「精神医学史」であった。しかし、それを書こうとする試みは、いつもヨーロッパの歴史そのものに入り込み、そこに湧く疑問に取り組むことになるのであった。しかも、それ抜きにただの「精神医学史」を書くことを私はいさぎよしとしなかった。私は書きあぐむこと九年に及んだ。しかも、年とともに私は書けなくなっていった。

一九七七年秋、私は、名古屋市の援助を得て、三週間、学会出張を兼ねて、山中康裕氏らとともに、ドイツ、スイス、オランダ、ベルギー、フランス、イギリス、スコットランドをめぐり、多少の調べ物をし、何人かの学者と討論をした。私にとって、現実の西洋は初めてであった。私は「西欧は実在していたのだ」と口走って、それは一部のサークルで今に伝えられている。

私は、それまで頭の中の西欧との暗闘を続けてきた私を自覚した。それは、私の頭の巨大な寄生体となり、肥大を続けて止まず、当時に至っていた。

西欧なくしては私が現実の今の私でありえないことを、私は非常に早くから意識していた。江戸時代のままの日本と西欧化された日本とは、私の家庭の中でも共存し、激しく摩擦を起こしていた。私は、家庭の中の西欧に激しく惹かれた。しかし、西欧は、その圧倒的な力にもかかわらず、あくまで他者であった。そして、その派生体であるアメリカは小学生の私の頭上に爆弾をふらせてきた。「ヨーロッパとは何か」は、若い私につきまとって離れなかった一つのオプセッションであった。

さらに、アメリカの占領下の七年は、ほぼ私の中学・高校時代と一致する。私は、アメリカの頭ごしに、ヨーロッパの言語を齧り、西欧の書物を読もうとし、私限りの小さな対抗文化をつくって成長期を送った。

私は、私の家庭によって、また、いささかの早熟によって、皇国少年、軍国少年であることがどうしてもできなかった。私は早くから日本軍の残虐行為と敗戦の可能性とを家族から聞き、赤裸々な戦況と直接の戦争体験を耳にした。南方の地図を眺めてそこに展開している父や叔父たち、大叔父たち、父のイトコたちの安否を気づかった。誰がどこにいるかのおおよそを私は知っていた。同じ時期、私は、天文学と地質学と進化論の本を読み、星空を仰いで、宇宙からみれば、戦争も「蝸牛角上の争い」に過ぎないことを思って精神の自由を守った。また敵国の文化を知ろうとした。戦争にかんする西欧の歴史書ならたくさん出ていた。欧米のアジア侵略の歴史は当時さかんに出版されていた。

戦後になって、先程まで狂信的に皇国思想を説いていた同じ口が同じ口調で民主主義を説く声は私の耳を覆いたくなるものであり、彼らが説くものとしての戦後民主主義は私を素通りした。

生身の欧米人との接触の最初は列車に乗り合わせたアメリカ軍兵士であった。彼は最初、物の名を私に英語で言わせて楽しんでいたが、惑星の名に至って彼ははたと困惑した。彼のほうが惑星の英語名を知らないのであった。私は第一級の教養を持つ欧米人のほうに本をとおして向かった。中学生から高校生にかけての私は、幻の西欧の同級生を頭に思い描いて、彼らと同じ年齢には同じものを勉強しようとした。私は、仏、独語と並行して古典語を始めた。さいわい高校には九鬼周造の全蔵書が寄贈されていて、サルトルが利用したのと同じ本を読むことができた。

この文庫と別れて大学に進んだ時期、私は米軍の情報教育局図書館に通って、英訳でわずかに渇をいやした。教養部では、教師に勧められてハーディの作った英国学生のための数学問題集に挑んだ。私は勤勉な法学部学生ではなかったが、英米法と大陸法の思想的相違は興味をそそった。また、判例というものの意義は、一つの開眼体験であって、後に医学生、医師として症例を考える基礎となった。

病気休学を契機に医学部に移った私は、当時主流のドイツ医学、侵入しつつあるアメリカ医学と並んで、英仏の医学を読んでいた。精神科薬物療法が生まれる契機をつくったラボリの侵襲学を知って愛読書としたのも当時のことである。

科学を今体験しなければ後で後悔するという考えが、ウイルス研究所に私を走らせた。分子生物学の勃興期にあり、ワトソンをはじめ、多くの学者が研究所を訪れ、ヒラの私は接待係として彼らと話す機会があった。彼らは芸者を相手とするよりも、若者との知的会話を好んだ。また、四流の生物学者に過ぎなかった私にも、科学は何が得手であり、何が不得手であるかを学ぶ機会であった。そして、一度、優れた友人と組んで遺伝暗号の普遍性にかかわる論文を米国の代表的雑誌に投稿した時、日本人が第一級の仕事をした時に欧米人がいかに酷薄であるかを体験した。それは受理されたが、些細な言語上の訂正のために、原稿は何度も太平洋を往復し、それが出版された時は、私はすでに精神科医に転じて二年目であり、同様の研究はいくつも出ていて、私はチェコスロヴァキアの雑誌への投稿に切り換えたが、結局は「どうしておまえはアイデアだけそんなに出てくるんだ」と罵られつづけた惨憺たる六年の後に、ある事件をきっかけに私は臨床医学に戻った。私はむしろ、精神科医のほうが精神の自由を守れることを味わった。

留学をしなかったのも、精神科医になってからは外国の雑誌に投稿しなかったのも、私のこだわりである。外国のレフェリーに採点される優等生となるのは、私は嫌であった。また、欧米の学者と議論する時、かたくなまでに自説を譲らない自分を意識していた。家人は「いつまで日米戦争をやっているの」と私を冷やかした。もっとも、彼らのフランクさ、心のひろやかさをも私は知った。私の方法を知ろうとして、彼らのほうから海を越えて訪ねてきた。大学院生も受け入れた。私は、おそらく多くの日本人が見せないであろうところまで、彼ら彼女らに公開したつもりである。もっとも、私に接触してきた人たちは、欧米人の中でもマージナルな人たちであった。

「人類史の中でヨーロッパとは何か」という問題と、四三歳まで私がへとへとになって格闘してきた結果が、とにかくこの一書に凝縮している。今、本文を読み返すと、法学や一般医学やウイルス学、軍事史によるものが多く、私は、当時持っていた雑駁な知識と見解とのすべてをここに投入したことが見える。船体の一部まで剥がしては汽罐に投げ込んで船を走らせたようなものである。

しかも、私は、ルバング島の小野田少尉のようなものであった。個人的体験に触発されながら独りで頭の中の西欧と格闘していた私には、自分は現実離れをしているのではないかという恐れがいつも心の中に響いていた。私はヨーロッパに行かなければならなかった。そうして、頭の中でふくれあがっていた「私の西欧」と、「やはり実在していた現実のヨーロッパ」との照合を行わなければならなかった。

この旅は主に山中康裕氏のおかげで、たいへん実り多いものとなった。彼なくしては、ハイデルベルク大学にずかずかと（予約なしで）入ってゆくことも、ファン・デン・ベルフの家を（これは予約して）訪問して長話することもできなかったにちがいない。ただ、この本に書かれている私の構想は、至るところで、西欧の学者の反対に逢った。彼らは、必ず、私たちの精神医学は「科学的精神医学だ」といい、特に私の論点の一つである、宗教との関連については性急なほどに否定的であった。しかし、私は早くポール・アザールの『ヨーロッパ意識の急変　一六八〇―一七一五年』を読んでいて、この急変を起こさせたものは何かを予め考えていた。また私は、オランダにおいて他に一世紀先駆けて魔女狩りが終息したという事実、そしてそのオランダがすでに一六世紀半ばに患者を木工や織物で「労働改造」しようとしたこと、世界最初の大学病院（と薬草園）を作って患者を大学で診るようにしたのがレイデン大学であることを知っていた。この本のそもそもの出発点は、そこにある。当時、日本でさかんに読まれていたウェーバーの『プロテスタンティズムの倫理と資本主義の精神』の影響もあるだろう。また、安丸良夫氏の著作に触発されて、民衆道徳としての江戸期思想、特に二宮尊徳を読み込んでいた。

私は、ルネサンス・バロックの支配者の現実対処の失敗と、その結果の一つとしての魔女狩りに対して、カルヴィニズムの労働観と精神病院の成立とを対応させた。私はオランダ－スコットランド－フランスに近代医学の流れを見ようとした。ピネルがスコットランドの影響下にあったこと、エルヴェシウス未亡人を中心に参集したイデオローグの一人であったことを重視した。さらに、ルネサンス宮廷の幻想的「シンタグマティズム」とカルヴィニストを中心とする実学的「パラディグマティズム」という、思想の背後の思想とでもいうべきものの相違を掘り出した。この二つのメタ思考的対立は、私が初期に患者の絵画の構造主義的分析によって抽出していたものであった。

西欧の学者が、かくほども魔女狩りを論じることに反発と嫌悪を示す意外さを、私はしたたかに味わった。私は落胆して、最終の地スコットランドの首府エディンバラに行き、そこでたまたま、当時エディンバラ大学で経済学の教鞭をとっておられた田添京二先生（福島大学名誉教授）にお会いした。書店で本を買い集めている私に先生は「私は日本人に声をかけないことにしているのですが、私の興味とあまりに近いものですから」と語りかけられ、「スティーヴンソンがよく行っていたというパブに行きましょう」と誘われ、私はそこで、パブが閉まるぎりぎりまで、私の考えを奔流の勢いで語り、先生は、最後に、私の考えを支持された。私は百万の味方を得た思いで、一カ月の休みをとり、新たな決意で「西欧精神医学背景史」を一気に書き上げた。その間、私はほとんど物狂いの状態であったにちがいない。宗教を視野に入れた精神医学（背景）史という一点では、この一書は依然ユニークであると私はひそかに思う。

本書の執筆中、私の頭の中には、私が若い時から読み込んできたポール・ヴァン・ティーゲムの『ヨーロッパ・アメリカ文学史』の構成と彼のことば「この本の一行の裏には一つの論文がある」とが絶えず鳴っていた。及ばずながら、私は与えられた紙幅の中で「一行の裏に一つの論文、一冊の本」をこめようとした。また、併行してエランベルジェの『無意識の発見』を木村敏氏らと少しづつ訳していた。彼の仕事は、はるかに壮大な博識と実体験とにもとづいていたが、私は、彼に、ありきたりの西欧を越える視点を感じた。この親近性は、私を彼に接近させた。この一文完成後であるが、彼に会う機会もあり、その後、文通が続いた。

一九九九年になって、彼の著作集三巻を編纂し、翻訳してみすず書房から出版する機会を得て、彼の射程が『無意識の発見』をさらに越えることを実感した。また、マルク・ブロック、ポール・ヴァン・ティーゲムなど、彼の歴史への関心の出発点が、私と重なることを知った。同じ年に、私の若書きが世に出るのも、奇縁であろう。私は、彼が生きている間に、著作集を出し、できることなら私の若書きを読んでもらいたかった。もっとも、彼は、彼の童話『いろいろずきん』の日本語訳をもっとも喜んだかもしれず、それへの私の挿絵に、もっとも快活に笑ってくれたにちがいないという気がする。

最後になったが、本書を「みすずライブラリー」の一つにとり上げたみすず書房編集部と、担当編集者の成相雅子さんに感謝する。

一九九九年一〇月一七日

中井　久夫

中井久夫

西欧精神医学背景史

1999年12月10日　初　版第1刷発行
2015年11月25日　新装版第1刷発行
2022年 9 月 2 日　新装版第3刷発行

発行所 株式会社 みすず書房
〒113-0033 東京都文京区本郷2丁目20-7
電話 03-3814-0131(営業) 03-3815-9181(編集)
www.msz.co.jp

本文印刷所 平文社
扉・表紙・カバー印刷所 リヒトプランニング
製本所 松岳社
装丁 安藤剛史

Printed in Japan
ISBN 978-4-622-07970-5
[せいおうせいしんいがくはいけいし]

著者略歴

（なかい・ひさお）

1934年奈良県生まれ．京都大学医学部卒業．神戸大学名誉教授．精神科医．2022年8月没．著書『中井久夫著作集――精神医学の経験』全6巻別巻2（岩崎学術出版社1984-91）『分裂病と人類』（東京大学出版会1982，2013）『精神科治療の覚書』（日本評論社1982，2014）『治療文化論』（岩波書店1990）『こんなとき私はどうしてきたか』（医学書院2007）『私の日本語雑記』（岩波書店2010）『日本の医者』（日本評論社2010）ほか．みすず書房からは『記憶の肖像』（1992）『家族の深淵』（1995）『アリアドネからの糸』（1997）『最終講義――分裂病私見』（1998）『西欧精神医学背景史』（1999，2015）『清陰星雨』（2002）『徴候・記憶・外傷』（2004）『時のしずく』（2005）『関与と観察』（2005）『樹をみつめて』（2006）『日時計の影』（2008）『臨床瑣談』（2008）『臨床瑣談・続』（2009）『災害がほんとうに襲った時』（2011）『復興の道なかばで』（2011）『サリヴァン，アメリカの精神科医』（2012）『「昭和」を送る』（2013）『統合失調症の有為転変』（2013）の著書のほか，共編著『1995年1月・神戸』（1995）『昨日のごとく』（1996）があり，訳書として，サリヴァン『現代精神医学の概念』『精神医学の臨床研究』『精神医学的面接』『精神医学は対人関係論である』『分裂病は人間的過程である』『サリヴァンの精神科セミナー』，ハーマン『心的外傷と回復』，バリント『一次愛と精神分析技法』（共訳），ヤング『PTSDの医療人類学』（共訳），『エランベルジェ著作集』（全3巻），パトナム『解離』，カーディナー『戦争ストレスと神経症』（共訳），クッファー他編『DSM-V研究行動計画』（共訳），さらに『現代ギリシャ詩選』『カヴァフィス全詩集』『括弧　リッツォス詩集』，リデル『カヴァフィス詩と生涯』（共訳），ヴァレリー『若きパルク／魅惑』『コロナ／コロニラ』など．『中井久夫集』全11巻（2017-19）も刊行されている．

読者の皆様へ

二〇〇二年一月、日本精神神経学会理事会において、従来「精神分裂病」と呼ばれてきた病名を「統合失調症」に変更することが承認され、同年八月に開催された「世界精神医学会」で名称変更が公表されました。それにともない、二〇〇二年十月以後に刊行される小社の該当新刊書につきましては、書名および本文中の表記は「統合失調症」に統一する方向で考えてまいります。

また、本書のように、すでに刊行されている書籍内での「精神分裂病」あるいは「分裂病」の表記に関しましては、「統合失調症」と読みかえていただきたく存じます。「精神分裂病」という用語が医療現場や社会生活で支障を生み、名称変更にいたるいきさつは重大視しておりますが、どうぞご理解のほど、よろしくお願い申し上げます。

二〇〇二年九月

みすず書房

本稿は一九七九年、中山書店より刊行の
『現代精神医学大系　第1巻A〈精神医学総論I〉』に収録され、
一九九九年に「みすずライブラリー」の一冊として小社より刊行された。

人名索引

1　本文中のすべての人名を網羅した．ただし，注および図表に出てくる人名は省いた．
2　ナポレオン戦争，カルヴァン派，スターリン時代といったかたちで出てくる人名は省いた．
3　見出し語は姓のみをアイウエオ順に挙げ，名は原綴のみを挙げた．

ア　行

アイスキュロス　Aiskhylos　5
アヴィケンナ　Avicenna (ibn Sinā)　34
アーヴィング　Irving, Washington　70
アヴェロエス　Averroes (ibn Rushd)　34, 56
アウグスティヌス(聖)　Augustinus　73
アウグストゥルス・ロムルス　Augustulus Romulus (Emperor)　18
アグリッパ　Agrippa　50
アザール　Hazard, Paul　63
アスクレピオス　Asklepios　10-11, 13
アタナシウス　Athanasios　167
アードラー　Adler, Alfred　113
アードラー(夫人)　Adler, Alexandra　129
アリスティデース　Aristeidēs　10
アリストテレース　Aristotelēs　13-15, 26, 34, 36
アレクサンドロス　Alexandros　14-15
アン女王　Anne　67
イェッシング(父子)　Gjessing, R. & L.　110, 123
イーデラー　Ideler, Karl Wilhelm　79
イワノフ＝スモレンスキー　Iwanow-Smolenskii　139
イワン4世(雷帝)　Ivan Ⅳ　136
インノケンティウス7世(教皇)　Innocentius Ⅶ　154
ヴァイツゼッカー　Weizsäcker, Victor von　109
ヴァヴィロフ　Vavilov, Nikolaj Ivanovich　133
ヴァーグナー＝ヤウレック　Wagner-Jauregg, Julius von　85, 101
ヴァスパンドゥ　Vaspandu　164
ヴァルガ　Varga, Yevgenii　133, 136
ヴァレリー　Valéry, Paul　93, 110, 117
ヴァン・エイク　van Eyck, Hubert Jan　66
ヴァン・ゴッホ　van Gogh, Vincent　76
ヴィーコ　Vico, Giambattista　120

ヴィッテ　Vitte, Sergei Yuljevich 129
ヴィトゲンシュタイン　Wittgenstein, Ludwig 95, 126, 130, 154
ヴィトマン　Wittmann, Blanche 112
ウィーナー　Wiener, Norbert 142, 156
ヴィラモーヴィッツ＝メレンドルフ　Willamowitz-Möllendorff, Ulrich von 10
ヴィルヒョウ　Virchow, Rudolf 52
ヴィルヘルム2世(皇帝)　Wilhelm II 100, 102
ヴィルマンス　Wilmanns, Karl 99, 101, 123
ウェッジウッド　Wedgwood, Josiah 69
ウェーバー　Weber, Max 66, 82, 100, 102, 131, 151
ウェブスター　Webster, John 53
ウェリントン　Wellington, Arthur Wellesley 70
ウォディントン　Waddington, C. H. 108
ヴォルテール　Voltaire 50, 56, 69, 74, 153
ウルフ　Woolf, Virginia 112
エイ　Ey, Henri 123
エイヤー　Ayer, Alfred Jules 130
エウヘーメロス　Euhēmeros 15
エウリピデース　Eurīpidēs 12
エスキロール　Esquirol, J. E. D. 57, 59, 71
エピクテートス　Epictetus 16
エピクーロス　Epikūros 91
エピメディデース　Epimedidēs 9
エーベルト　Ebert, Friedrich 133
エラスムス　Erasmus, Desiderius 42, 46, 65
エランベルジェ　Ellenberger, Henri F. 8, 90, 94
エリオット　Eliot, T. S. 137
エリザベス1世(女王)　Elizabeth I 33
エリザベート(王女)　Elizabeth 154
エルヴェシウス(未亡人)　Helvetius, Mme. Claude Adrien 58
エレンブルク　Erenburg, Ilja Grigor'jevich 136
エンゲルス　Engels, Friedrich 93, 96
エンペドクレース　Empedoklēs 6, 9
大岡越前守 163
オスラー　Osler, Sir William 123
織田信長 40
オドアケル(王)　Odacer 18
オパーリン　Oparin, Aleksandr Ivanovich 139
オルフェウス　Orpheus 9

カ　行

ガウス　Gauss, Carl Friedrich 102
ガスナー　Gassner, Johann Joseph 89, 90
カッシオドールス　Cassiodorus, Flavius Magnus 19, 22
カバニス　Cabanis, Georges 58
カフカ　Kafka, Franz 135
ガマ　Gama, Vasco da 24
ガリレオ　Galilei, Galileo 40, 153
カルヴァン　Calvin, Jean 46, 65, 152
カルノー　Carnot, Nicolas Léonard 107
ガレノス　Galēnos 15, 17, 34, 51, 86
カレン　Cullen, William 52, 124
カント　Kant, Immanuel 77, 93
カントール　Cantor, Georg 102

キアルジ　Chiarugi, Vincenzo　120
キプリング　Kipling, Rudyard　70
キリスト　Iēsous Christos　13
ギルバート　Gilbert, William　90, 107
クセノパネス　Xenophanes　12
クッシング　Cushing, Harvey Williams　141
クツーゾフ　Kutuzov (Mikhail Ilarionovich Golenishchev)　136
グーテンベルク　Gutenberg, Johannes　32
クライスト　Kleist, Karl von　101
クライン　Klein, Melanie　120
クラウゼヴィッツ　Clausewitz, Karl von　78
グリージンガー　Griesinger, Wilhelm　52-53, 93, 124
クリスティーナ(女王)　Christina　154
グリム　Grimm, Jacob und Wilhelm　125
グリーン　Green, Thomas Hill　102
グレゴリウス 8 世(教皇)　Gregorius VIII　154
クレッチュマー　Kretschmer, Ernst　103
クレペリーン　Kraepelin, Emil　1, 47, 63, 79, 80, 100
クローチェ　Croce, Benedetto　102
グロティウス　Grotius, Hugo　46
クロムウェル　Cromwell, Oliver　65, 68
クーン　Kuhn, Thomas　1
クン　Kun, Béla　119
ゲイ　Gay, Peter　100
ケインズ　Keynes, John Maynard　70, 107, 112, 117, 130
ゲーテ　Goethe, Johann Wolfgang von　39, 78, 122
ケネディ　Kennedy, John F.　157
ケプラー　Kepler, Johannes E.　40, 153
ゲルツェン　Gertsen, Aleksandr Ivanovich　129
ケレーニー　Kerēnyi, Karl　3
ゲーレン　Gehlen, Arnold　109
ケンプ　Kempf, E. J.　115
コッホ　Koch, Robert　85, 144-145
コノリー　Conolly, John　53, 97, 107
小林秀雄　146
コペルニクス　Copernicus, Nicolaus　28
コメニウス(ヤン・アモス・コメンスキ)　Comenius, Johann Amos　64
ゴーリキー　Gor'kij, Maksim　139
ゴールトシュタイン　Goldstein, Kurt　109
コルベール　Colbert, Jean-Baptiste　56
コレ　Kolle, Kurt　79
コロンブス　Columbus, Christopher　24
コンスタンティヌス(帝)　Constantinus I　17-18
コンスタンティヌス・アフリカーヌス　Constantinus Africanus　22
コンディヤック　Condillac, Etienne Bonnot de　58
コンラート　Conrad, Klaus　79

サ　行

サヴォナローラ　Savonarola, Girolamo　47
サラザール　Salazar, António de Oliveira　85, 110
サリヴァン　Sullivan, Harry Stack　73-74, 83, 98, 108, 115, 119, 121, 168
サルトル　Sartre, Jean-Paul　74, 96, 116

ジェイムズ1世(王)　James I　33
シェイクスピア　Shakespeare, William　42, 110
シェリング　Schelling, F. W. J.　152
シッパーゲス　Schipperges, Heinrich　34
シドナム　Sydenham, Thomas　52, 56, 89
ジャクソン　Jackson, John Hughlings　107
ジャニク　Janik, Allan　95
ジャネ　Janet, Pierre　95, 103, 107, 113
シャフツベリー　Shaftesbury, Anthony Asyley Cooper　153
シャルコー　Charcot, Jean-Martin　95, 104, 128, 156
シュヴィング　Schwing, Gertrud　98
ジューコフ　Zhukov, Georgij Konstantinovich　138
シュタイン　Stein, Karl von　78
シュタール　Stahl, Georg Ernst　57
シュナイダー　Schneider, Kurt　71, 101, 106, 118, 156
シュペーマン　Spemann, Hans　108
シュルツ＝ヘンケ　Schultz-Hencke, Heinrich　120
シュルテ　Schulte, Walter　168
シュレーバー　Schreber, Daniel Paul　62
シュレンク　Schrenk, M.　52, 79, 93
ショーペンハウアー　Schopenhauer, Arthur　94
シルヴェステル(法王)　Silvester II　22
ジルベール　Gilbert, Emil Jacques　62, 76
ジルボーグ　Zilboorg, Gregory　41
シンガー　Singer, Charles　21
スコダ　Skoda, Joseph　77
スターリン　Stalin, Yosif　133, 135, 138-140
ステイン　Stein, R. A.　18
ストレイチ　Strachey, Lytton　112
スピノザ　Spinoza, Baruch　50
スマッツ　Smuts, Jan Christiaan　109
スミス　Smith, Adam　70
スミス　Smith, Hélène　113
セウェールス　Severus　17
セルヴィエ　Servier, Jean　30, 81
セルヴェトゥス　Servetus, Michael　46
セルバンテス　Cervantes, Miguel de　42, 110
ソークラテース　Sōkratēs　12-13
ソポクレース　Sōphoklēs　12, 14
ソルジェニーツィン　Solzhenitsyn, Aleksandr　136
ゾルダン　Soldan, W. G.　162
ソローン　Solōn　5
ソンディ　Szondi, Leopold　119

タ　行

ダーウィン　Darwin, Charles　95
高杉一郎　136
ダンテ　Dante, Alighieri　113
チェルレッティ　Cerletti, Ugo　85
チャールズ1世(王)　Charles I　33
チョーサー　Chaucer, Geoffrey　110
ツォン・カパ　Tsong-Kha-pa　41
ディオーン　Diōn　14
ディックス　Dix, Mary Lynde　82, 115
テイヤール・ドゥ・シャルダン　Teilhard de Chardin, Pierre　165
ティルピッツ　Tirpitz, Alfred von　102
デカルト　Descartes, René　50, 92, 153-155

デシデリウス Desiderius 22
デステュット・ド・トラシー Destutt de Tracy, Antoine Louis Cla 58
デモクリトス Demokritos 8
デモステネース Dēmosthenēs 16
デューイ Dewey, John 109
テューク Tuke, Samuel 71
デュボス Dubos, René 143
デ・ロイテル De Luyter, Michael Adriaanszoon 67
ドイッチャー Deutscher, Isaac 133
トゥッティ Tuttie, Giuseppe 120
トゥールミン Toulmin, Stephen 95
徳本上人 89
ドゴール de Gaulle, Charles 75, 146
ドースン Dawson, Christopher 167
ドッズ Dodds, E. R. 2, 8
トルストーイ Tolstoj, Lev Nikolajevich 154
ドレイ Delay, Jean 104, 147
トレヴァー＝ローパー Trevor-Roper, Hugh Redwald 43
トロツキー Trotskij, Lev 131, 133
トロンプ Tromp, Maarten Harpertszoon 67
ドンス・スコトゥス, ヨハネス Dons Scotus, Johannes 68

ナ 行

ナイティンゲール Nightingale, Florence 82, 97
中村光夫 162
ナーガールジュナ Nāgārjuna 164
ナポレオン Napoléon Bonaparte 58, 75, 78, 136
ナンセン Nansen, Fridtjof 132
ニーチェ Nietzsche, Friedrich 94, 167
日蓮 40
二宮尊徳 163
ニュートン Newton, Isaac 69, 89-90, 107, 153
ニルソン Nilsson 4
ネフスキー Nevskii, Aleksandr 136
ノイマン Neumann, Heinrich 79
野口英世 85
ノストラダムス Nostradamus (Michel de Notre-Dame) 39
ノックス Knox, John 33

ハ 行

ハイアット Highet, Gilbert 21
ハイエク Hayek, Friedrich August 130
パヴロフ Pavlov, Ivan Petrovich 133, 139-141
パスカル Pascal, Blaise 110, 126, 164
パストゥール Pasteur, Louis 85, 144-145
パストゥール・ヴァレリ＝ラド Pasteur Vallery-Radot, Louis 146
バビンスキ Babinski, Joseph 104
ハラー Haller, Albrecht von 78
パラケルスス Paracelsus 86, 89-90
バリント Balint, Michael 94, 113, 119
ビアード Beard, George. M. 107
ピウストゥキ Piłstuki, Jósef 132
ビェルクネス Bjerknes, Vilhelm F. 110
ヒエロニムス(聖) Hieronymus 154
ビスマルク Bismarck, Otto von

52, 101
ヒトラー　Hitler, Adolf　110, 133
ビニ　Bini, L.　85
ピネル　Pinel, Philippe　52, 57-59, 62, 124
ピープス　Pipys, Samuel　67
ビベス　Vives, Juan Luis　50
ヒポクラテース　Hippokratēs　6, 15-16, 51, 56, 86, 139
ピュイゼギュール　Puységur, A. M. J. de Chast　63, 91
ピュタゴラース　Pythagoras　9
ビュッフォン　Buffon, George Louis Leclerc　57
ヒューム　Hulme, T. E.　164
ピョートル(大帝)　Pjotr I　127
ヒルデガルト(聖)(フォン・ビンゲン) Hildegard von Bingen　36, 148
ヒルベルト　Hilbert, David　102
ピレンヌ　Pirenne, Henri　17, 19
ピーロ　Piro, Sergio　121
ビンスヴァンガー　Binswanger, Ludwig　121
ピンダロス　Pindaros　8
ヒンデンブルク　Hindenburg, Paul von　132
ファノン　Fanon, Frantz　157
ファン・エーデン　van Eeden, Frederic　121
ファン・スヴィーテン　van Swieten, Gerard　51
ファン・デ・ボエ(シルヴィウス)　van de Boë, Franz　51
ファン・デル・ポスト　van der Post, Lawrence　133
ファン・ヘルモント　van Helmont, Jan Baptista　89-90
ヴィコフ　Vykov　139
フィチーノ　Ficino, Marsilio　27
フェヒナー　Fechner, Gustav. T. 101
フェルメール　Vermeer, Jan　111
フェレンツィ　Ferenczi, Sándor　7, 119
フォン・クレール　von Krehl, L. von　109
フォン・ドマールス　von Demarus, E. von　161
フォン・バイヤー　von Baeyer, Walter von　156
福沢諭吉　168
フーコー　Foucault, Michel　38, 75
ブジョンヌイ　Budjonnyj, Semjon Mikhajlovich　132
二葉亭四迷　162
プフィスター　Pfister, Oskar　156
ブムケ　Bumke, O.　99
ブラウン　Brown, John　107, 124
ブラーエ　Brahe, Tycho　40, 153
プラトーン　Platōn　6, 8, 13-15, 27
フランクリン　Franklin, Benjamin　82
フランコ　Franco, Francisco　133
137
フリース　Fliess, Wilhelm　94
フリートリッヒ2世(大王)　Friedrich II　78, 153
プリニウス(父子)　Plinius, major et minor　17
ブリューゲル　Brueghel, Pieter　111
ブリュッケ　Brücke, Ernst. W. v.　94
プルースト　Proust, Marcel　62, 111
フルトン　Fulton　85
ブルーノ　Bruno, Giordano　152
ブールハーフェ　Boerhaave, Hermann　51, 65
フルールノワ　Flournoy, Théodore　113

フレクスナー　Flexner, Alexander　114
フレクスナー　Flexner, Simon　85
フレミング　Fleming, Alexander　105, 143
ブレンターノ　Brentano, Lujo　66
ブロイアー　Breuer, Josef　94
フロイト　Freud, Sigmund　63, 94-95, 103, 108, 111-115, 119-120, 156, 168
フロイト　Freud, Anna　120
ブロイラー　Bleuler, Eugen　71, 80
プロタゴラース　Prōtagorās　12-13
フンボルト　Humboldt　78
ベイトソン　Bateson, Gregory　116
ベイル　Bayle, Pierre　50, 155
ヘーゲル　Hegel, Friedrich　93
ヘシオドス　Hēsiodos　8
ペタン　Pétain, Philippe　133
ベッカー　Bekker, B.　50
ヘッケル　Haeckel, Ernst　107
ベニョフスキー　Benjowski　81
ベネデッティ　Benedetti, Gaetano　120
ヘラクレイトス　Hērakleitos　12
ベーリー　Bailey　141
ペリー　Perry, Matthew Galbraith　160
ベル　Bell, Clive　112
ベルグソン　Bergson, Henri　93
ヘルダーリーン　Hölderlin, Friedrich　93
ベルネーム　Bernheim, Hippolyte, M.　95
ヘルメス・トリスメギストス　Hermes Trismegistus　27
ペロー　Perrault, Charles　125
ベンヤミン　Benjamin, Walter　119
ボーア　Bohr, Niels　134
ホイジンハ　Huizinga, Johan　111
ホガース　Hogarth, William　76
ボダン　Bodin, Jean　153
ボッカチオ　Boccaccio, Giovanni　110
ボッシュ　Bosch, Hieronymus　111
ポッパー　Popper, Karl Raimund　130
ボードレール　Baudelaire, Charles　62
ボナパルト　Bonaparte, Marie　120
ボネファー　Bonhoeffer, Karl　101
ホメーロス　Homeros　2-5, 21
ホルティ　Horthy, Miklós　119, 132
ホールディン　Haldane, J. B. S.　109
ホワイト　White, W. A.　76, 115
ポントリャーギン　Pontrjagin, Lev Semjonovich　134
ホンブルガー　Homburger, August　101

マ　行

マイナート　Meynert, Theodor　93
マイヤー　Meyer, Adolf　83, 102, 107, 115
マイヤー＝グロス　Meyer-Gross, Wilhelm　99, 118
マキャヴェルリ　Machiavelli, Niccolò　152
マッハ　Mach, Ernst　130
マムフォード　Mumford, Lewis　158
マラー　Muller, Hermann Joseph　130
マリア　Maria　35, 155, 166
マルクス　Marx, Karl　95, 99
マン　Mann, Thomas　122
ミシュレ　Michelet, Jules　162
ムッソリーニ　Mussolini, Benito　85, 109-110, 133, 137

ムハンマド　Muhammad　166
メイスン　Mason, S. F.　91
メスメル　Mesmer, Franz Anton　63, 90-91, 112, 114
メナンドロス　Menandros　14
メーヌ＝ドゥ＝ビラン　Maine de Biran　93
メンデル　Mendel, Gregor　108
モイリ　Meuli, K.　9
モーガン　Morgan, Thomas Hunt　108
モサンジェ　Mossinger　146
モニス　Moniz, Egas　84, 101
モーパッサン　Maupassant, Guy de　62
森鷗外　40
モレイラ　Moreira, Juliano　81
モレル(公爵夫人)　Morel, Ottoline　112
モンテーニュ　Montaigne, Michel Eyquim　42, 110

ヤ　行

ヤスパース　Jaspers, Karl　102, 114
ユング　Jung, Carl Gustav　89, 113, 121, 133

ラ　行

ライエル　Lyell, Charles　107
ライプニッツ　Leibniz, Gottfried Wilhelm　78, 94, 154
ライル　Reil, Johann Christian　52
ラヴェッソン　Ravaisson, Félix-Mollien　93
ラッシュ　Rush, Benjamin　83
ラッセル　Russell, Bertrand　7, 74, 112, 116, 130, 154
ラ・ブリュイエール　La Bruyère, Jean de　111
ラボリ　Laborit, Henri　147-149
ラボリ(夫人)　Laborit　148
ラ・メトリー　La Mettrie, Julien Joffroy de　153
ラ・ロシュフーコー　La Rochefoucauld, François, duc de　111
リヒテンベルク　Lichtenberg, Georg Christoph　111
リンネ　Linné, Carl von　47, 57
ルイ14世　Louis XIV　125
ルイ18世　Louis XVIII　75
ルイセンコ　Lysenko, Trofim Denisovich　139
ルージュモン　Rougemont, Denis de　35
ルソー　Rousseau, Jean-Jacques　74
ルター　Luther, Martin　28, 47, 121-122, 152
ルドルフ２世(皇帝)　Rudolf II　28, 30
ルリア　Luriya Aleksandr Romanovich　142
ルリーシュ　Leriche, René　146-147
レーイ　Reilly　146
レイン　Laing, Ronald David　73
レヴィ＝ブリュール　Lévy-Bruhl, Lucien　161
レオナルド　Leonardo da Vinci　42, 120
レオンハルト　Leonhard, Karl　101, 157
レッペ　Reppe, Walter Julius　142, 149
レーニン　Lenin, Vladimir Il'ich　130-133
レペシンスカヤ　Lepesinskaya, Olga Borisovna　139
レマルク　Remarque, Erich Maria　119
レンブラント　Rembrandt, Harmens-

zoon van Rijn　66, 111
ロイブ　Loeb, Jacques　108
ローズ　Rhodes, Cecil　70
ローズヴェルト　Roosevelt, Franklin D.　130, 157
ローソン　Lawson　6
ロック　Locke, John　50, 58, 69
ロベスピエール　Robespierre, M. F. M. I. de　58
ロールシャッハ(夫人)　Rorschach, Olga　129
ロレンツォ・ディ・メディチ　Lorenzo di Medici　27

ワ　行

ワイヤー(ヴィールス)　Weyer (Wirus), Johannes　46, 50, 89, 152
ワルラス　Walras, Marie Esprit Léon　107